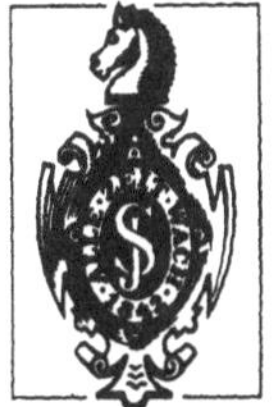

Die adäquate Dialyse

Dialyse-Ärzte-Workshop Bernried 1981

Herausgegeben von
E. Streicher und W. Schoeppe

Mit 110 Abbildungen und 39 Tabellen

Springer-Verlag
Berlin Heidelberg New York 1982

Dr. med. Erich Streicher,
Abteilung für Nieren- und Hochdruckkrankheiten, Zentrum für Innere
Medizin am Katharinen Hospital, Kriegsbergstr. 60, D-7000 Stuttgart 1

Prof. Dr. med. Wilhelm Schoeppe,
Zentrum der Inneren Medizin der Johann-Wolfgang-Goethe-Universität, Theodor-Stern-Kai 7, 6000 Frankfurt/M. 70

ISBN-13:978-3-540-11243-3   e-ISBN-13:978-3-642-81765-6
DOI: 10.1007/978-3-642-81765-6

CIP-Kurztitelaufnahme der Deutschen Bibliothek
Die adäquate Dialyse/ Dialyse-Ärzte-Workshop, Bernried, 5.–7. März
1981. Hrsg. von E. Streicher u. W. Schoeppe. – Berlin;Heidelberg;
New York: Springer, 1982.
ISBN-13:978-3-540-11243-3 (Berlin, Heidelberg, New York) brosch.

NE: Streicher, Erich [Hrsg.] ; Dialyse-Ärzte-Workshop ⟨06, 1981,
Bernried⟩

Satz: SatzStudio Pfeifer, Germering

2119/3321-543210

Inhaltsverzeichnis

Mitarbeiterverzeichnis...VII

In memoriam Heinrich-Wolfgang Leber....................................IX

W.Schoeppe:
Der derzeitige Standard der konventionellen Hämodialyse..................1

E.Streicher:
Alternativen der Dialysetechnik: Neue Membranen, neue Technologie.......11

C.A.Baldamus:
Hämofiltration: Ergebnisse und Indikationen............................23

H.-W.Leber†, V.Wizemann:
Simultane Hämofiltration/Hämodialyse (SHFHD, Hämodiafiltration):
Ergebnisse und Indikationen..33

C.Fuchs:
CAPD: Indikationen und Ergebnisse......................................43

A.E.D.Lewis:
Kinetic Modelling for Dialysis and Haemofiltration.....................57

H.Mann, S.Stiller:
Individuelle Dialyse mit Hilfe mathematischer Simulation des Stoffaustauschs...75

K.M.Koch:
Die Abhängigkeit des Kreislaufverhaltens bei Volumenentzug vom Behand-
lungsverfahren. Ein Vergleich zwischen Ultrafiltration, Hämodialyse und
Hämofiltration...93

H.Hampl:
Einfluß des Säure-Basen-Status auf die Kreislaufstabilität während
Azetat- und Bikarbonathämodialyse.....................................101

H.Schneider:
Die Kinetik des Kalziumtransports bei Dialyse und Filtration..........119

K.Schaefer, D. von Herrath und G.Offermann:
Renale Osteopathie: Pathogenese und Möglichkeiten der Therapie........135

H.Klinkmann, B.Osten, M.Holtz, B.Wedler und H.-J.Glawe:
Sekundärerkrankungen bei chronischer Niereninsuffizienz: Sind sie durch
adäquate Dialyse zu beeinflussen?.....................................149

E.Ritz:
Störungen des Fettstoffwechsels und der Glukosetoleranz...............169

H.W.Radtke:
Die renale Anämie...193

E.Quellhorst:
Folge erhöhter Elimination mittelmolekularer Substanzen: Depletion
oder Regulation des Stoffwechsels 201

K.Finke:
Der Stellenwert der Hämodialyseform in der Versorgung terminal Nierenkranker 215

V.Heinze, B.Franke und L.Sträßle:
Der Stellenwert der Hämodialyseform in der psychosozialen Umwelt des
Patienten 229

G.M.Gahl:
Der Stellenwert der CAPD bei der Versorgung terminal Nierenkranker 239

Sachverzeichnis 249

Mitarbeiterverzeichnis

Baldamus, C.A., Klinikum d. Johann-Wolfgang-Goethe-Universität, Abt. f.
  Nephrologie und Dialyse, Theodor-Stern-Kai 7, 6000 Frankfurt/M. 70

Finke, K., Med. Klinik I, Städt. Krankenhaus Köln-Merheim, Ostmerheimerstr.
  200, 5000 Köln 91

Franke, B., Tivolistr. 13, 7800 Freiburg/Br.

Fuchs, C., Medizinische Universitätsklinik, Robert-Koch-Str. 40,
  3400 Göttingen

Gahl, G.M., Freie Universität, Univ.-Klinikum Charlottenburg, Med. Klinik
  und Poliklinik, Abt. f. Innere Medizin mit Schwerpunkt Nephrologie,
  Spandauer Damm 130, 1000 Berlin 19

Glawe, H.-J., Klinik f. Innere Medizin d. Wilhelm-Pieck-Universität, Ernst-
  Heydemann-Str., DDR-2500 Rostock

Hampl, H., Kuratorium für Heimdialyse, Bismarckstr. 97/98, 1000 Berlin 12

Heinze, V., Almhöhe 11, 7601 Durbach

Herrath, D. von, St. Joseph-Krankenhaus, Med. Abt. II, Bäumerplan 24
  1000 Berlin 42

Holtz, M., Klinik f. Innere Medizin d. Wilhelm-Pieck-Universität, Ernst-
  Heydemann-Str., DDR-2500 Rostock

Klinkmann, H., Klinik f. Innere Medizin d. Wilhelm-Pieck-Universität, Ernst-
  Heydemann-Str., DDR-2500 Rostock

Koch, K.M., Klinikum d. Johann-Wolfgang-Goethe-Universität, Theodor-Stern-
  Kai 7, 6000 Frankfurt/M. 70

Leber, H.-W.†, Zentrum f. Innere Medizin, Klinikum d. Universität, Klinik-
  str. 32 b, 6300 Gießen

Lewis, A.E.D., Sekton Nephrologie, Universitätsklinik, Steinhövelstr. 1,
  7900 Ulm

Mann, H., Abt. Innere Medizin II, Rhein.-Westf. Techn. Hochschule,
  Goethestr. 27-29, 5100 Aachen

Offermann, G., Med. Klinik und Poliklinik, Klinikum Steglitz, Hindenburg-
  damm 30, 1000 Berlin 45

Osten, B., Klinik f. Innere Medizin d. Wilhelm-Pieck-Universität, Ernst-
  Heydemann-Str., DDR-2500 Rostock

Quellhorst, E., Nephrol. Zentrum Niedersachsen, Vogelsang 105,
  3510 Hann.-Münden

Radtke, H.W., Klinikum d. Johann-Wolfgang-Goethe-Universität, Abt. Nephrologie, Theodor-Stern-Kai 7, 6000 Frankfurt/M. 70

Ritz, E., Med. Univ.-Klinik, Bergheimer Str. 56 a, 6900 Heidelberg

Schaefer, K., St. Joseph-Krankenhaus, Med. Abt. II, Bäumerplan 24,
1000 Berlin 42

Schneider, H., Zentrum Innere Medizin, Katharinenhospital, Kriegsbergstr. 60,
7000 Stuttgart 1

Schoeppe, W., Zentrum Innere Medizin, Universitätsklinikum, Theodor-Stern-
Kai 7, 6000 Frankfurt/M. 70

Stiller, S., Innere Medizin II, Med. Fakultät d. Rhein.-Westf. Techn. Hochschule, Goethestr. 27-29, 5100 Aachen

Sträßle, L., Tirolerweg 27, 7800 Freiburg/Br.

Streicher, E., Zentrum Innere Medizin, Katharinenhospital, Kriegsbergstr. 60,
7000 Stuttgart 1

Wedler, B., Klinik f. Innere Medizin d. Wilhelm-Pieck-Universität, Ernst-
Heydemann-Str., DDR-2500 Rostock

Wizemann, V., Zentrum f. Innere Medizin, Klinikum d. Universität, Klinik-
str. 32 b, 6300 Gießen

In memoriam
Heinrich-Wolfgang Leber

Noch während der Vorbereitung zur Drucklegung dieses Symposiums
wurden wir von der Nachricht erschüttert, daß Professor Dr.
med. Heinrich-Wolfgang Leber Opfer eines Verkehrsunfalles geworden ist.

Seit 1969 war Herr Leber engagiert in theoretischen und praktischen Problemen der Nephrologie. Seit dieser Zeit kennen wir
ihn als kritischen und wissenschaftlich fundierten Teilnehmer
nationaler und internationaler nephrologischer Tagungen. Ca. 90
Publikationen stammen aus seiner Feder.

Herr Leber befaßte sich ausführlich mit dem Problemkreis der
Urämietoxine. Seine qualitativ hochstehenden experimentellen
Arbeiten über die Enzymhemmung möglicher Urämietoxine gerade
am Beispiel der renalen Anämie haben ihm internationale Aner-
kennung eingebracht. Bis zuletzt hat er konsequent an diesem
Problemkreis weitergearbeitet.

Sein Wirken war darüber hinaus auch in praktischen Belangen
sehr befruchtend für die Nephrologie. Er befaßte sich in
Deutschland als erster mit der Hämoperfusion. Er entwickelte
aus dem Konzept der Hämofiltration mit hoher Mittelmolekülclearance und der Hämodialyse mit hoher kleinmolekularer Clearance
die Kombination der Hämodiafiltration. Der große praktische
Wert dieser Konzeption wird in den nächsten Jahren ganz klar
für alle zu erkennen sein, wenn die nächste Generation der von
ihm maßgeblich mitkonzipierten Dialysegeräte zur Verfügung steht,
mit der dieses Verfahren ohne großen Aufwand und sicher durchgeführt werden kann.

Bei diesem Symposium war Herr Leber einer der aktivsten Teilnehmer. Nicht nur sein Beitrag, sondern auch die Fülle von Diskussionen belegen sein Engagement. Er bleibt uns in Erinnerung,
wie wir ihn in Bernried noch zuletzt erlebten: engagiert kritisch, doch mit liebenswerter Verbindlichkeit. Sein Mentor
Schütterle sagt, daß er einen Mitarbeiter hoher wissenschaft-
licher Qualifikation und einen Freund verloren habe. Dies gilt
für uns alle.

Dieser Band soll seinem Andenken gewidmet sein.

E. Streicher

W. Schoeppe

Der derzeitige Standard der konventionellen Hämodialyse

W. Schoeppe

Will man den derzeitigen Standard der konventionellen Hämodialyse definieren, so kann man fragen:

Was tun die meisten in der Anwendung eines solchen Behandlungssystems
was vertragen die meisten Patienten am besten, oder umgekehrt, was tolerieren sie am häufigsten, was ist das Ziel der Behandlung?

Geht man von letzterem aus: "Was ist Ziel der Behandlung?", so dürfte "Standard" gemessen werden an Wohlbefinden des Patienten, d. h. Minimisierung urämischer, toxischer Zeichen, Rehabilitationsgrad, also Eingliederung in Familie, soziales Umfeld und Beruf, Konstanz der Homöostase, Durchführbarkeit und Sicherheit der Behandlung auf Dauer, Entlastung von dialysebedingten ökonomischen Zwängen.

Der Vereinigung aller dieser Teilziele in der Person des Patienten haben sich große Anstrengungen, fachspezifisches und allgemeines Interesse zugewandt.

Erstes und allgemeinstes Indiz für Standard im Sinne von Leistungszielen ist die kumulative Überlebensrate. Der Kurvenverlauf der Überlebensrate über die Behandlungszeit

a) hat einen gewissen prognostischen Wert,
b) ist für alle Beteiligten die einfachste Aussage über die Qualität der Behandlung, zumindest im Hinblick auf die Frage, ob und wie lange das Aussetzen des urämisch bedingten Todes mittels konventioneller Anwendungsprinzipien der Hämodialyse erreichbar ist.

Sollte in dieser allgemeinsten Fassung von Standard Übereinstimmung im Einzelfall - sei es eines Patienten, sei es eines Patientenkollektivs - mit der zusammengefaßten Grundgröße aller behandelten Patienten - also hier ihrer Lebenserwartung - nicht bestehen, so ist bei Abweichungen nach unten zu fragen, ob man mit dem Grundraster konventioneller Hämodialyse noch übereinstimmt. Bei Abweichungen nach oben muß man andererseits die Frage genauso stellen: bedeutet die Abweichung Verbesserung des Standards oder weicht die untersuchte Population so weit von der Grundgesamtheit ab, daß man andere Kriterien (wie z.B. Selektion von Patienten) einsetzen muß, um ein gegebenes Ergebnis zu erklären. Roberts hat dies 1976 in einer Studie sehr drastisch dargestellt und provokativ den Begriff von Zentren mit hoher und niederer Mortalität geprägt.

Änderungen in der Zusammensetzung untersuchter Grundgesamthei-
ten sind außerdem dann zu erwarten, wenn z.B. intern gesetzte
Normen - also ein zeitlich fixierter Standard der Vergangenheit - verlassen werden, wie wir dies in den letzten Jahren in
großem Ausmaß - z.B. für die Aufhebung von Indikationsbegrenzung, wie Alter, Zweiterkrankungen oder primäre Nierenerkrankungen - gesehen haben.

Variablen der Dialysetherapie im konventionellen Sinne sind
Gegenstand der jährlich herausgegebenen Untersuchungen der EDTA.
Viele Einzelkomponenten der Dialysetherapie können geändert
werden: die Zahl der einzelnen Anwendungen pro Woche, deren
Dauer, Fläche und Permeabilität der Dialysatoren, die Zusammen-
setzung des Dialysates. Unabhängig davon variieren Blutfluß,
Gewichtsänderungen des Patienten im Dialyseintervall, interkur-
rente Erkrankungen.

Angesichts der großen Zahl von Variablen ist es sinnvoll, sozu-
sagen einen Mittelwert des Verhaltens in der Verordnung als
Standardverordnung zu untersuchen. Dabei zeigt sich die Hin-
wendung zur Einmalverwendung von Platten- bzw. Kapillardialysa-
toren, während die Wiederverwendung und die Spulen nur noch in
geringerem Ausmaß eingesetzt werden (Abb. 1). 1979 betrug die
Anwendungshäufigkeit des klassischen Kiildialysators nur noch
4 %.

Die Verteilung der Dialysezeiten in Krankenhaus- und Heimdialyse in Relation zur Dialysatoroberfläche, zeigt bei den genannten Anwendungsformen getrennte Verlaufskurven (Abb. 2). Es
kommt in der Heimdialyse zu einer generellen Anpassung kürzerer Dialysezeiten an die größeren, längerer Dialysezeiten an
die kleineren Dialyse- und Filtrationsflächen; verständlicher-
weise denn Anpassungszeit ist gegenüber dem Krankenhaus vermehrt verfügbar.

Die Annahme, daß sich im Krankenhaus gleiche Zeiten in der Anwendung von kleinen und großen Dialysatoren deshalb ergeben,
weil Patienten mit größerem Körpergewicht größere Dialysatoren
erhalten, bestätigte sich nicht, so daß hier wahrscheinlich
doch patientenunabhängige Kriterien, wie Schichtzeiten, Perso-
naleinsatz und ähnliches, eine Rolle spielen.

Die Analysen der individuellen Zuordnung von wöchentlicher Dialysezeit zu Körpergewicht oder restlichem Urinvolumen, zeigten,
daß eine Anpassung an theoretisch postulierte und auch abzulei-
tende Bedürfnisse des einzelnen Patienten unter den Bedingungen
der stationären Behandlung nicht im erwarteten Ausmaß stattfindet, daß hier also offenbar ein stärkerer Schematismus vorherr-
schend ist.

Gotch und Sargent (5) legten 1978 eine Theorie der Minimalfor-
derungen an die Dialysetherapie vor, die es ermöglichen sollte,
die optimalen Konzentrationen für Natrium, Kalium, Wasserstoff,
Wasser, Calcium und Phosphat entsprechend den homöostatischen

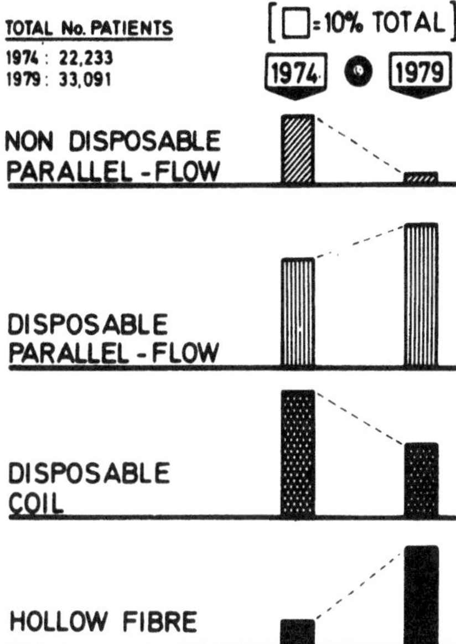

Abb. 1. Änderung des prozentualen Anteils verschiedener Dialysatoren 1974 und 1979, Aus: Combined Report on Regular Dialysis and Transplantation in Europe X 1979. Proc. Europ. Dial. Transplant Ass. 17 (1980), 4

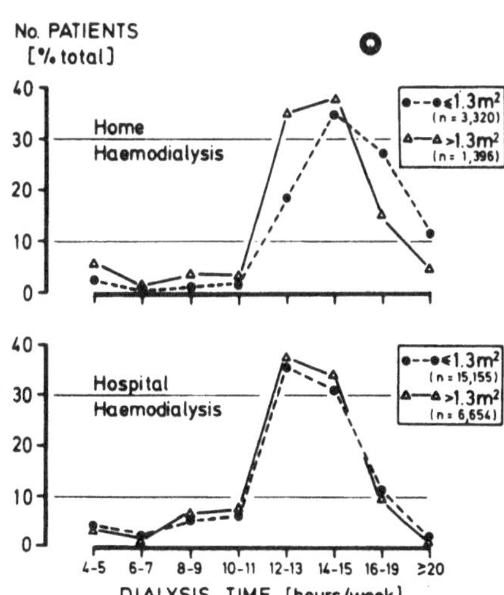

Abb. 2. Dialysezeiten von Patienten in Heim- und Zentrumsdialyse in Relation zur Membranoberfläche des Dialysators. Aus: Combined Report on Regular Dialysis and Transplantation in Europe X 1979. Proc. Europ. Dial. Transplant Ass. 17 (1980), 4

Erfordernissen einzustellen, einschließlich nichttoxischer Kon-
zentrationsprofile für die Substanzen, die konzentrationsab-
hängig eine Toxizität im urämischen Sinne erreichen können.

Obwohl für die Homöostase im Salz- und Wasserhaushalt die Verhältnisse bekannt sind, kann man für zahlreiche organische Substanzen, die beim Nierenversagen toxisch akkumulieren, kaum
exakte Angaben machen. Insbesondere läßt sich hier in vielen
Fällen nicht sagen, ab wann und bei welcher Konzentration von
Toxizität gesprochen werden kann. Die gezielte Dialysemodifikation bleibt so lange eine Erfahrungswissenschaft, bis man die
einzelnen Moleküle, ihre Größe und ihr Verhalten bzw. die toxi-
schen Wirkungen ihrer einzelnen Konzentrationen kennt.

Das von Lowrie (2) betreute Konzept einer multizentrischen Studie in den USA setzte sich zum Ziel, harte Daten für jeweils
einzustellende Dialysekriterien zu erarbeiten. Ausgangskriteri-
um ist hierbei in einer Kontrollgruppe eine Dialysezeit von
4,5 - 5 h auf Harnstoff-Stickstoff-Konzentrationen von 60 - 80
mg % vor Dialyse einzustellen. Vergleiche sollten für höhere
Harnstoff-Stickstoff-Konzentrationen erarbeitet werden, um diese Gruppe dann zu vergleichen mit Zeiten von 2,5 - 3,5 h, dreimal pro Woche. Vorläufige Daten zeigen, daß es sehr wohl möglich ist, modellmäßig bestimmte Ziele, wie das Einstellen einer
gewünschten, vorgeplanten Konzentration, wie z. B. von Harnstoff, zu erreichen. Die Modellvorstellungen reichen jedoch
heute in dieser Hinsicht noch nicht aus, um standardisiert ein
Gesamtergebnis der Dialysetherapie vorabbestimmt zu erreichen,
das schließlich dem entspricht, was man als ein Dialyseregime
definieren könnte, welches

a) den meisten der Patienten auch bekommt und
b) den Kriterien der optimalen Behandlung entspricht.

Es ist in diesem Zusammenhang zu fragen, welche Faktoren - jetzt
unabhängig von den theoretischen Voraussetzungen einer als Standard anzuwendenden Individualdialyse gesehen - die Gesamtstati-
stik der Überlebensraten bei den Patienten beeinflussen. Lassen
sich daraus Schlüsse ziehen, die eine verbessernde, d. h. zunächst aber nur annähernd lebensverlängernde Wirkung auf die
Dialyseführung haben können.

Da die Aufschlüsselung der behandelten Patientenpopulationen
nach Lebensalter unterschiedliche Prognosen für die Altersgruppen erkennen läßt, ist es zweckmäßig zwischen den Ereignissen zu unterscheiden, die vorwiegend dialysebedingt, und den-
jenigen, die aus biologischen Gründen die Lebenschancen beeinflussen.

Die Betrachtung der Überlebensraten, aufgegliedert nach Altersgruppen, zeigt:

1. Pro Jahrzehnt Differenz im Lebensalter nehmen die Überlebensraten sowohl in der Krankenhaus- wie auch in der Heimdialyse
   nach 5 und 10 Jahren Dialyse etwa vergleichbar ab.

2. Die Ausgangschancen sind während der ersten 5 Jahre der Behandlung in der Heimdialyse jedoch um das Äquivalent fast
   eines Lebensjahrzehntes besser.
3. Die Abnahme der Überlebensrate pro Altersgruppe ist zwischen
   der 5-Jahres- und der 10-Jahres-Statistik in sich gesehen
   vergleichbar (Tabelle 1).

Welche Faktoren hier im einzelnen eine Rolle spielen, läßt sich
an dieser Stelle nicht weiter erörtern. Unter dem Aspekt der
konventionellen Hämodialysebehandlung scheint es aber berechtigt, hieraus abzuleiten, daß dialyseunabhängige Faktoren wirk-
sam werden, die pro Altersstratum - unabhängig auch von der An-
wendungsform - in Erscheinung treten.

Untersucht man dazu die Todesursachenstatistik, wie sie von der
EDTA publiziert wird, so fällt auf, daß es in Altersgruppen von
15 - 34, 35 - 54 und über 55 Jahren Todesursachen gibt, die mit
dem Alter des Patienten eindeutig zunehmen, solche, die in etwa
gleich bleiben und solche, die mit dem Lebensalter prozentual
abnehmen (Tabelle 2). Es nehmen zu: Myokardischämie und Infarkt
von 3,9 auf 13,1 %, Herzversagen von 8.7 auf 9,7 %, Zerebrovaskuläre Störungen von 9,6 auf 12,6 %, Kachexie von 1,2 auf 5,4 %.

Dagegen sinken Hyperkaliämie von 6,5 auf 2,3 %, die Perikarditis von 2,6 auf 1,1 %, die Hypertonie mit Herzversagen von 8,5
auf 2,6 % und die Septikämie von 10,7 auf 6,7 %.

Diese Zahlen machen deutlich, daß mit zunehmendem Alter, Gefäßerkrankungen und die mit ihnen einhergehenden Durchblutungs-
störungen zu den Hauptproblemen gehören, den Dialysestandard
im Sinne von Überlebenschancen planend einzustellen. Nach den
Untersuchungen von Degoulet und Mitarbeitern spielt in diesem
Zusammenhang der Blutdruck eine besondere Rolle. Sowohl mit
dem systolischen, als auch dem diastolischen Blutdruck steigt
die Relation von beobachteten zu erwarteten Todesfällen auf
das Doppelte an. Überraschend an diesen Ergebnissen ist die Beobachtung, daß Cholesterin- und Triglyceridkonzentrationen für
die Prognose offenbar von nachgeordneter Bedeutung sind; mit
ansteigenden Konzentrationen nahm die Gefährdung eher ab
(Abb. 3). Allerdings konnten die Autoren auch nachweisen, daß
mit Zunahme der Körpermasse das erhöhte Todesrisiko sank. Sie
zogen daraus den Schluß, daß die Anfälligkeit gegenüber zerebralen Insulten zunimmt, wenn die Ernährung der Patienten sich
verschlechtert und nicht ausreicht. Dies würde sich mit der Beobachtung decken, daß mit zunehmendem Alter bei Kachexie die
Überlebenschancen überproportional abnehmen.

Statistische Überlegungen zur Lebenserwartung bleiben abstrakt.
Zum Standard der konventionellen Dialyse ist insbesondere auch
die Frage zu beantworten, wie weit subjektiv unangenehm empfun-
dene Begleiterscheinungen der Therapie abgebaut werden können.

Der plötzliche Blutdruckabfall ist eine der häufigsten Komplikationen der Routinehämodialysetherapie. Im Durchschnitt tritt
ein solches Ereignis bei etwa jeder 4. Behandlung auf. In vielen Fällen ist die Ursache des Druckabfalles ungeklärt. Sicher
erscheint dagegen, daß der Druck nur im Zusammenhang mit Volu-

Tabelle 1. Prozentuale Patientenüberlebenszeit nach 5- und 10 Jahren bei
Zentrums und Heimdialyse geordnet nach Altersgruppen. Aus: Combined Report
on Regular Dialysis and Transplantation in Europe X 1979. Proc. Europ. Dial.
Transplant Ass. 17 (1980), 4

	Age (years)	Sample size	5 years	10 years
Patient survival hospital haemodialysis	15–34	20,425	66.3 ± 0.6	54.2 ± 1.1
	35–44	15,828	57.8 ± 0.7	40.2 ± 1.3
	45–54	18,010	50.3 ± 0.6	26.7 ± 1.4
	55–64	10,953	40.9 ± 0.8	17.7 ± 1.8
	65+	4,448	27.4 ± 1.4	†
	All*	71,548	53.2 ± 0.3	35.6 ± 0.6
Patient survival home haemodialysis	15–34	3,802	82.2 ± 0.9	72.9 ± 1.9
	35–44	3,091	76.6 ± 1.1	52.8 ± 3.5
	45–54	3,019	68.4 ± 1.2	43.1 ± 4.2
	55–64	1,153	56.7 ± 2.3	†
	65+	186	†	†
	All*	11,464	74.0 ± 0.6	55.6 ± 1.7

Tabelle 2. Altersverteilung von Todesursache bei aktiver Urämiebehandlung
(Dialyse und Transplantation). Aus: Combined Report on Regular Dialysis and
Transplantation in Europe X 1979. Proc. Europ. Dial. Transplant Ass. 17
(1980), 4

Todesursache	Anteil im Gesamtkollektiv (%) Altersgruppen (Jahre)		
	15 - 34	35 - 54	> 55
Es nehmen zu :			
Myocardischämie u. Infarkt	3,9	12,7	13,1
Herzversagen	8,7	8,2	9,7
Cerebrovaskuläre Störungen	9,6	12,5	12,6
Kachexie	1,2	3,0	5,4
Maligne Erkrankungen	0,1	0,4	0,5
Es nehmen ab :			
Hyperkaliämie	6,5	4,1	2,3
Perikarditis	2,6	1,9	1,1
Hypertonie u. Herzversagen	8,5	4,1	2,6
Septikämie	10,7	9,0	6,7
Suicid	1,0	1,1	0,4

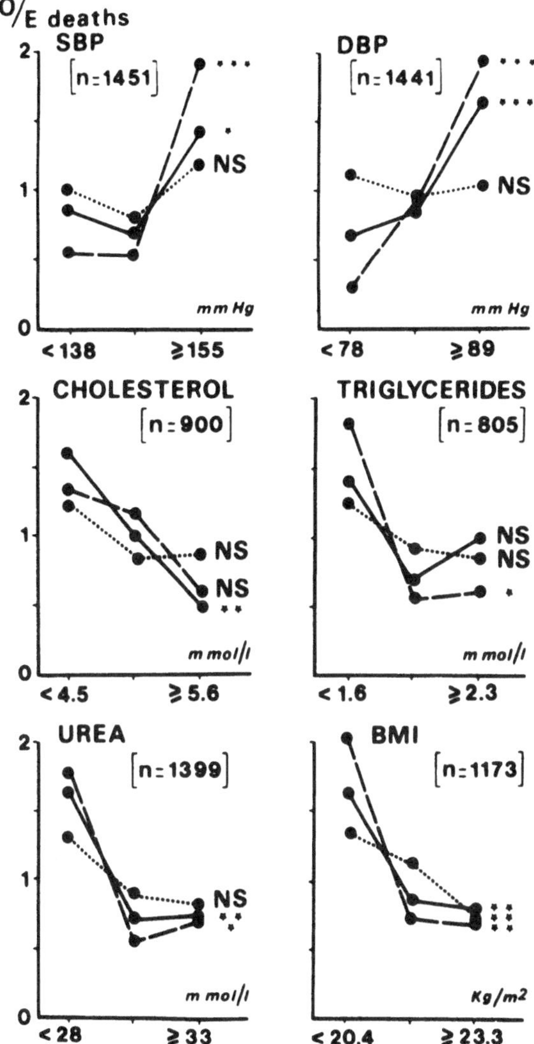

Mortality risk factors. ●———● cardiovascular mortality, ● · · · ·● non-cardiovascular mortality, ● – – –● stroke mortality. O/E = ratio of observed/expected deaths calculated by the Logrank test [4]. NS = not significant, ★ = p < 0.05, ★★ = p < 0.01, ★★★ = p < 0.001

<u>Abb. 3.</u> Risikofaktoren bei Dauerdialyse. Aus: Degoulet et al Proc. Edta. (1980), eol 17, s 151

menentzug abfällt. Dies kann dadurch bewirkt sein, daß in zu
kurzer Zeit zu viel Volumen entzogen wird, unabhängig davon,
um welche Absolutgrößen es sich im Individualfall handelt oder
ob das hypothetische Trockengewicht zu niedrig angesetzt wird.

Leider wird der Wunsch nach Verkürzung der Dialysezeit durch
den damit erzwungenen raschen Entzug von Flüssigkeit durch-
kreuzt. Der Volumenentzug bei konventioneller Hämodialyse führt
darüber hinaus nicht zu einer entsprechenden Aktivierung des
Sympathikustonus.

Will man eine asymptomatische Hämodialysebehandlung erreichen,
so müßten Störungen der Organdurchblutung vermieden werden. Die
eingeschränkte Toleranz gegenüber Ultrafiltration bei konventioneller Hämodialyse mit Acetat, wie sie insbesondere bei Verkürzung der Behandlungszeit auftritt, führt vermehrt zu plötz-
lichen Hypotensionen. Sorgfältige Gewichtsüberwachung, Erhöhung
des Natriums im Dialysat, Glukose im Dialysat oder Mannitol
reichen nicht aus, um Druckabfälle zu vermeiden; es müssen dagegen Ultrafiltrationsmaßnahmen möglich gemacht werden, die geeignet sind, Zustände dieser Art zu vermeiden. Überlegungen
zum Ersatz von Acetat durch Bikarbonat spielen in dieser Hinsicht eine besondere Rolle; sie finden zunehmend Eingang in den
Ablauf von Routinedialysen.

Shaldon (6) knüpft an die Einführung neuer Techniken über die
konventionelle Diffusionsdialyse hinaus die Hoffnung, daß für
20 - 30 % der Patienten Verbesserungen der subjektiven Mißempfindungen während des Entzugs dialysepflichtiger Substanzen,
einschließlich größerer Volumina des Lösungsmittels pro Zeit,
erfahren werden.

Lundin (3) dagegen geht davon aus, daß als gültiges Faktum hinsichtlich der Verwendbarkeit von Dialysetechniken einzig und
allein der Langzeiteffekt entscheide und, solange Kenntnisse
über solche Langzeiteffekte neuerer Techniken fehlten, diese
nicht nur unnötig, sondern auch unberechtigt seien.

Der Blick auf die Einzelheiten der Überlebensstatistik, aber
auch der Todesursachenstatistik zeigt, daß wir auch im Bereich
der routinemäßig durchgeführten konventionellen Dialyse noch
weit davon entfernt sind, unsere Langzeitergebnisse genau zu
kennen. Das Beiseiteschieben von Ereignissen, wie Hypotensionen, die in der Summe ebenfalls Auswirkungen auf die Überlebensraten haben müssen, oder ähnlicher negativer Komponenten unseres
derzeitigen Standardsystems, lassen es geraten erscheinen, sich
intensiv weiterhin den Problemen der Verbesserung der Langzeitdialyseergebnisse unter Benutzung aller verfügbaren Techniken
zu widmen. Daß dies in Konkurrenz zu vielen Wünschen unserer
Patienten stehen kann, ist ebenfalls ein Faktum, mit dem wir
uns auseinandersetzen müssen. Ich zweifle nicht, daß es auch
heute noch hierzulande das böse Phänomen der Differenz zwischen
Hoch- und Niedrigmortalitätszentren gibt; ich leugne nicht die
Bedeutung von Abend-, Alpen-, Urlaubs-, Ultrakurz-, oder Reise-
dialysen; doch sollte uns gegenwärtig sein, daß wir damit noch
keineswegs am Ziel einer "guten Medizin" angelangt sind.

Literatur

1. Brynger H, Brunner FP, Chantler C et al (1980) Combined report on regular dialysis and transplantation in Europe, X, 1979. Proc EDTA 17:4
2. Lowrie EG, Sargent JA (1980) Clinical example of pharmakokinetic and metabolic modeling: quantitative and individualized prescription of dialysis therapy. Kidney Int (Suppl 10) 18:11
3. Lundin AP (1981) Alternatives to diffusion dialysis: is there a need for a better "mousetrap"? Nephron 27:7
4. Roberts JL (1976) Analysis and outcome of 1063 patients trained for home hemodialysis. Kidney Int 9:363
5. Sargent JA, Gotch FA (1980) Mathematic modeling of dialysis therapy. Kidney Int (Suppl 10) 18:2
6. Shaldon S (1981) Progress from haemodialysis. Nephron 27:2

Diskussion

Franck: Man gewinnt den Eindruck, daß Alter und Sekundärerkrankungen vor Beginn der Dialyse entscheidende Faktoren für die Überlebensrate sind. Da in England eine große Risikogruppe, nämlich die alten Patienten praktisch fehlen - Aufnahmekriterium ist dort ein Alter unter 55 Jahren - müßten in England die Ergebnisse hinsichtlich der Überlebensrate "besser" sein. Ist das der Fall?

Schoeppe: Tatsächlich ergeben sich unter diesen Bedingungen bessere kumulative Überlebensraten. Ich habe diese Beispiele deshalb berichtet, weil es deutlich machen kann, daß die Änderung der intern gesetzten Normen das Summationsergebnis beeinflußt, hier wird die Dialysequalität abgeleitet von der Überlebensrate. Es ist aber ein scheinbar positiver Einfluß, erkauft durch die Ausklammerung einer relativ großen Gruppe von Risikopatienten.

Quellhorst: Eine Frage an Sie hinsichtlich der von Ihnen vorgelegten Statistik über die Zunahme des Risikos kardiovaskulärer Komplikationen in Abhängigkeit vom Lebensalter: Inwieweit sind hier die Risiken mit berücksichtigt, die die Patienten in die Dialysebehandlung eingebracht haben? Meines Erachtens werden die bereits vor Eintritt in die Dialysebehandlung bestehenden Risikofaktoren bei unseren Statistiken über Morbidität und Mortalität unter der Dialysebehandlung zu gering bewertet.

Schoeppe: Man kann dies bisher leider nicht differenzieren, weil ein Raster der Risikobewertung bleibender Schäden bei Beginn der Dialysebehandlung nicht existiert, auf das man aus Normierungsgründen zurückgreifen könnte. Wir haben nichts anderes als die EDTA-Statistiken und den Vorteil der großen Zahl, die sich m.E. aber zumindest tendenziell bemerkbar machen muß. Zumindest kann man sehen, daß dialysebedingte Probleme, z.B. die Unterdialyseprobleme wie Hyperkaliämie, Perikarditis, rückläufig sind. Die angesprochene Quantität des Zusatzrisikos der chronischen Urämie vor Dialysebehandlung ist freilich nicht bekannt.

Klinkmann: Die vorgestellte Statistik berücksichtigt leider nur ungenügend die unterschiedlichen genetischen Voraussetzungen auch innerhalb der europäischen Länder. Zwischen Europa und USA sind sie ja statistisch signifikant ausgewiesen. Darüber hinaus klingt jedoch auch hier die generelle Problematik großer Statistiken an, die zwar Richtungen andeuten können, aber für den Einzelfall nur sehr bedingt Rückschlüsse zulassen.

Schoeppe: Dem kann man nur bestätigend zustimmen. Der Unterschied ist im
übrigen nicht nur evident - z.B. bei den Zahlen genetisch oder ethnologisch
bedingter Erkrankungen, wie z.B. der Häufigkeit vaskulärer Erkrankungen in
Finnland - sondern reicht hinein in die sozialökonomischen Probleme. Wenn
man z.B. die Selbstmordhäufigkeit differenziert betrachtet, so ist die 1979
bei der EDTA gezeigte Steigerung der Häufigkeit gegenüber einer Normalpopu-
lation nicht mehr groß, wenn man eine Aufschlüsselung nach Einkommensklas-
sen vornimmt. Bei sozialökonomisch vergleichbaren Kollektiven ist der Unterschied klein.

Ritz: Herr Schoeppe, Sie erwähnten die Studie von Degoulet, nach der die
kardiovaskuläre und zerebrovaskuläre Mortalität abhängig von der Körpermasse und der prädialytischen Harnstoffkonzentration war. Diese Befunde belegen das Risiko einer Malnutration. Diese Ergebnisse lassen sich deuten mit
Hilfe der experimentellen Untersuchungen von Jamori, wonach spontan hyper-
tensive Ratten des "stroke-prone"Stammes dann bevorzugt Apoplexe hatten,
wenn sie proteinarm ernährt waren und damit vermutlich die Gefäßstabilität
vermindert war. Würden Sie nicht mit mir übereinstimmen, daß in der prädialytischen Phase Behandlungsverfahren schwer zu rechtfertigen sind, die das
Risiko der Proteindepletion vergrößern.

Schoeppe: Absolut.

Ritz: Ich freue mich über Ihre Zustimmung. Ich glaube, mit einer derartigen
Feststellung hätte noch vor wenigen Jahren kein deutscher Nephrologe eine
derartige Diskussion lebend überstanden.

Scheler: Ich habe schon vor Jahren auf den Unsinn der strengen Proteinre-
striktion hingewiesen. Von den Verfechtern der Eiweißrestriktion wurde
mir Eigenwilligkeit oder Animosität unterstellt. Als praktisch tätiger
Kliniker, der sich sowohl mit der Behandlung der präterminalen Niereninsuffizienz als auch mit den Dialysepatienten befaßt, konnte man aber nicht
die Schäden durch Kachexie an diesen durch sog. optimale Eiweißbilanzierung
behandelten Patienten übersehen.

Klinkmann: Herr Scheler, ich bin ganz Ihrer Meinung. Wir werden aber morgen
noch auf die Probleme der Ernährung ausgiebig zurückkommen.

Alternativen der Dialysetechnik:
Neue Membranen, neue Technologie

E. Streicher

Die technischen Voraussetzungen und die theoretische Konzeption
alternativer Blutreinigungsverfahren wurden zur selben Zeit unabhängig voneinander entwickelt. Henderson (4) stellte 1967
labortechnische Daten, 1970 tierexperimentelle Ergebnisse (5)
einer High-Flux-Membran vor mit hoher Permeabilität für große
Moleküle. 1971 entwickelte Babb (1) in der "Square-meter-hour"
Hypothese die Theorie von der Bedeutung der Mittelmoleküle als
Urämietoxine.

Man kann heute, mehr als 10 Jahre später, fragen, was von der
ursprünglichen Euphorie über die alternativen Entschlackungs-
verfahren übriggeblieben ist. Eines steht aber fest: ohne den
Denkanstoß, der aus diesen Arbeitsbereichen kam, wären weder
neue Alternativen zur Dialysetechnik entstanden, noch hätte
sich die konventionelle Dialyse so rasch aus der Verkrustung
gelöst. Maßgeblich beeinflußten die alternativen Verfahren:

1. die unterschiedliche Konfektionierung von Dialysemembranen,

2. die Entwicklung von Dialysegeräten zur exakten Volumenbilanz,

3. die Einführung neuer Dialysestrategien, wie die sequentielle
   Ultrafiltration (2),

4. die Entwicklung kinetischer Modelle des Stofftransports an
   Membranen (9).

Membrantransport

Die Siebfunktion konventioneller Dialysemembranen ist durch
eine breite Porengrößenverteilung bestimmt (8). Es stehen deshalb für kleine Moleküle eine größere Anzahl von Diffusionsstrecken zur Verfügung als für große Moleküle. Folge ist, daß
das Rückhaltevermögen mit steigendem Molekulargewicht über eine
breite Zone bis zum "Cut off" der Membran liniar ansteigt.

Synthetische High-Flux-Membranen werden mit nahezu identischer
Porengröße gefertigt. Die Folge ist, daß das Rückhaltevermögen
bis zur Ausschlußgrenze der Membran für alle Moleküle gleich
bleibt (12). Die Membranen weisen also eine scharfe Trenngrenze
auf. In der Struktur sind High-Flux-Membranen meist asymmetrisch
(5,8,12).

Der Stofftransport an Dialysemembranen erfolgt vorwiegend durch
Diffusion. Die Diffusionsgeschwindigkeit ist nach der Einstein-
Gleichung der dritten Wurzel des Molekulargewichts umgekehrt
proportional. Kleine Teilchen bewegen sich schneller als große.
Der Stofftransport an High-Flux-Membranen ist hingegen vorwiegend konvektiv. Große und kleine Teilchen werden mit dem Filtratfluß ohne Unterschiede mitgerissen (12). Wir können daraus
folgern:

Der diffusible Stofftransport und die unscharfe Trenngrenze
der Membran begünstigen den Transport kleiner Moleküle bei konventioneller Dialyse.

Der konvektive Stofftransport und die scharfe Trenngrenze der
Membran begünstigen den Transport großer Moleküle bei Hämofiltration.

Anwendung von High-Flux-Membranen

Bei Anwendung der High-Flux-Membran im biologischen Medium Blut
fanden wir, daß die theoretischen Gesetzmäßigkeiten der Membran-
siebung nicht mehr stimmen. Wir bestimmten den Siebkoeffizienten für Harnstoff, Kreatinin und Inulin an asymmetrischen Polya-
midkapillaren nach der Formel: $C_i + C_o / 2C_f$, wobei C_i der Konzentration der Substanz am Einlauf der Kapillare, C_o der Konzentration der Substanz am Auslauf der Kapillare, und C_f der Konzentration der Substanz im Filtrat entspricht. Es fand sich
für Inulin bei Filtration von Wasser ein Siebkoeffizient von
1,0 und bei Filtration von Blut ein Siebkoeffizient von 0,4.
Im Gegensatz dazu war die Siebung der kleinen Moleküle Harnstoff, Kreatinin und Harnsäure mit einem Siebkoeffizienten um
1 in keinem dieser Medien behindert. Die einzige Erklärung für
dieses Verhalten ist, daß Bestandteile des Blutes oder Plasmas
die Membran beaufschlagen und als Sekundärmembran deren Charak-
teristik überlagern (10). Dies ist auch zu erwarten. Wie wir an
anderer Stelle bei Verwendung experimenteller Daten in einem
mathematischen Modell darlegten (11), erfolgt durch den Entzug
von Wasser und Soluta eine Proteinkonzentrierung in Richtung
Membranfläche. Der konvektive Transport der Proteine an die
Membran und der relativ gering diffusible Rücktransport dieser
großen Proteinmoleküle begünstigen diesen Effekt. Man kann
daraus schließen: Je größer die Effektivität eines Filters, um
so stärker ist die Ausbildung der Sekundärmembran und um so
geringer die Clearance im mittelmolekularen Bereich.

Bei experimenteller Überprüfung kommt diese Theorie ins Wanken
(Abb. 1). Die Erhöhung der Filtratflüsse bei gleichbleibendem
Blutfluß und gleichbleibendem Transmembrandruck durch Variation
der Oberfläche, bzw. durch Änderung der Strömungsgeometrie ergab bei dem Polyacrylonitrilflachmembranfilter RP 6 und bei einer Polyamidkapillare eine nahezu identische prozentuale Reduktion der Inulinclearance in allen Versuchsanordnungen. Die
Reduktion verglichen zur Harnstoffclearance war mit 14% bei
Verwendung der Polyacrilonitrilflachmembran jedoch deutlich geringer ausgeprägt als mit 31% bei Verwendung der Polyamidkapil-

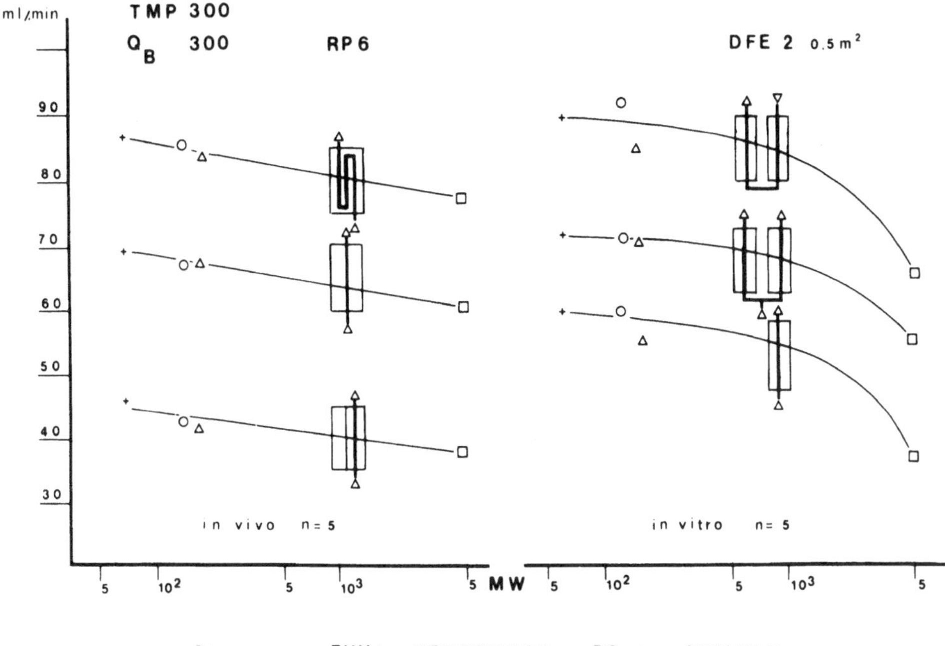

Abb. 1. Plasmaclearances für Harnstoff, Kreatinin, Phosphat und Inulin bei
identischer Blutflußrate (Q_B 300 ml/min) und Veränderung des Filtrations-
flusses durch Variation der Oberfläche oder der Strömungsgeometrie bei Hämofiltration mit der RP-6-Platte und einer Polyamidkapillare des Instituts
Berghof. Im ersten Schritt wurde die Erhöhung des Filtratflusses durch Verdoppelung der Oberfläche erzielt, im zweiten Schritt an der Platte durch
z-förmige Klammerung die Blutflußgeschwindigkeit um das Dreifache erhöht,
an der Kapillare durch Serienschaltung verdoppelt. Trotz Erhöhung des Filtratflusses bei gleichbleibenden Blutflüssen liegt die Relation der Inulinclearance zur Harnstoffclearance in allen Versuchsanordnungen in etwa identisch. Im Mittel lag die Inulinclearance bei der Platte 14 % unter der Harnstoffclearance und bei der Kapillare 31 % unter der Harnstoffclearance

larmembran. Daraus läßt sich schließen, daß der Menge der Plasmawasserextraktion allein nicht die entscheidende Rolle bei der
Entstehung der Sekundärmembran zukommt. Offen bleibt, ob die
Geometrie des Filters oder die Beschaffenheit der Membran, d.h.
deren Ladung, die Sekundärmembran begünstigt.

Wir haben deshalb Harnstoff und Inulinclearance der Polyacrylo-
nitrilkapillarmembran PAN 15 mit den Ergebnissen der Polyacry-
lonitrilfachmembran RP 6 in vivo bei identischen Konditionen
verglichen (Abb. 2). Der Filtratfluß war in der Kapillare um
1/3 höher als in der Flachmembran. Die Reduktion der Inulinclearance zur Harnstoffclearance betrug in der Flachmembran nur
12%, hingegen in der Kapillarmembran 66%. Diese Befunde lassen
den Schluß zu, daß die Menge der Plasmawasserextraktion und/
oder die Geometrie des Filters das Ausmaß der Sekundärmembran
bestimmen. Der Nachteil dieser Versuchsanordnung ist, daß mit
Polyacrylonitrilmembranen verschiedener Hersteller Vergleiche
angestellt wurden. Die Spekulation einer differenten Ladung
der Membran ist also nicht zu entkräften. Aus diesem Grund
wurde mit einer identisch gefertigten Polysulfonmembran des
Instituts Berghof in einem Fall mit Kapillarmembranen, im anderen Fall mit Flachmembranen Clearanceuntersuchungen für Harnstoff, Kreatinin, Harnsäure und Inulin durchgeführt (Abb. 3).
Hier ergab sich, daß bei einem Blutfluß von 300 ml/min die Inulinclearance in der Kapillare verglichen zur Harnstoffclearance
um 48% abfiel, bei einem Blutfluß von 200 ml/min um 44%. Bei
der Flachmembran betrug die Clearancereduktion für Inulin zu
Harnstoff bei 300 ml/min nur 14% und bei einem Blutfluß von
200 ml/min nur 19%.

Daraus ist zu folgern, daß die Geometrie des Hämofilters für
die Entstehung der Sekundärmembran eine bedeutende Rolle spielt.
Dies ist nicht verwunderlich, wenn wir uns an die photographisch
dokumentierten Strömungsprofile erinnern, die uns Chmiel beim
Work-Shop über Plasmapherese demonstrierte (3). Es kommt bei
langsamer Strömung in Kapillaren zu einer Entmischung mit einer
korpuskelfreien Wandströmung und bei schneller Kapillarperfu-
sion zu mehreren konzentrisch geschichteten Strömungsprofilen.
Jede Zone ist gegen die andere abgegrenzt, also als eigenes
Kompartiment zu betrachten. Eine Plasmawasserextraktion an der
äußeren radiären Schicht führt zur schnellen Proteinkonzentration, da der Ausgleich in dieser inhomogenen Blutsäule erschwert wird. Dazu kommt noch, daß der Blutstrom in der Kapillare nicht wie an einer Flachfolie durch in die Membranhalte-
rung eingebaute Schikanen aufgerissen werden kann (6). Es
drängt sich die Schlußfolgerung auf: Die Kapillare bietet die
ungünstigste Geometrie für einen Hämofilter. Dieser Rückschluß
ist jedoch nur bedingt und nur unter dem Gesichtspunkt der Clearance mittelmolekularer Substanzen richtig. Parallel mit der
größeren Effektivität der Plasmawasserextraktion in Kapillaren
ist auch die Extraktion der niedermolekularen Substanzen bei
Verwendung dieser Filter größer als bei Plattenfiltern. Außerdem gibt es durchaus technische Konzepte, eine Entmischung der
Strömungsprofile in der Kapillare zu erreichen, z.B. durch pul-
satile Strömung.

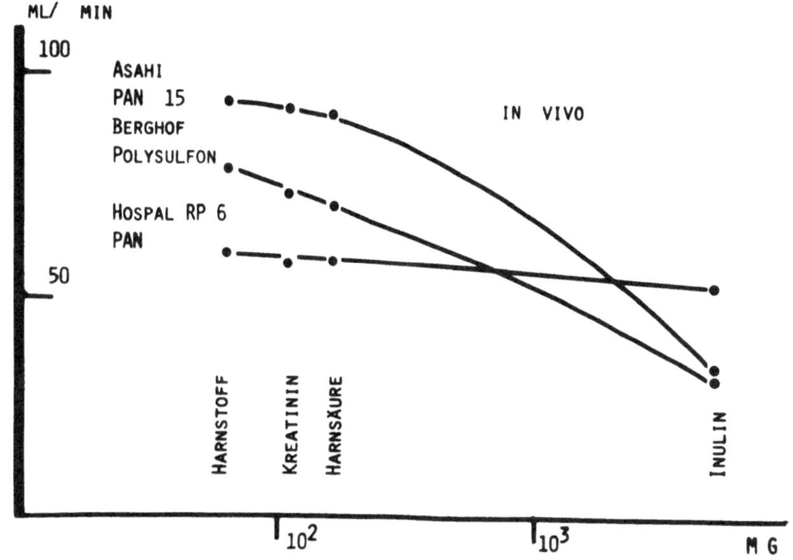

Abb. 2. Vergleich der Plasmaclearances der Asahi-Kapillare PAN 15 (1,4 m^2) mit der Plasmaclearance des PAN-Plattenfilters RP 6 (1,03 m^2) bei Hämofiltration. Clearances der PAN 15: Harnstoff 94 ml/min, Inulin 32 ml/min. Clearances der RP 6: Harnstoff 60 ml/min, Inulin 53 ml/min

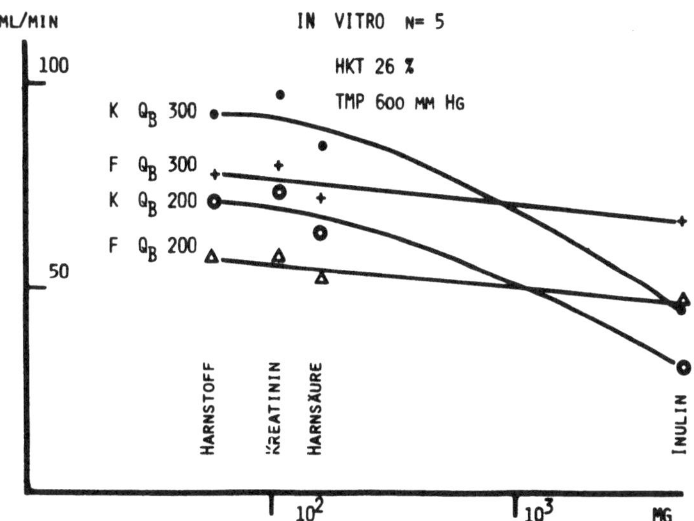

Abb. 3. Im Vergleich der Plasmaclearances von Harnstoff, Kreatinin, Harnsäure und Inulin bei Hämofiltration an einer identischen Polysulfonmembran in Kapillargeometrie ($\underline{K}$) und in Flachmembranausführung ($\underline{F}$). Clearances der Kapillarmembran: Q_B 300 Harnstoff 91 ml/min, Inulin 47 ml/min, Q_B 200 Harnstoff 71 ml/min, Inulin 33 ml/min. Flachmembran Q_B 300: Harnstoff 78 ml/min, Inulin 67 ml/min, Q_B 200: Harnstoff 58 ml/min, Inulin 47 ml/min

Hochpermeable Membranen bei Dialyse

Das Problem der sekundären Erhöhung der Membranresistenz für
höhere Moleküle durch eine Proteinsekundärmembran ist bei Hämodialyse infolge der fehlenden Plasmakonzentrierung nicht zu erwarten. Hier stellt sich die Frage: Ist die Elimination im mittelmolekularen Bereich infolge der trägen Diffusion großer Moleküle ausreichend?

Wir verglichen (Abb. 4) die Clearances von Harnstoff, Kreatinin,
Harnsäure und Inulin umgerechnet auf 1 m^2 Oberfläche bei Dialyse mit der RP 6 unter Verwendung eines Cotralgeräts, bei
Hämofiltration mit der RP 6 und bei Dialyse mit einer Cuprophankapillare (GF 120-M) der Firma Gambro (Abb. 4). Die Harnstoff-
clearances waren bei Dialyse mit der Cuprophanmembran und mit
der Polyacrylonitrilmembran identisch und um das Doppelte höher
als bei Hämofiltration. Die Inulinclearance war bei Hämofiltration mit 53 ml/min am höchsten, gefolgt von der Clearance bei
Dialyse gegen die PAN-Membran mit 37 ml/min, und eindeutig am
niedrigsten bei Dialyse an der Cuprophanmembran mit 5,6 ml/min.

Folgender Schluß sei erlaubt: Wer an die Toxizität des Harnstoffs glaubt, wird die konventionelle Dialyse oder die Dialyse an einer offenen Membran bevorzugen. Wer an die Bedeutung
der Mittelmoleküle glaubt, wird die Hämofiltration oder als
alternatives Verfahren die Hämodialyse an einer offenen Membran
wählen. Ein Kompromiß, der also allen Lagern gerecht wird,
scheint die Dialyse an der offenen Membran. Es wird deshalb
seit Jahren versucht, die konventionellen Dialysemembranen so
zu ändern, daß sie für mittlere Moleküle durchlässiger werden.
Es gibt hier zwei Wege: Zum einen lassen sich durch Verringerung der Schichtdicke der Membran die Diffusionsstrecken ver-
kürzen und damit die Elimination der durch den diffusiblen
Stofftransport behinderten großen Moleküle steigern. Zum anderen läßt sich die Struktur der konventionellen Dialysemembran
in Richtung eines höheren Besatzes mit größeren Poren ändern.
In Tabelle 1 sind die Clearances von Harnstoff und Vitamin
B_{12} für verschiedene Cuprophanmembranen der Firma Bemberg getestet in einem MTS-Gehäuse mit einer Membranoberfläche von
1 m^2 wiedergegeben (15). Schon allein die Verringerung der
Wandstärke der Cuprophanhohlfaser von 16 auf 8 μ bringt eine
Erhöhung der Vitamin-B_{12}-Clearance von 27 auf 51 ml/min. Mit
den in der Struktur geänderten hochpermeablen Membranen HDF 5
und HDF 20 läßt sich eine weitere Verbesserung der Vitamin-
B_{12}-Clearance erreichen.

Die HDF-20-Membran ist in einer Doppelschlitzdüse aus einer
inneren etwa 1-2 μ dicken Membranhaut und einem anschließenden
grobporösen Cuprophanstützgerüst gesponnen. Hier schließt sich
in der Membrangeometrie also wieder der Kreis zu den asymmetrischen Membranen. Es kommt auch praktisch in der Anwendung dieser Membranen das altbekannte Problem der synthetischen High-
Flux-Membranen. Mit Erhöhung der Clearance im mittelmolekularen
Bereich nimmt die Zwangsultrafiltration in einem Umfang zu, daß
diese Membranen mit konventionellen Dialysemethoden nicht mehr
betrieben werden können (7).

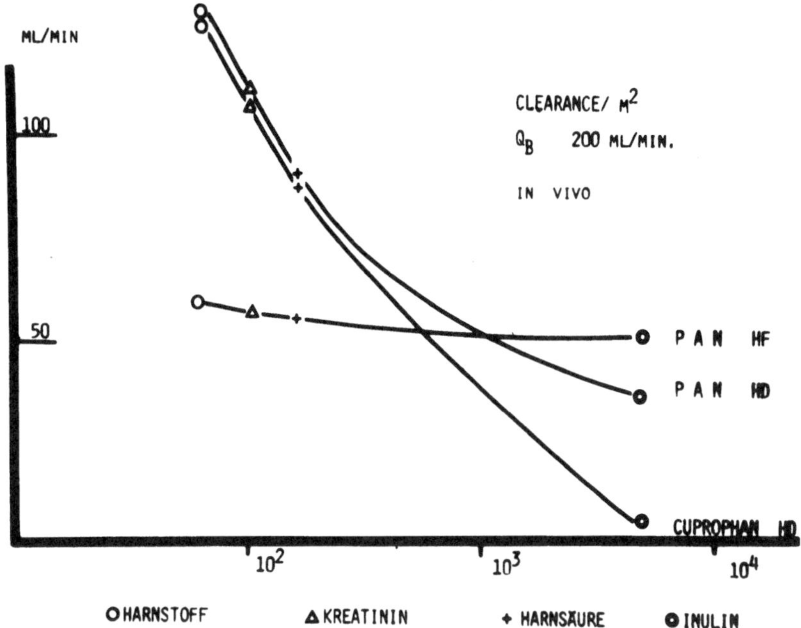

Abb. 4. Vergleich der Clearances der RP-6-Platte bei Hämodialyse, einer
Cuprophankapillare bei Hämodialyse und der RP-6-Platte bei Hämofiltration.
RP 6 bei Dialyse: Harnstoff 133 ml/min, Kreatinin 116 ml/min, Harnsäure
89 ml/min, Inulin 37 ml/min. Cuprophankapillare bei Dialyse: Harnstoff
129 ml/min, Kreatinin 108 ml/min, Harnsäure 87 ml/min, Inulin 5,6 ml/min.
RP 6 bei Hämofiltration: Harnstoff 60 ml/min, Kreatinin 57 ml/min, Harnsäure
57 ml/min, Inulin 53 ml/min

Tabelle 1. In-vivo-Clearances und Ultrafiltration verschiedener Cuprophan-
kapillaren: Oberfläche 1 m², Gehäuse MTS, Q_B 200 ml/min, Q_D 500 ml/min,
HKT 28, TP 60 g/l. (Wiech persönliche Mitteilung MTS)

Fasertyp	D 2	C 1	F	HDF 5	HDF 20
Faserlumen	215	200	200	215	215
Wandstärke	16	11	8	16	16
Ultrafiltration ml/h/m²/mmHg	2,6	3,5	4,9	6,4	8,0
Clearance ml/min					
Harnstoff	158	169	176	170	172
Vitamin B_{12}	27	36	51	57	66

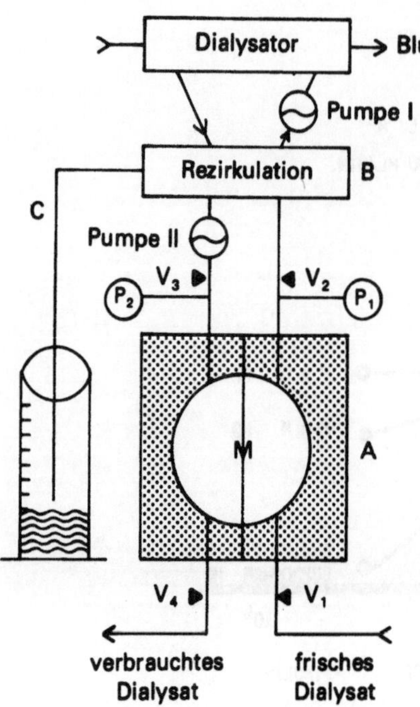

Abb. 5. Flußdiagramm einer volumenidentischen Proportionierung des Dialysats bei Dialyse. In dem durch die elastische Membran M unterteilten Hohlkörper wird bei Zufuhr von frischem Dialysat (Ventil V 1 und V 4 offen, Ventil V 2 und V 3 geschlossen) die identische Menge verbrauchtes Dialysat verworfen. Nach Füllung des Hohlkörpers mit frischem Dialysat erfolgt die Erneuerung des Dialysats im Rezirkulationsbehälter (Ventil V 1 und V 4 geschlossen, Ventil V 2 und V 3 offen). Füllung und Entleerung werden durch die Druckmonitore P 1 und P 2 gesteuert

Tabelle 2. Abhängigkeit der Clearance vom Dialysatvolumen bei Dialyse an der PAN-Membran RP 6

Clearance ml/min

Cotral

Q_B 200 ml/min

Q_D 500 ml/min	Harnstoff	Kreatinin	Harnsäure	Phosphat
	137	119	92	74

Prototyp

| Q_B 200 ml/min | 84 | 73 | 51 | 49 |
| Q_D 300 ml/min | | | | |

<u>Vorrichtungen zur Volumenkontrolle des Dialysats</u>

Wir hatten schon vor Jahren, unzufrieden mit dem Konzept des
geschlossenen Rezirkulationstanks im Radialsystem, an einer vo-
lumengetreuen Proportionierung des Dialysats bei Verwendung
offener Membranen gearbeitet (14). Dazu wurde ein geschlossener
Hohlkörper von ca. 500 ml Fassungsvermögen durch eine elastische Membran in zwei Kompartimente unterteilt (Abb. 5). Zu- und
abfließendes Dialysat standen deshalb immer im gleichen Verhältnis. Da mit dieser Konstruktion nur eine Dialysaterneuerung von
300 ml/min erreicht werden konnte, wurde ein Rezirkulationsbehälter zwischen Proportionierung und Dialysator geschaltet. Im
Cotralsystem ist es dann gelungen, höhere Dialysatflüsse volu-
mengetreu zu proportionieren. Die von uns verglichenen Clearances der kleinen Moleküle Harnstoff, Kreatinin, Harnsäure und
Phosphat waren deshalb im Cotralsystem eindeutig höher als in
unserem Prototyp (Tabelle 2). Die relativ großen Proportionie-
rungsvolumina und das dazwischengeschaltete Rezirkulationssy-
stem lassen jedoch die hygienischen Probleme, die von den Re-
zirkulationsgeräten her bekannt sind, wieder entstehen. Hier
ist die kontinuierliche Proportionierung mit kleinen Volumina
durch zwei miteinander im Takt gekoppelte Proportionierungsein-
heiten, eine Anordnung wie wir sie ursprünglich für die volume-
trische Substitution der Hämofiltrationslösung vorgeschlagen
haben, ein Fortschritt (13). Die nach diesem Prinzip arbeitende
MTS-Maschine erlaubt die Verwendung von hochpermeablen Membranen in einem "Single-pass"System.

Diese, jetzt von vielen Herstellern angestrebte Verbesserung
der Dialysegeräte ist jedoch nicht nur eine notwendige Voraussetzung zur Verwendung offener Membranen, sie kommt auch bei
konventionellen Dialysemembranen einer programmierten Gewichtsabnahme und damit einer größeren Kreislaufstabilität entgegen.
Die von der neuen Membrantechnologie ausgelöste apparativ-tech-
nische Weiterentwicklung an Dialysegeräten ist ein gutes Beispiel dafür, wie eine Neuerung im Detail ein gesamtes, in sich
geschlossenes Konzept in Bewegung bringen kann.

<u>Literatur</u>

1. Babb AL, Popovich RP, Christopher TG, Scribner BH (1971) The genesis of
   the square meter-hour hypothesis. Trans Am Soc Artif Intern Organs
   17:81-91
2. Bergström J (1978) Ultrafiltration without simultaneus dialysis for
   removal of excess fluid. Proc Eur Dial Transplant Assoc 15:260-269
3. Chmiel H (1981) Technologische Aspekte zur Membranplasmapherese. In:
   Gurland HJ, Heinze V, Lee HA (Hrsg) Therapeutic plasma exchange.
   Springer Berlin Heidelberg New York, S 15 ff
4. Henderson LW, Besarab A, Michaels A, Bluemle LW (1967) Blood purifica-
   tion by ultrafiltration and fluid replacement. Trans Am Soc Artif
   Intern Organs 13:216-222
5. Henderson LW, Ford C, Colton CK, Bluemle LW, Bixler HJ (1970) Uremic
   blood cleansing by diafiltration using a hollow fiber ultrafilter.
   Trans Am Soc Artif Intern Organs 16:107-112
6. Hoeltzenbein J (1969) Die künstliche Niere. Enke, Stuttgart, S 36 ff

7. Klein E, Holland FF, Eberle K (1980) Advances in dialysis. Hemodialysis
   membranes. Kidney Int (Suppl 10) 18:19-25
8. v Mylius U, Streicher E, Schneider HW (1976) Kapillarmembranen zur Blut-
   diafiltration. Biomed Technik 21:306-311
9. Sargent JA, Gotch FA (1978) Principles and biophysics of dialysis. In:
   Drukker W, Parsons F, Maher JF (eds) Replacement of renal function by
   dialysis. Nijhoff, The Hague Boston London, p 38 ff
10. Schneider H, Streicher E (1979) Hämofiltration - eine Alternative zur
    chronischen Hämodialyse? Biomed Technik 24:178-184
11. Schneider H, Streicher E, v Mylius U (1979) A theoretical and experimen-
    tal approach towards optimal dimensions for capillary Hemofilters.
    Artif Organs (Suppl) 3:114-118
12. Strathmann H (1975) Struktur und Funktion von Kunststoffmembranen. Mitt
    Arbeitsgem Klin Nephrol 4:14-28
13. Streicher E (1978) Technik der Hämofiltration. Mitt Arbeitsgem Klin
    Nephrol 7:55-70
14. Streicher E, Schneider HW (1978) Volumensteuerung des Dialysats bei der
    Dialyse an hochpermeablen Membranen. Nieren Hochdruckkr 7:75-78

Diskussion

Klinkmann: Haben Sie Daten über eventuelle unterschiedliche Ausbildung der
Sekundärmembranen, die man ja wohl immer noch als die Kinetik der Filtration beeinflussende "protein-layer" charakterisieren kann, in Abhängigkeit
der metabolischen Ausgangslage des Patienten, z.B. im Hinblick auf Eiweiß-
und Fettstoffwechsel.

Streicher: In vitro haben wir den Einfluß der Proteinkonzentration auf Fil-
trate und Clearance geprüft. Zur Konzentrierung des Proteins in der Testlö-
sung wurde nicht Albumin, sondern Plasma verwendet, um entsprechende Rückschlüsse auf die Verhältnisse in vivo zu geben. Filtratmengen und Clearances nehmen, wie ich im Referat auf der Tagung der Arbeitsgemeinschaft Klinischer Nephrologie 1978 gezeigt habe, eindeutig mit steigender Proteinkonzentration ab. Den Einfluß der Lipide auf die Filtrat- und Clearanceraten
haben wir in vivo im interindividuellen Vergleich bei identischen Patienten
geprüft. Über eine größere Zahl von Einzelbehandlungen gemittelt ergeben
sich eindeutig geringere Filtratraten bei steigender Triglyceridkonzentra-
tion beim selben Patienten.

Lange: Wodurch erklärt sich der geringere Siebkoeffizient für Inulin, wenn
es anstatt in Wasser in Plasma oder Blut gelöst war?

Streicher: Die Verringerung des Siebkoeffizienten für Inulin bei Verwendung
von Plasma ist durch die Ausbildung einer Sekundärmembran zu erklären.
Schwierig wird die Erklärung, weshalb der Siebkoeffizient für Inulin von
Plasma zu Blut weiter von 0,7 auf 0,4 abfällt. Es liegen hier real vergleichbare Werte vor: wir haben die Clearance nicht, wie von Colton und Henderson
vorgeschlagen, durch mathematische Berücksichtigung intererythrozytärer
Konzentrationen geschönt. Ich glaube, daß die Reduktion des Siebkoeffizienten mit Vollblut, die, wie ich dargelegt habe, in vitro in einer Kapillare
gemessen wurde, durch ringförmige Strömungsprofile des Blutes in einer
Kapillare, wie Chmiel photographisch festhalten konnte, bedingt ist. Die
ringförmig, mit verschiedener Geschwindigkeit strömenden Blutsäulen bilden
jeweils ein Kompartiment, das den Austausch zum äußeren Kompartiment ver-
zögert.

<u>Heinze</u>: Herr Streicher, Sie erwähnten die Untersuchungen und demonstrierten die Bilder von Herrn Chmiel. Ist inzwischen geklärt, daß es sich bei diesen Beobachtungen nicht um Artefakte handelt?

<u>Streicher</u>: Auf Grund der mir bekannten Aufnahmen, insbesondere der Filmaufnahmen, sind Artefakte ausgeschlossen. Wir müssen bei der Beurteilung von Strömungsprofilen durch Kapillarmembranen Abschied nehmen von den theoretischen pyramidenförmigen Strömungsprofilen, die in homogenen Medien gefunden bzw. postuliert wurden. Im Blut sind Wasser, Soluta, visköse Soluta, wie Eiweißpartikel und schließlich Korpuskel gemischt. Es ist eine bekannte Erfahrung der Chemieingenieure, daß sich inhomogene Medien beim Transport entmischen. Ich glaube, man muß diese Befunde akzeptieren und nach konstruktiven Lösungen suchen, diese Entmischung in Kapillaren zu verringern.

Hämofiltration: Ergebnisse und Indikationen

C.A. Baldamus

Hämodialyse in ihrer augenblicklichen Form ist erfolgreich in
der Lage, bei weltweit mehr als 100.000 Patienten die Nierenfunktion zu ersetzen (15). Die mit dieser Methode des Organer-
satzes erreichten mittleren Überlebensraten sind, verglichen
mit denen bei anderen chronischen Erkrankungen, durchaus zu-
friedenstellend. So lebt bereits eine zunehmende Zahl von Hämodialysepatienten mit dieser Therapie länger als 10 Jahre. Bei
Verfügbarkeit einer so erfolgreichen Therapie stellt sich mit
Recht die Frage: Wozu eine alternative Behandlungsform?

Solange die Hämodialyse nicht alle Folgen der Urämie beseitigen
kann, solange die Behandlung selbst mit Komplikationen und Un-
annehmlichkeiten für den Patienten verbunden und somit die physiologische Funktion der Niere bei weitem noch nicht zufrieden-
stellend ersetzt ist, resultiert hieraus genügend Stimulation,
nach alternativen Behandlungsformen zu suchen. Doch das Vorhan-
densein einer Alternative bedeutet noch lange nicht, daß deren
Einsatz indiziert ist. Der routinemäßige Einsatz ist erst dann
gerechtfertigt, wenn gegenüber dem augenblicklichen Standard
der konventionellen Hämodialyse Vorteile in medizinischer,
technischer und/oder ökonomischer Sicht durch eindeutige Ergebnisse belegt sind. Unter diesem verschärften Gesichtspunkt soll
nun geprüft werden, ob sich seit Einführung der Hämofiltration
in die klinische Behandlung chronisch niereninsuffizienter Patienten Indikationen zum routinemäßigen Einsatz dieser Methode
ergeben haben.

In der Literatur der letzten 5 bis 6 Jahre - das ist der Zeitraum, in dem die Hämofiltration bei einem größeren Patientenkollektiv eingesetzt wurde - ist über eine Reihe von medizinischen Vorteilen gegenüber der konventionellen Hämodialyse berichtet worden:

- Besserung der urämischen Polyneuropathie
- Besserung der renalen Anämie
- Besserung der Lipidstoffwechselstörung
- Besserung des Glukosestoffwechsels
- Besserung des sekundären Hyperparathyreoidismus
- Besserung der Hyperphosphatämie
- Induktion einer positiven Stickstoffbilanz
- Besserung der Hypertonie
- Symptomarmer Volumenentzug (Dialysekomfort)

Der Wert dieser eindrucksvollen Liste mit Vorteilen gegenüber
der Hämodialyse leidet allgemein darunter, daß die untersuchten

Patientenzahlen in der Regel klein sind, daß die mitgeteilten
Befunde oft nicht mehr als kasuistische Mitteilungen sind, daß
nicht immer vergleichbare Befunde für die Hämodialyse vorliegen
und daß, wenn Hämodialyse und Hämofiltration verglichen werden,
Variable in beiden Verfahren nicht konstanz gehalten wurden.

Im folgenden soll auf die einzelnen Punkte näher eingegangen
werden:

Quellhorst und Mitarb. fanden in ihrem 1. Bericht über klinische Resultate bei Hämofiltration (16) eine deutliche Besserung der Nervenleitgeschwindigkeit unter Hämofiltration. In
einer späteren ABA-cross-over-Studie (17) mit Patienten ohne
urämische Neuropathie war unter Hämofiltration keine Verschlechterung zu erkennen. Gleichbleibende Nervenleitgeschwin-
digkeiten bei 12 Patienten unter Hämodialyse (46,3+ 5,4 m/s
N.peroneus) wie unter 6-monatiger Hämofiltration (44,1+ 7,1
m/s) fanden auch wir (1) in einer ähnlich angelegten Studie.
Während Schäfer und Mitarb. bei 6 Patienten unter Langzeit-
hämofiltration keine Verbesserung der Nervenleitgeschwindigkeit, sondern eher eine Verschlechterung sahen, fanden
Schneider und Mitarb (22) einen deutlichen Anstieg, bzw. sogar eine Normalisierung der Nervenleitgeschwindigkeit innerhalb von 8 bis 10 Monaten. Diese Patienten - soweit ich es
der Arbeit entnehmen konnte - schienen Patienten zu sein, die
erstmalig behandelt wurden. So bleibt die Frage offen, ob
sich die Polyneuropathie nicht auch unter konventioneller Hämodialyse gebessert hätte.

Über das Verhalten der renalen Anämie unter Hämofiltration liegen nur wenige Untersuchungen vor. Quellhorst und Mitarb. (16)
fanden einen deutlichen Anstieg des Hämatokrit. In einer späteren ABA-cross-over-Studie sahen sie allerdings keine Veränderungen (17). Diese Befunde decken sich mit eigenen (1), die bei
12 Patienten unter ähnlichen Bedingungen keinen Einfluß der
Hämofiltration auf die renale Anämie feststellen konnten: HD I
26,4 + 5,75; HF 25,5 + 4,6; HD II 25,9 + 4,9 Hkt. Auch die von
uns mitbestimmten Serumerythropoietinkonzentrationen zeigten
keine Veränderung.

Nachdem in früheren Untersuchungen ein Abfall der Serumtrigly-
ceride unter Hämofiltration gefunden wurde (16,21), konnten
Streicher und Mitarb. (25) bei Verwendung gleicher Puffersüb-
stanzen im Dialysat und Infusat keinen Einfluß der Hämofiltration auf die Hypertriglyceridämie der urämischen Patienten
nachweisen. Schäfer und Mitarb. (19) fanden sogar bei 6 von 8
Patienten, die zwischen 7 und 31 Monate lang hämofiltriert
wurden, einen Anstieg der Serumtriglyceridspiegel. In einer im
letzten Jahr erschienenen Arbeit fanden DiGiulio und Mitarbeiter (8) bei 3 Patienten zu Beginn der Urämiebehandlung mit Hämofiltration einen Abfall der Serumtriglyceridkonzentration bei
gleichzeitigem Anstieg der post-Heparin-lipolytischen Aktivität.
Sie deuteten dies als einen Hinweis auf eine während Hämofiltration verringerte urämische Hemmung der Lipoproteinlipase.
Vergleichende Untersuchungen zu Beginn einer Hämodialysetherapie wurden leider nicht mitgeteilt.

Über einen Effekt der Hämofiltrationsbehandlung auf den Glukosestoffwechsel liegt nur eine Untersuchung von Geronemus und
Mitarb. (13) vor, die bei i.v. Glukosebelastung eine verbesserte Glukoseutilisation bei geringerem Anstieg des Insulins als
bei Hämodialyse fanden. Eine Normalisierung des bei Urämikern
pathologischen Glukosebelastungstestes erfolgte aber auch unter
Hämofiltration nicht.

Über den Verlauf des sekundären Hyperparathyreoidismus unter
Hämofiltration liegen sehr widersprüchliche Befunde vor. Schäfer
und Mitarb. (19) fanden in Langzeitbeobachtungen einen Abfall
der Serumparathormonwerte. Zu gleichen Ergebnissen kamen Bosch
und Mitarb. (5), während Schneider und Mitarb. (22) und Fournier
(11) trotz positiver Calciumbilanz einen Anstieg des PTH unter
Hämofiltration beobachteten. Wir selbst konnten während 6monati-
ger Hämofiltrationsphase innerhalb der ABA-cross-over-Studie
(1) keine eindeutigen Veränderungen der PTH-Spiegel unter Hämofiltration nachweisen.

Quellhorst und Mitarb. fanden in ihrem ersten klinischen Bericht
über Hämofiltration einen Abfall der Serumphosphatspiegel, so
daß die Patienten schließlich keine Phosphatbinder mehr einzunehmen brauchten. Dieser Befund wurde in der Folgezeit mehrfach
bestätigt (19,20), aber auch mehrfach widerlegt (2,10). So konnten wir selbst (3) in einer ABA-cross-over-Studie keinen Abfall
der Serumphosphatspiegel beobachten und auch die phosphatbin-
dende Medikation nicht reduzieren.

Die bisher erhobenen Daten über den Calcium-Phosphat-Stoffwech-
sel und die Wechselwirkung zwischen PTH, Vitamin D und dem
Knochen sind so widersprüchlich, daß zur Zeit kein abschließendes Urteil über den Effekt der Hämofiltration auf dieses Regel-
system im Vergleich zur Dialyse möglich ist. Ich hoffe, die
Beiträge von Schneider (s.S. 119 ff.) und Schäfer (s.S. 135 ff.)
werden hier neue Erkenntnisse bringen.

Auch in bezug auf den Eiweißumsatz und die Stickstoffbilanz
während Hämofiltration gibt es unterschiedliche Befunde. Bosch
und Mitarb. (4) deuten eine Abnahme des Körperwassers bei
gleichbleibendem Proteinkatabolismus und eine nur geringe Abnahme des Körpergewichtes als Zeichen für eine Zunahme der Körpermasse und damit als anabole Stoffwechsellage. In diesen Untersuchungen waren die Quantität der Therapie, bezogen auf
kleinmolekulare Substanzen während Hämodialyse und Hämofiltration gleich.

Wir selbst beobachteten in der ABA-cross-over-Studie (3) bei
ungleicher Quantität der Therapie im niedermolekularen Bereich
einen Abfall der pro Behandlung entfernten Harnstoffmenge unter
Hämofiltration und damit einen Abfall der Harnstoff-Stickstoff-
Generationsrate sowie des Proteinumsatzes unter Hämofiltration.
Ein praktisch gleiches Verhalten wurde kürzlich auch von Saito
und Mitarb. (18) berichtet. Durch Erhöhung des Flüssigkeitsaus-
tausches (1), d.h. der Quantität der Behandlung ist dieser
Effekt wieder zu beseitigen.

Über den pathophysiologischen Mechanismus der Steuerung der Eiweißaufnahme in Abhängigkeit von der Quantität der Therapie ist bisher nichts bekannt; gleiche Phänomene werden aber auch bei der Hämodialyse und insbesondere bei der Peritonealdialyse gefunden (9).

Quellhorst und Mitarb. (s.S. 201ff.) berichten, daß sich ein unter Hämodialyse nur schwer oder gar nicht einstellbarer Hypertonus unter Hämofiltrationstherapie normalisieren lasse. Henderson und Mitarb. (14) teilten ihr Kollektiv von 6 hypertonen Patienten auf in je 3 Responder und 3 Nichtresponder, je nach dem, ob sich der Blutdruck unter Hämofiltration normalisierte. Bei den Patienten mit normalisiertem Blutdruck fand sich ein gleichzeitiger Abfall der Plasmadopaminbetahydroxylase, der bei den Nichtrespondern nicht auftrat. Dieses Verhalten werteten sie im Sinne einer Besserung der urämiebedingten autonomen Insuffizienz. In der Diskussion der Befunde wird allerdings nicht berücksichtigt, daß die Responder im Gegensatz zu den Nichtrespondern während der Hämofiltration 4 kg an Gewicht abgenommen hatten. Spohr und Mitarb. (24), wie auch wir selbst (1), konnten diese Befunde von Henderson nicht reproduzieren. Die DBH-Konzentrationen lagen während Hämodialyse und Hämofiltration im gleichen Bereich, der allerdings gegenüber einem Kontrollkollektiv erniedrigt war. Streicher und Mitarb. (25), wie auch wir selbst (3), konnten eine Besserung der Hypertonie unter Hämofiltration feststellen, wenn es sich um eine volumenabhängige Hypertonie handelte. Die "dialyse- und medikamentenresistente Hypertonie", die es in ganz seltenen Fällen unter Dialysepatienten gibt, scheint auch durch die Hämofiltration nicht positiv beeinflußbar zu sein.

Wenden wir uns jetzt dem wesentlichen Vorteil der Hämofiltration gegenüber der Hämodialyse zu, nämlich dem symptomarmen Volumenentzug. Schon früh wurde beobachtet (2, s. auch S. 93 ff), daß bei Patienten die Hämofiltration symptomärmer verlief als die Hämodialyse, d.h., daß Schwindel, Übelkeit, Erbrechen und Kollaps seltener auftraten. Alle diese Symptome lassen sich einer gestörten Organdurchblutung zuschreiben und damit einer hämodynamischen Dysregulation, die im Gegensatz zur Hämodialyse während der Hämofiltration seltener auftritt. Die bessere Kreislaufverträglichkeit des Volumenentzugs unter Hämofiltration im Vergleich zur Hämodialyse wurde in der Folgezeit von allen Zentren, die hämofiltrieren, bestätigt. Zur Untermalung seien hier die Ergebnisse unserer ABA-cross-over-Studie (3) gezeigt (Abb. 1). Aus der mittleren Gewichtsabnahme und der mittleren Dauer der Behandlung während der einzelnen Phasen der Studie (HD I-HF-HD II) ergaben sich die mittleren Gewichtsentzugsraten: HD I: 5,6; HF: 8,6, HD II: 6,7 g/min. Diese Gewichtsentzugsrate ist eine entscheidende Größe für die Inzidenz des symptomatischen Blutdruckabfalls, wie aus dem Vergleich der beiden Hämodialysephasen HD I und HD II mit beinahe einer Verdoppelung der Häufigkeit von hypotensiven Episoden während HD II hervorgeht. Im Gegensatz dazu war die Häufigkeit hypotensiver Zwischenfälle während der Hämofiltration mit etwas über 5 % am niedrigsten, obwohl der Gewichtsentzug mit 8,6 g/m noch deutlich über dem der HD II-Phase lag.

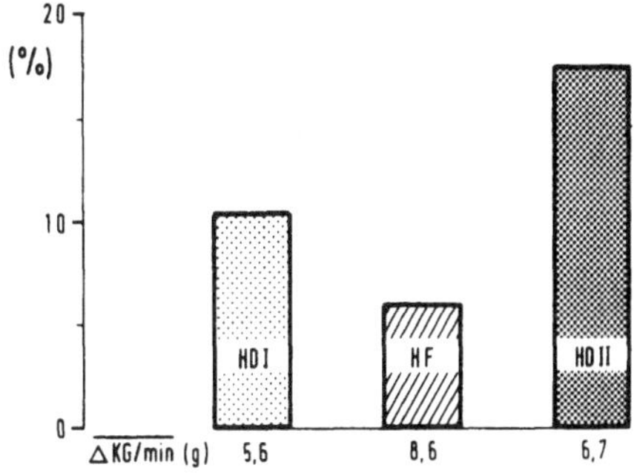

Abb. 1. Die Häufigkeit des symptomatischen Blutdruckabfalls während Hämodialyse und Hämofiltration in Abhängigkeit
von der mittleren Gewichtsentzugsrate
während der Behandlung

Der Kreislaufreaktion auf Volumenentzug sind wegen der zen-
tralen Bedeutung für die Zwischenfälle während der Behandlung
in diesem Band mehrere Beiträge (s.S. 93ff. u.S. 101ff.) gewidmet, so daß ich hier auf die möglichen pathophysiologischen
Mechanismen nicht eingehen möchte. Das Augenmerk soll aber auf
die klinische Bedeutung dieses Befundes gelenkt werden. Laut
einer französischen Statistik aus dem Jahr 1976 (6) kam es bei
jeder 5. Dialyse zu einem symptomatischen Blutdruckabfall, der
eine medizinische Intervention erforderte. 1978 (7) war es bereits ein Zwischenfall während jeder 4. Dialyse, und dies wurde
der Tatsache zugeordnet, daß sich in demselben Zeitraum die
Dialysebehandlungszeiten verkürzt haben und damit die notwendige Gewichtsreduktion in einem kürzeren Zeitintervall erfolgen
mußte. Hieraus muß der Schluß gezogen werden, daß der Volumenentzug während der Behandlung und nicht so sehr das Ausmaß des
Stofftransports zum limitierenden Faktor für eine Verkürzung
der Dialysezeiten wird. Da aber kurze Behandlungszeiten bei Patienten sehr erwünscht sind, diese auf der anderen Seite eine
noch bessere Auslastung der Dialyseeinheiten ermöglichen und
damit auch wirtschaftlicher sind, sollte diese Entwicklung
unterstützt werden, solange der augenblickliche Standard der
Hämodialysebehandlung quantitativ wie qualitativ nicht darunter
leidet.

In dieser Hinsicht erscheinen die Grenzen der Hämodialysetherapie erreicht zu sein, aber die Hämofiltration kann hier aufgrund der größeren Kreislaufstabilität zur Therapie der Wahl
werden. Shaldon (23) und auch wir selbst führen seit einiger
Zeit qualitativ und quantitativ adäquate Hämofiltrationsbehand-
lungen durch, die je nach Austauschmenge nicht länger als 2 -
2,5 h dauern.

Den Vorteilen der Hämofiltration stehen aber auch Nachteile
gegenüber. So wird für eine effektive Therapie ein relativ hoher extrakorporaler Blutfluß von ca. 350 - 500 ml/m benötigt,
da die maximale Ultrafiltrationsrate bei etwa 50% des Plasma-
flusses liegt. Da aber die Ultrafiltrationsrate die Clearance
entscheidend beeinflu3t, ist auch diese bei niedriger Ultrafiltrationsrate gering. Hier aber kann die Prädilutions- bzw. die
Middilutionshämofiltration (12) besonders die kleinmolekulare
Clearance erhöhen.

Als weiterer Nachteil der Hämofiltration hat sich das große Volumen an intravenöser Lösung herausgestellt; in unserer Einheit
tauschen wir etwa 40% des Körpergewichtes aus. Die Lösungen
werden mit hohen Infusionsraten infundiert, wie sie höchstens
aus kurzdauernden Schockbekämpfungen bekannt sind: 120 - 150
ml/min. Erschwerend kommt hinzu, daß es in mehreren Dialyseeinheiten durch Verkeimung der Infusionsbeutel z.T. zu schweren
Zwischenfällen gekommen ist. Unabhängig von diesen septischen
bzw. pyrogenen Reaktionen ist außerdem zu fragen, ob nicht Bestandteile aus dem Plastikmaterial der Beutel in Lösung gehen
und bei den riesigen, infundierten Volumina nicht im Laufe der
Jahre zu Nachteilen für die Patienten führen.

Über die Frage der Entstehung von Depletionssyndromen unter
der Hämofiltrationsbehandlung wird an anderer Stelle (s.S. 201
ff.) berichtet.

Da die Hämofiltration und die Hämodialyse technische Behandlungsverfahren sind und die Behandlung sehr viel Geld kostet, müssen
auch die technischen bzw. ökonomischen Vor- und Nachteile der
Hämofiltration angesprochen werden. Bei Verwendung der automa-
tisch bilanzierenden Systeme und der modernen Filter sehe ich
keine wesentlichen technischen Unterschiede zwischen Hämodialyse und Hämofiltration, wenn man von der Unabhängigkeit von
einer Wasseraufbereitung während Hämofiltration absieht. Was
die Kosten angeht, so ist die Hämofiltration aufgrund des Prei-
ses für die Filter und die sterilen Substitutionslösungen deutlich teurer als eine Hämodialysebehandlung. Hier ist aber zu
berücksichtigen, daß sich die Preise für die Hämofilter im Rahmen eines höheren Umsatzes denen der Dialysatoren angleichen
werden.

Im Hinblick auf die Komplikationen und die möglichen Gefahren
bei Verwendung der jetzt gebräuchlichen Infusionsbeutel scheint
es mir notwendig zu sein, über ein "in line" produziertes, ste-
riles und pyrogenfreies Infusat nachzudenken. Technisch ist
eine solche Modifikation der Infusatzubereitung lösbar. Hierdurch würden medizinische Probleme gelöst und das Behandlungsverfahren so weit verbilligt, daß seine Kosten mit denen der
Hämodialyse vergleichbar sein werden. Auf der Seite der ökonomischen Vorteile der Hämofiltration könnten kürzere Behandlungszeiten mit seltenen Komplikationen während der Behandlung und
damit eine bessere Auslastung der Zentren gebucht werden.

Zusammenfassung

Die Hämofiltration als chronische Behandlungsmethode der Urämie
wird in Deutschland seit 5-6 Jahren an mehreren Zentren mit Erfolg angewendet. Als Langzeitbehandlungsform scheint sie der
Hämodialyse ebenbürtig zu sein. Sie ist der Hämodialyse im Hinblick auf einen symptomarmen Volumenentzug eindeutig überlegen,
die Gründe hierfür sind noch unklar. Alle anderen berichteten
Vorteile der Hämofiltration werden noch kontrovers beurteilt
oder haben sich nicht bewahrheitet. Die Hämofiltration ist auf
hohe extrakorporale Blutflüsse angewiesen und ihre Anwendung

ist somit auf bestimmte Patienten beschränkt. Aus medizinischen
wie aus Kostengründen sollte die "In-line"-Produktion der Infu-
sionslösung erwogen werden.

Literatur

1. Baldamus CA, Koch KM (1981) Hemodialysis/hemofiltration, a comparison
   of medical, technical and cost factors. NIH-Annual Progress Report.
   Artificial Kidney-Chronic Uremia Programm, NIAMDD National Institute
   of Health, Bethesda, MD
2. Baldamus CA, Schoeppe W, Koch KM (1978) Comparison of haemodialysis
   and post dilution haemofiltration on an unselected dialysis population.
   Proc Eur Dial Transplant Assoc 15:228-235
3. Baldamus CA, Knobloch M, Schoeppe W, Koch KM (1980) Hemodialysis/hemo-
   filtration: a report of a controlled cross-over study. Int J Artif Organs 3:221-214
4. Bosch JP, Geronemus R, von Albertini B, Miller T, Kahn T, Glabman S
   (1978) Urea kinetics in hemodialysis, hemofiltration, and sequential
   ultrafiltration and dialysis. Proc Dial Transplant Forum 8:142-146
5. Bosch JP, Glabman S, v Albertini B, Geronemus R, Kahn T, Goldstein MH,
   Kupfer S (1979) Comparison of hemofiltration and ultrafiltration plus
   hemodialysis to conventional hemodialysis. Proc XII Ann. Contractors'
   Conference. Artificial Kidney-Chronic Uremia Program, NIAMDD National
   Institute of Health, Bethesda, MD Public Health Service 12:184-186
6. Degoulet P, Proulx J, Aimé F, Berger C, Bloch P, Goupy F, Legrain M
   (1976) Programme dialyse - informatique III - données épidémiologiques.
   Stratégies de dialyse et résultats biologiques. J Urol Néphrol 82:1001-
   1042
7. Degoulet P, Rojas P, Boukari M, Aimé F, Reach I (1978) L'accident hypo-
   tensif au cours de la séance de dialyse. I. Etude épidémiologique; la
   recherche des facteurs de risque. Sem Urol Néphrol Pitié-Salêtriere
   84:164-177
8. di Giulio S, Lacour B, Thevenin M, Basile C, Drüeke T, Man NK (1980)
   Improvement of post-heparin lipolytic activity after haemofiltration,
   in uraemic patients. Proc Eur Dial Transplant Assoc 17:259-265
9. Farrell PC, Randerson DH (1980) Long-term nutritional and clearance
   status in CAPD patients. Contemporary Dialysis 45-48 vol 1
10. Fournier A (1978) Diskussion zu Baldamus CA et al. (1978) Proc Eur Dial
    Transplant Assoc 15:235
11. Fournier A (1979) Diskussion zu Schneider H et al. (1979) Proc Eur Dial
    Transplant Assoc 16:224
12. Geronemus R, v. Albertini B, Glabman S, Lysaght M, Kahn T, Bosch JP
    (1978) Enhanced small molecular clearance in hemofiltration. Proc Dial
    Transplant Forum 8:147-151
13. Geronemus R, v. Albertini B, Glabman S, Kahn T, Rayfield E, Bosch JP
    (1979) Glucose tolerance in patients on haemodialysis, sequential ultra-
    filtration and dialysis and haemofiltration. Proc Eur Dial Transplant
    Assoc 16:698-699
14. Henderson LW (1980) Hemofiltration for the treatment of hypertension
    associated with end-stage renal failure. Artif Organs 4:103-107
15. Lundin AP (1981) Alternatives to diffusion dialysis: Is there a need
    for a better "mousetrap"? Nephron 27:7-8
16. Quellhorst E, Rieger J, Doht B et al. (1976) Treatment of chronic urae-
    mia by an ultrafiltration kidney - first clinical experience. Proc Eur
    Dial Transplant Assoc 13:314-321

17. Quellhorst E, Scheunemann B, Hildebrand U (1980) Hemofiltration - technique and clinical application. Int J Artif Organs 3:209-210
18. Saito A, Asada H, Maeda K, Ohta K (1980) Urea and nitrogen metabolism in patients treated with haemofiltration. Proc Eur Dial Transplant Assoc 17:341-346
19. Schaefer K, v. Herrath D, Asmus G, Offermann G (1979) Is chronic hemofiltration better than chronic hemodialysis? Artif Organs (Suppl) 3:40-43
20. Schneider H, Streicher E (1978) Klinische Erfahrungen mit der chronisch intermittierenden Hämofiltration. Nieren Hochdruckkr 1:21-28
21. Schneider H, Streicher E, Hachmann H, Chmiel H, v. Mylius U (1977) Clinical experience with haemofiltration. Proc Eur Dial Transplant Assoc 14:136-143
22. Schneider H, Streicher E, Hövelborn U, Müller HAG, Spohr U, Schmidt-Gayk H (1979) Haemofiltration - critical evaluation of clinical benefits. Proc Eur Dial Transplant Assoc 16:218-224
23. Shaldon S (1981) Progress from haemodialysis. Nephron 27:2-6
24. Spohr U, Schneider HW, Streicher E, Schrack R, Ritz E (1980) Hemofiltration and plasma dopamine-beta-hydroxylase activity. Nephron 25: 121-126
25. Streicher E, Schneider H, Knödler U, Müller H, Spohr U, Schmidt-Gayk H (1980) Chronic hemofiltration treatment. Artif Organs 4:48-57

Diskussion

Streicher: Sie haben erwähnt, daß die von uns berichtete Besserung der Nervenleitgeschwindigkeit unter Hämofiltration auf Grund unserer Darstellung vermutlich bei Patienten beobachtet wurde, die initial als erste Behandlung in die Hämofiltration kamen. Das ist nicht der Fall. Alle unsere Patienten waren vor Beginn der Hämofiltrationsbehandlung für einen längeren Zeitraum, im Minimum drei Monate, im Maximum über drei Jahre, in Hämodialysebehandlung und hatten unter dieser Behandlung die Polyneuropathie entwickelt bzw. behalten. Meines Erachtens sollte man dieses Schema des interindividuellen Vergleichs von Hämodialyse und Hämofiltration bei der Beurteilung der Polyneuropathie einem ABA-Schema randomisierter Patienten vorziehen. Die meisten Patienten entwickeln unter Hämodialyse keine Neuropathie. Sie sind also deshalb zur Beurteilung dieser Frage in einem ABA-Schema einer randomisierten Population fehl am Platze. Eine individuelle Selektion der wenigen Patienten, die unter ausreichender Dialysetherapie eine Polyneuropathie entwickeln, hilft uns in der Beurteilung der Effektivität der Hämofiltration zur Verhinderung oder Beseitigung der Polyneuropathie sicher weit mehr.

Baldamus: Wie bei der Polyneuropathie ist es ein generelles Problem, Urteile und Aussagen über die Hämofiltration der einzelnen Arbeitsgruppen zu vergleichen, da von der Quantität und Qualität der Behandlung her und auch von der Selektion der Patienten kein vergleichbar normierter Standard vorliegt.

Stiller: Eine Hämofiltration in 2-2,5 h setzt einen extrakorporalen Blutfluß von 300 - 500 ml voraus; dies bedeutet eine Verwendung von dicken Kanülen. Entstehen dadurch nicht Nachteile für die Lebensfähigkeit des Shunts?

Baldamus: Blutflüsse von 300 ml und mehr können mit kurzen Kanülen von 1,8- 2 mm Durchmesser ohne weiteres erreicht werden. Ich sehe hier keine Nachteile für die Haltbarkeit des Shunts. Die andere Möglichkeit wäre bei nied-

rigen Blutflüssen entweder in Prädilutions- oder Middilutionsmethode zu
filtrieren. Dies bedeutet allerdings ein Mehr an verbrauchter Infusions-
lösung.

Graben: Als Nebenwirkung der Hämofiltration haben Sie eine Verkeimung der
Substitutionslösung mit ernsten pyrogenen Reaktionen erwähnt. Wir haben im
Essener Universitätsklinikum zwei lebensbedrohliche Sepsisfälle durch ver-
keimte Lösungen beobachtet. Unter der Hand werden in der Bundesrepublik
mehr als 50 derartige Fälle z.T. mit Todesfolge genannt. 1. Frage: Wie viele
derartige Fälle von Infusionssepsis sind Ihnen oder dem Auditorium bekannt?
2. Frage: Warum werden diese Komplikationen nur bei der Hämofiltration beobachtet? Eine Verkeimung von Infusionslösungen ist doch auch grundsätzlich
bei der Dialyse möglich. Spielt die ungewöhnlich große Infusionsmenge hier
nicht die entscheidende Rolle?

Baldamus: Zu Ihrer ersten Frage: Wir selbst haben einen tödlichen Zwischenfall bei der Hämofiltration beobachtet, dessen Ursache wir im verkeimten
Infusat sehen. Im Infusat wie im Blut des Patienten konnten wir den gleichen
apathogenen Keim der Xanthomonas-Gruppe nachweisen. Der Nachweis war dadurch
erschwert, daß dieser Keim nur bei niedrigeren als den üblichen Inkubations-
temperaturen wuchs. Uns sind mehrere Todesfälle bekannt geworden, die mit
der Infusion kontaminierter Lösungen in Zusammenhang gebracht wurden, wobei
allerdings nicht in allen Fällen der Keimnachweis im Infusat und im Blut
des Patienten geführt werden konnte.
Zu Ihrer zweiten Frage: Komplikationen durch Verkeimung des Infusats durch
Bakterien oder Pilze, Verunreinigung durch Endotoxine oder Pyrogene sind
bei der Hämofiltration deshalb viel ernsthafter, weil die Volumina in den
Beuteln relativ groß sind und es dadurch schwieriger wird, sie zu sterili-
sieren als kleinere Volumina, und weil die Infusionsrate mit 100 bis 150
ml/min sehr hoch liegt. Septische Komplikationen bei der Hämodialyse sind
aus der Zeit der Tankdialyse besonders bei Membranrupturen bekannt. Diese
Membranrupturen sind bei den modernen Dialysatoren außerordentlich selten
und außerdem ist die Verkeimung des Dialysats bei einer modernen Wasser-
aufbereitungsanlage wesentlich geringer.

Ritz: Herr Baldamus, Sie erwähnten den Übertritt von Schadstoffen aus dem
Infusionssystem in den Patientenorganismus als eine der möglichen Gefahren
der Hämofiltration. Haben Sie hierzu konkrete Messungen oder Beobachtungen?
Ich frage deshalb, weil Herr Krempin und Herr Bommer aus unserer Gruppe in
Makrophagen der Lunge, Leber, Milz und Lymphknoten von Patienten, die länger als 55 Monate dialysiert worden waren, organische Fremdkörpereinschlüs-
se in Lysosomen, teilweise sogar mit Granulombildung, fanden. Klinische
Zeichen waren im Einzelfall Splenomegalie mit Thrombozytopenie, möglicherweise ein Zusammenhang mit cholangiozellulärem Karzinom. Diese Beobachtungen unterstreichen die großen möglichen Langzeitrisiken einer Fremdkörper-
reaktion.

Baldamus: Bisher haben wir keine Untersuchungen zu diesen Problemen bei der
Hämofiltration durchgeführt, aber in Analogie zu den verschiedenen Befunden
bei Hämodialysepatienten, wie auch Sie sie jetzt berichten, kann man grundsätzlich ähnliche Veränderungen auch bei Langzeithämofiltrationspatienten
erwarten.

Koch: Wir haben ähnliche Untersuchungen wie Herr Ritz zusammen mit unseren
Dermatologen durchgeführt. Untersuchtes Organ war die Haut. Verglichen wurden Patienten, die länger als 8 Jahre chronisch hämodialysiert wurden, mit
solchen, die kürzer als 3 Jahre behandelt wurden. Die bisherigen Befunde

zeigen eine eindeutig vermehrte Ablagerung von auf Fremdkörpermaterial verdächtige Substanz im Kollagen der Haut von länger hämodialysierten Patienten. Eine Identifizierung der Substanz bzw. der Substanzen hat bisher noch nicht stattgefunden.

Simultane Hämofiltration/Hämodialyse (SHFHD, Hämodiafiltration): Ergebnisse und Indikationen

H.-W. Lebert†, V. Wizemann

Zusammenfassung

Nach Darstellung der theoretischen und technischen Grundlagen wird über die bisherigen Ergebnisse mit der SHFHD, die seit dem 1.10.1976 routinemäßig an 25 Patienten bei uns durchgeführt wird, berichtet.

Gemessen an der Elimination klein- und mittelmolekularer Retentionsprodukte ist die SHFHD sowohl der konventionellen Hämodialyse als auch der Hämofiltration eindeutig überlegen. Dies erlaubt eine Verkürzung der Behandlungszeit auf z.Z. 3mal 2,5 - 3 h/Woche. Bezüglich der subjektiven und objektiven Toleranz ist besonders bei Berücksichtigung hämodynamischer Parameter die SHFHD ohne weiteres der HF vergleichbar. Sie bietet sich deshalb bei allen Patienten mit erhöhter Dialysemorbidität an, sowie bei hämofiltrierten Patienten, bei denen aufgrund schlechter Shunt- oder Kreislaufverhältnisse überlange Behandlungszeiten benötigt werden.

Das Verfahren der SHFHD wird von uns seit dem 1.10.1976 routinemäßig zur Behandlung von terminal niereninsuffizienten Patienten angewandt. Ausgangspunkt für ihre Entwicklung waren damals publizierte vorläufige Erfahrungen mit der Hämofiltration (1,2, 4,8,9):

Im Vergleich zur konventionellen Hämodialyse erschien die Hämofiltration überlegen in bezug auf die Elimination von Mittelmolekülen und im Hinblick auf die kurz- und längerfristige Verträglichkeit des Verfahrens. Es störte aber erheblich, daß diese positiven Effekte erkauft werden mußten mit einer gegenüber der konventionellen Hämodialyse herabgesetzten Elimination kleinmolekularer Retentionsprodukte. Deshalb wurde nach einem Verfahren gesucht, bei dem der während der Hämofiltration stattfindende konvektive Massentransport durch eine simultan ablaufende Diffusion verstärkt und somit die Elimination kleinmolekularer Substanzen auf mit der konventionellen Hämodialyse vergleichbare Werte gesteigert werden kann.

Als geeigneter Dialysator für dieses Verfahren, dessen Einzelheiten an anderer Stelle bereits publiziert wurden (5-7), bot sich die RP-6-Platte (Rhone -Poulenc) an, weil sie einerseits eine starke Ultrafiltration, andererseits eine hohe Permeabilität für höhermolekulare Substanzen aufweist.

Die RP 6 wird bei der SHFHD im "Single-pass"System mit maxi-
maler Ultrafiltration (TMP 300-500 mm Hg) und einem Dialysatfluß von 600-800 ml/min benutzt. Entsprechend den Erfordernissen des Flüssigkeitshaushaltes wird eine Substitutionslösung
der früher bekanntgegebenen Zusammensetzung (6) infundiert.

Anfänglich war das Verfahren (Abb. 1) sehr umständlich, weil
für die Bilanzierung der benötigten Substitutionsflüssigkeit
sowohl eine Bettenwaage als auch eine manuell zu regulierende
Infusionspumpe erforderlich waren. Seit 1979 steht eine Maschine mit automatischer Bilanzierung der Substitutionslösung
(Fa. Fresenius) zur Verfügung. Einzelheiten dazu wurden bereits
früher publiziert (7) (Abb. 2).

In Abb. 3 ist noch einmal der dem Verfahren zugrunde liegende
Befund wiedergegeben:
Bei Verwendung hochpermeabler Membranen wie der RP 6 sind auch
größere Moleküle noch der Diffussion zugänglich, erkenntlich
an der Zunahme der Inulinclearance der RP 6 mit Steigerung des
Dialysatflusses. Die Notwendigkeit der Verwendung hochpereab-
ler Membranen ergibt sich ebenfalls aus Abb. 3, denn ein Ver-
gleichsdialysator auf Cuprophanbasis (UDF der Firma Gambro)
hatte zwar eine höhere Ultrafiltrationrate als die RP-6-Platte,
der Diffusionseffekt auf die Inulinclearance war jedoch signifikant kleiner als bei Verwendung der RP-6-Platte.

In Abb. 4 sind die Clearancewerte charakteristischer Parameter
unter der Routinebehandlung mit HF und SHFHD der gleichen Patienten unter der Verwendung der RP-6-Platte wiedergegeben.

Bereits bei einem Blutfluß von 200 ml/min werden mit der SHFHD
in bezug auf kleinmolekulare Substanzen Clearancewerte erreicht,
die mit der konventionellen Hämodialyse vergleichbar sind und
deutlich höher liegen als die bei der Hämofiltration erzielte
Größenordnung. Andererseits liegen auch die Inulinclearance
und die Clearance physiologischer Mittelmoleküle höher als bei
der Hämofiltration oder der konventionellen Hämodialyse (5).
Mit der Hämofiltration lassen sich ähnliche Werte nur durch
beträchtliche Steigerungen des Blutflusses erreichen.

Nach diesen Vorversuchen wurde für die SHFHD eine Behandlungsstrategie festgesetzt, bei der die wöchentliche Inulinclearance
mit ca. 50 l Werte erreicht, wie sie auch bei der Hämofiltration - allerdings bei längerer Behandlungsdauer - erzielt und
als ausreichend für eine adäquate Behandlung angesehen werden:
Blutfluß 200-250 ml/min, Dialysatfluß 600 ml/min, Substitu-
tionsvolumen 9 l/Behandlung, Ultrafiltrationsvolumen 9-12 l/
Behandlung je nach interdialytischer Gewichtszunahme des Patienten.

Zunächst war für dieses Behandlungsziel eine dreimalige Behandlung von jeweils 3 h/Woche erforderlich (Ultrafiltrationsrate
55-65 ml/min). Durch Anwendung des sog. Z-Verfahrens an der
RP 6, welches eine Steigerung der Ultrafiltrationsraten auf
80-100 ml/min ermöglicht, konnte die Behandlungszeit bei einem
Großteil der Patienten auf 3 x 2,5 h/Woche reduziert werden.

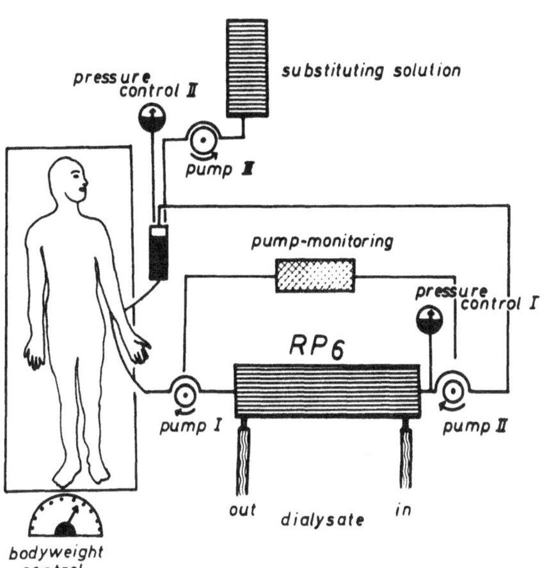

Abb. 1. Prinzip der Hämodiafiltration (Simultane Hämofiltration/Hämodialyse, SHFHD)

Automatic SHFHD
with Single pass dialysate flow

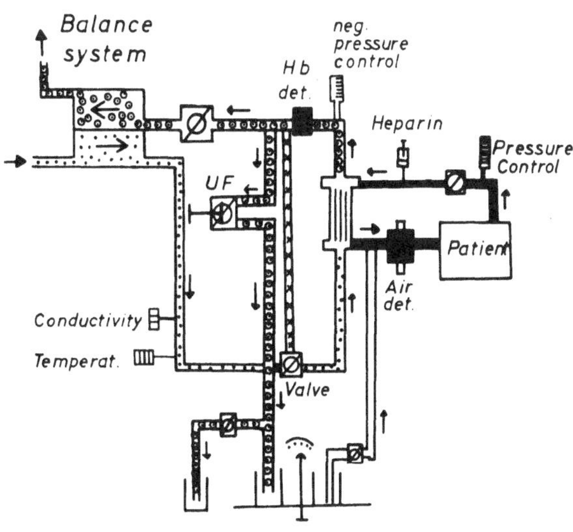

Abb. 2. SHFHD mit automatischer Bilanzierung der Substitutionslösung

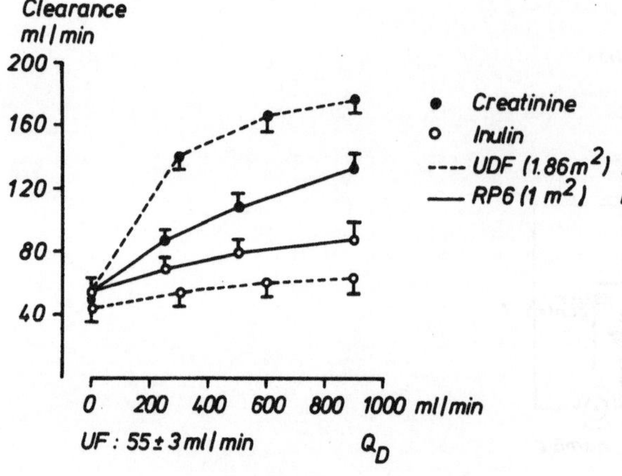

Abb. 3. Abhängigkeit der Kreatinin- und Inulinclearances von Dialysatfluß (Q_D) bei SHFHD unter Verwendung des Ultrafiltratdiffusers (UDF) oder der RP 6

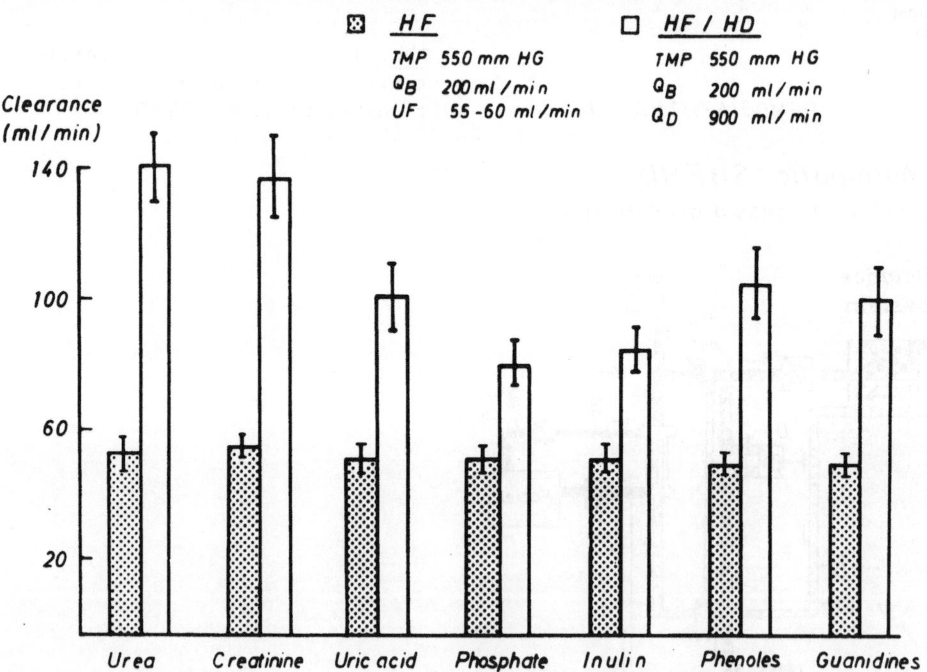

Abb. 4. Clearancewerte verschiedener kleinmolekularer Substanzen und von Inulin (MG 3200) während HF oder SHFHD (HF/HD) mit der RP 6

Tabelle 1 gibt die pro Minute und pro Behandlung eliminierten Substanzmengen bei Hämofiltration (RP 6), SHFHD (RP 6) und konventioneller Hämodialyse (TriEx 3) wieder. Es zeigt sich, daß bei vergleichbarem Blutfluß mit der SHFHD trotz Verkürzung der Behandlungszeit um 1 h die gleiche Menge an kleinmolekularen Substanzen eliminiert wird wie mit der Hämofiltration. Gleichzeitig liegt bei SHFHD die Elimination größerer Moleküle je nach Molekulargewicht um 30-50% höher als bei der Hämofiltration. Bezogen auf eine Behandlung ist die Elimination der klein-

Tabelle 1. Eliminierte Substanzmengen während HD (TriEx 3), SHFD (RP 6) und HF (RP 6)

	Duration of treatment (min)	Removal rates (mmoles/min)		potassium	UFR ml/min
		Urea	creatinine		
HF n = 6	243 ± 15	1.7 ± 0.22 413 *	0.06 ± 0.01 14.6 *	0.32 ± 0.1 77.8 *	80-90
HD n = 6	225 ± 20	2.3 ± 0.5 518 *	0.09 ± 0.01 20.3 *	1.25 ± 0.24 281 *	10-14
SHFHD n = 6	172 ± 18	2.5 ± 0.5 430 *	0.09 ± 0.01 15.5 *	1.25 ± 0.17 215 *	60-7o

* mmoles/treatment

Tabelle 2. Charakteristische Parameter von Dialysepatienten mit mindestens 6monatiger Behandlung mit HD (3 x 4 h/Woche, TriEx 3) oder SHFHD (3 x 2,5 - 3 h/Woche, RP 6), prädialytisch nach dem längsten Intervall zur letzten Behandlung

	longer than 6 months on	
	SHFHD n = 25	HD n = 27
Body weight (kg)	63.5 ± 10	66.6 ± 9.1
urea (mmoles/l)	33.0 ± 8.5	34.8 ± 5.2
creatinine (mmoles/l)	1.2 ± 0.3	1.3 ± 0.3
inorganic phosphate (mmoles/l)	2.6 ± 0.7	2.4 ± 0.8
hemoglobin (g/100 ml)	7.6 ± 1.0	7.5 ± 1.2
transfusions (n/total)	1/25	3/27

molekularen Substanzen bei der konventionellen Hämodialyse durch die längere Behandlungszeit und die größere Oberfläche des Dialysators besser als bei SHFHD; die wöchentliche Inulinclearance beträgt jedoch bei der konventionellen Hämodialyse nur 4-5 l, verglichen mit ca. 45-50 l/Woche mit SHFHD oder Hämofiltration.

Beim Vergleich der nach dem längsten Dialyseintervall gemessenen prädialytischen Laborwerte bei Patienten, die mindestens 6 Monate entweder mittels SHFHD oder konventioneller Hämodialyse (TriEx 3) behandelt worden waren, zeigten sich keine Unterschiede (Tabelle 2). Die klinischen Bedingungen der Patienten,

die längere Zeit (bis zu 4,5 Jahren) mittels SHFHD behandelt
worden waren, verschlechterten sich trotz der reduzierten Be-
handlungszeit/Woche nicht, insbesondere waren weder eine Zunahme des Transfusionsbedarfs noch eine Dosissteigerung anti-
hypertensiver Medikamente erforderlich. Klinisch ergaben sich
keine Hinweise für eine Polyneuropathie oder eine Zunahme der
urämiebedingten Osteopathie. Bei detaillierter neurophysiolo-
gischer Messung oder bei histologischer Untersuchung des Kno-
chenbiopsiematerials waren jedoch urämietypische Normabweichun-
gen nachweisbar. Zwar wird während einer SHFHD der Parathormonspiegel im Blut gesenkt, bei longitudinalen Studien war jedoch
im Vergleich zu einem dialysierten Patientenkollektiv keine Abnahme der PTH-Konzentration festzustellen (unveröffentlichte
Befunde).

Aus Tabelle 3 geht hervor, daß trotz der hohen Effektivität die
subjektive und objektive Verträglichkeit der SHFHD deutlich
besser war als bei konventioneller Hämodialyse. Die Verträglichkeit ist ohne weiteres mit der bei der Hämofiltration beobachteten vergleichbar. Bereits früher wurde gezeigt, daß die verbesserte Verträglichkeit der SHFHD gegenüber der konventionellen Hämodialyse begleitet wird von geringeren Schwankungen der
Serumosmolarität und des intraokularen Drucks, wobei letzteres
als Ausdruck eines fehlenden Dysäquilibriumsyndroms interpre-
tiert werden kann (7). Auch der mittlere arterielle Druck ist
bei SHFHD konstanter als bei konventioneller Hämodialyse (10).
Unterschiede bezüglich des Verhaltens des Säurebasenhaushalts
während der Behandlung bestanden jedoch zwischen beiden Verfahren nicht (7).

Über detaillierte hämodynamische Untersuchungen während SHFHD
im Vergleich zu Hämofiltration, zu Hämodialyse mit acetathalti-
gem oder mit bicarbonathaltigem Dialysat sowie mit erhöhter
Dialysatnatriumkonzentration wurde kürzlich von uns berichtet
(10). Die wichtigsten Ergebnisse sind in Abb. 5 wiedergegeben.

Untersucht wurden 6 Patienten der Intensivstation des Zentrums
für Innere Medizin der Universitätskliniken Gießen, die nach-
einander in verschiedener Reihenfolge die einzelnen Behandlungsverfahren durchliefen.

Aus Abb. 5 ist ersichtlich, daß während der Acetatdialyse der
periphere Widerstand (TPVR) absinkt; bei der Mehrzahl der Patienten tritt dabei eine Zunahme des Cardiac output (CO) ein,
bei einer Reihe von Patienten bleibt diese Reaktion aus, so
daß eine Abnahme des mittleren arteriellen Drucks resultiert.
Bei der SHFHD dagegen sowie deutlicher noch bei der Hämofiltration entwickelt sich eine Zunahme des TPVR, der Cardiac output
sinkt meist ab. Ersatz von Acetat durch Bicarbonat oder eine
Steigerung der Natriumkonzentration im Dialysat (154 mmol/l)
verbessert die hämodynamischen Parameter im Vergleich zur Acetatdialyse; beide Maßnahmen werden jedoch hinsichtlich des
Effektes auf die gemessenen Kreislaufparameter von Hämofiltration und SHFHD übertroffen.

Tabelle 3. Häufigkeit subjektiver Beschwerden und notwendiger therapeutischer Maßnahmen bei der Routineanwendung von HF, HD oder SHFHD

	HD n = 60	HF n = 60	SHFHD n = 60
Fluid removal (kg/h)	0.37 ± 0.19	0.63 ± 0.29	0.65 ± 0.25
Frequency of symptoms			
Disequilibrium syndrome	20	1	2
muscle cramps	14	1	1
hypotensive episodes	16	1	1
hypertensive episodes	6	-	-
Total	56	3	4
Frequency of therapeutic measures			
sodium infusion	14	1	-
analgetics	2	1	1
antiemetics	2	1	2
antihypotensive drugs	3	-	1
antihypertensive drugs	6	-	-
Total	27	3	4

Aus unserer über 4jährigen Erfahrung mit der SHFHD an 25 Patienten lassen sich folgende Schlüsse ziehen:

Die SHFHD ist bezüglich der Effektivität bei Berücksichtigung von klein- und mittelmolekularen Retentionsprodukten sowohl der konventionellen Hämodialyse als auch der Hämofiltration überlegen. Sie erlaubt deshalb kürzere Behandlungszeiten als Hämodialyse und Hämofiltration, besonders wenn man von gleichhohen Blutflüssen durch den Dialysator ausgeht.

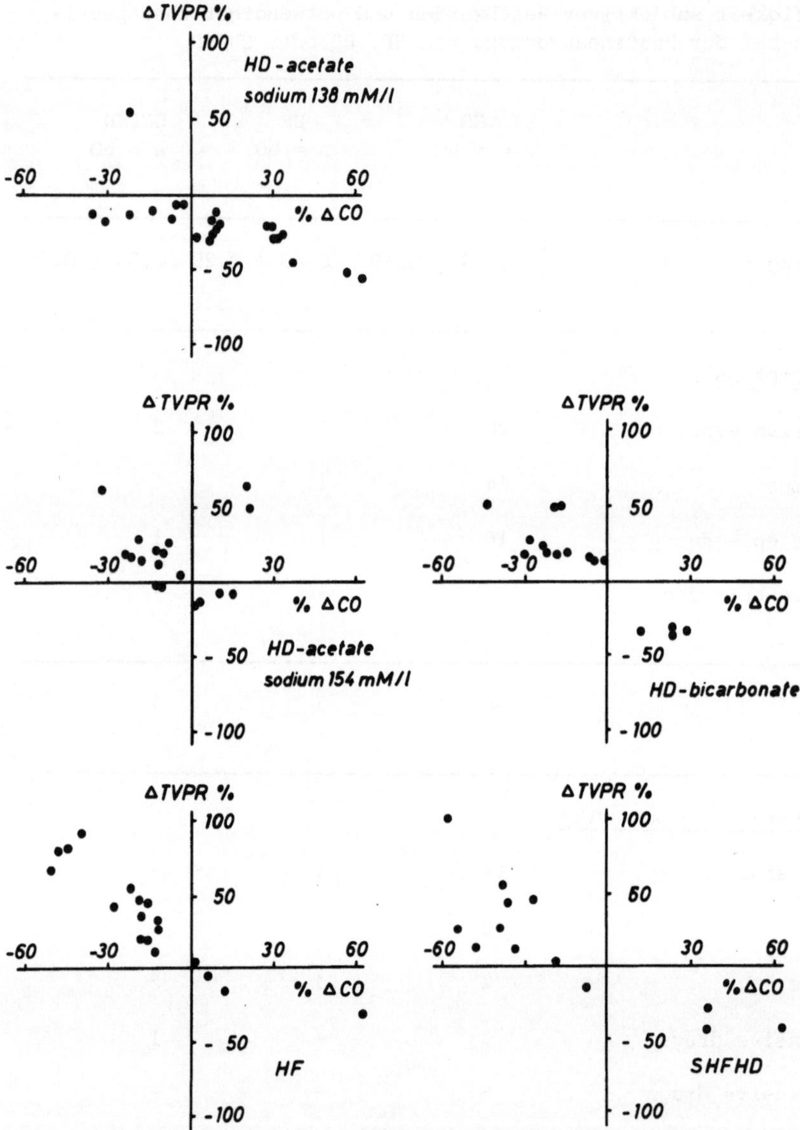

<u>Abb. 5.</u> Totaler peripherer Widerstand (<u>TVPR</u>) und Herzzeitvolumen (<u>CO</u>) bei den gleichen Patienten mit akutem Nierenversagen unter verschiedenen Dialyseverfahren

Hinsichtlich der subjektiven und objektiven Toleranz übertrifft
die SHFHD die konventionelle Hämodialyse eindeutig, insbesondere bei überwässerten Patienten. Auch gegenüber der Dialyse mit
bicarbonathaltigem Dialysat oder einer im Dialysat erhöhten
Natriumkonzentration ergeben sich Vorteile zugunsten der SHFHD,
da lästige Begleiterscheinungen (Durst, interdialytische Ge-
wichtsschwankungen) fehlen oder der apparative Aufwand geringer
ist. Zur Hämofiltration bestehen nach unseren Erfahrungen hinsichtlich der Toleranz des Behandlungsverfahrens keine Unterschiede.

Nach unserer Meinung kann deshalb die SHFHD bei allen Patienten zur Reduktion der Behandlungszeiten angewandt werden. Sie
ist jedoch unbedingt indiziert bei allen Patienten, welche die
konventionelle Hämodialyse schlecht vertragen, sowie bei allen
Hämofiltrationspatienten, deren Shunt- oder Kreislaufverhältnisse keine adäquaten Blutflüsse durch das Hämofilter (kleiner
250 ml/min) erlauben und die deshalb wegen der langen Behandlungszeit im Grunde genommen für die Hämofiltration ungeeignet
sind.

Bezüglich der künftigen Entwicklung weist die SHFHD darüber
hinaus günstige Perspektiven auf, da Modifikationen denkbar
sind, bei denen auf eine exogene Substitutionslösung verzich-
tet werden kann, weil sich folgende Systeme alternativ anbieten:

1. Regeneration und Reinfusion von Dialysat und Filtrat unter
   Belassung von Harnstoff, da dieser durch Dialyse eliminiert
   werden kann. Dies bietet sich vor allem an, wenn bicarbonat-
   haltige Dialysate routinemäßig eingesetzt werden können.
2. Nach Entwicklung einer kompletten Regenerationsmöglichkeit
   könnte das Ultrafiltrat wieder den Dialysator durchströmen
   und als Dialysat einen diffusiven Massentransport ermöglichen.

Literatur

1. Beckmann H, Ossenkopp C, Quellhorst E (1977) Changes in peripheral
   nerve function with longterm hemofiltration treatment. J Dial 1:585
2. Henderson LW (1980) Hemofiltration for the treatment of hypertensions
   associated with end-stage renal failure. Artif Organs 4:103
3. Hampl H, Paeprer H, Unger V, Kessel M (1978) Vergleichende hämodynamische Studien bei konventioneller Hämodialyse zur Hämodialyse mit voran-
   gehender Ultrafiltration und Hämofiltration. Nieren Hochdruckkr 7:29
4. Henderson LW, Livotti LG, Ford CA, Kelly AB, Lysaght MA (1973) Clinical
   experience with intermittent hemofiltration. Trans Am Soc Artif Intern
   Organs 19:119
5. Leber HW, Wizemann V, Goubeaud G, Rawer P (1977) Elimination nieder-
   und mittelmolekularer Substanzen bei Hämofiltration, Diafiltration,
   Hämodialyse und Hämoperfusion. In: v. Dittrich P (Hrsg) Aktuelle Probleme der Dialyseverfahren und der Niereninsuffizienz. Bindernagel
   Friedberg 152-159

6. Leber HW, Wizemann V, Goubeaud G, Rawer P, Schütterle G (1978) Simultaneous hemofiltration/hemodialysis: an effective alternative to hemofiltration and conventional hemodialysis in the treatment of uremic patients. Clin Nephrol 9:115
7. Leber HW, Wizemann V, Techert F (1980) Simultaneous hemofiltration/hemodialysis (HF/HD) : short- and long-term tolerance. Introduction of a system for automatic fluid replacement. Artif Organs 4:108
8. Quellhorst E, Rieger J, Doht B et al. (1977) Treatment of chronic uremia by an ultrafiltration kidney: first clinical results. Proc Eur Dial Transplant Assoc 13:314
9. Scheler F, Henning HW (Hrsg) (1977) Hämofiltration. Dustri, München
10. Wizemann V, Sychla M, Leber HW (1980) Simultaneous hemofiltration/hemodialysis versus hemofiltration and hemodialysis: hemodynamic parameters Proc ESAO 7:143

Diskussion

Lange: Herr Baldamus zeigte, daß die Häufigkeit von arterieller Hypotension unter sogar stärkerem Wasserentzug bei Hämofiltration kleiner war als bei der Hämodialyse. Wie häufig kommt es unter der Hämofiltration und der Hämodiafiltration bei diesem Wasserentzug zu einer Verschlimmerung des Hochdrucks? Wie wirkt sich die Zunahme des peripheren Widerstandes, die Herr Leber ja gemessen hat, auf den Blutdruck aus?

Leber: Während Hämodiafiltration und Hämofiltration haben wir ganz im Gegensatz zur konventionellen Hämodialyse keine Hochdruckkrisen beobachtet. Im übrigen lassen sich im Hämodiafiltrationskollektiv alle Patienten problemlos mit kleinen Dosen an ß-Blockern und/oder Clonidin bzw. Dihydralazin einstellen.

Stiller: Der Osmolaritätsabfall bei der Hämodialyse war größer als bei der Hämodiafiltration. Der Osmolaritätsabfall hängt aber nicht vom Verfahren, sondern von der Salz-, Wasser- und Harnstoffausscheidung ab. Bedeutet die geringere Osmolaritätsabnahme bei der Hämodiafiltration, daß Patienten an der Hämodiafiltration mehr getrunken, d.h., daß eine größere Gewichtszunahme im interdialytischen Intervall vorhanden war?

Leber: Nein. Patienten an der Hämodiafiltration wurde Zucker zugeführt, um den Osmolaritätsabfall zu vermindern.

CAPD: Indikationen und Ergebnisse

C. Fuchs

<u>Einführung</u>

Zweifellos handelt es sich bei der 1976 von Popovitch (12) beschriebenen kontinuierlichen ambulanten Peritonealdialyse um eine bemerkenswerte Variante der seit nahezu 2 Jahrzehnten praktizierten intermittierenden Peritonealdialyse. Bemerkenswert erscheint die CAPD vor allem deshalb, weil es sich um das erste Verfahren zur Urämiebehandlung handelt, das kontinuierlich arbeitet und bei dem die Idee der tragbaren Niere verwirklicht ist. Es wurde hinreichend publiziert, daß die CAPD Clearanceleistungen erzielt, die im kleinmolekularen Bereich über denen der Hämofiltration liegen und im Mittelmolekularbereich die der Hämodialyse übertreffen (7).

In der kurzen Entwicklung der CAPD hat dieses Verfahren sicherlich eine erste Phase überwunden, in der gezeigt werden konnte, daß die Patienten nicht nur mit laborchemisch akzeptablen Werten überleben, sondern auch ein in der Urämiebehandlung selten erreichtes Maß an Rehabilitation genießen. So ist es nicht verwunderlich, daß die CAPD in verschiedenen Ländern sich anschickt, innerhalb der Urämiebehandlung einen festen Stellenwert zu erreichen (3-5, 7-11).

Auf der anderen Seite ist nicht zu leugnen, daß viele Zentren der CAPD mit Skepsis und Ablehnung gegenüber stehen, am ehesten begründet aus durchaus verständlichen Momenten der Unsicherheit und Unerfahrenheit heraus, die dieses neue Behandlungsverfahren beinhaltet.

So erscheint es äußerst dringlich, die Frage nach der Indikation zur CAPD und nach den Erfahrungen zu stellen, wobei mit Letzterem die Schwachstellen des Verfahrens angesprochen werden sollen.

<u>Indikationen und Patientenauswahl</u>

Zu diesen Schwachstellen gehört an ganz hervorragender Stelle das Risiko der Peritonitis. Es muß dabei in aller Deutlichkeit gesagt werden, daß die Antwort auf die Frage nach den <u>Indikationen</u> und damit nach der <u>Patientenauswahl</u> im weitesten Sinne auch eine Antwort auf die Frage der Peritonitisprophylaxe gibt.

Welche Patienten für die CAPD geeignet sind, wird sicherlich kontrovers beurteilt werden. Einigkeit mag allenfalls darin bestehen, daß bei den Patienten zu Hause gewisse räumliche Voraussetzungen gegeben sein müssen, insbesondere für die Lagerung der Beutel. Eine weitere wünschenswerte räumliche Voraussetzung wäre ein kleines Zimmer, das ausschließlich für dieses Behandlungsverfahren reserviert bleibt; gehört ein Waschbecken dazu, so kann man dies schon als Optimalausstattung bezeichnen. Alle Patienten sollten einen Telefonanschluß haben. Weitere Umbaumaßnahmen wie bei der Heimhämodialyse sind für die CAPD nicht erforderlich.

Welches sind nun die Voraussetzungen, die der Patient selber mitbringen muß, um mit der CAPD behandelt werden zu können? Zur Beantwortung dieser Frage erscheint es sinnvoll zu unterscheiden zwischen den Voraussetzungen, die mehr somatisch vorgegeben sind, und solchen Voraussetzungen, die eher in der Persönlichkeitsstruktur des Patienten und in seiner sozialen Umgebung begründet sind.

Die Indikation und Kontraindikation der CAPD-Behandlung können schwer schematisch aufgelistet werden und müssen im Einzelfall kritisch abgewogen werden, gerade im Hinblick auf die therapeutischen Alternativen des jeweiligen Patienten.

Zu den Kontraindikationen der CAPD gehören chronische Infekte besonders dann, wenn mit einer schwierigen Resistenzlage der Mikroorganismen zu rechnen ist, wie z.B. bei Ureterfisteln. Zu nennen sind weiterhin Anus praeter naturalis, Infektionen des Bauchraums wie Divertikulitis, Ileitis oder Kolitis, Verletzungen des Bauchraums und intraabdominelle Verwachsungen. Des weiteren dürfen keine abdominellen Hernien vorliegen. Zu den weniger strengen Kontraindikationen gehören Zystennieren, Lungenemphysem und Leberzirrhose. Hier wird man sich vom Ausmaß der Erkrankung leiten lassen.

Bei jedem Patienten ist zu prüfen, inwieweit er auf Grund seiner körperlichen Verfassung in der Lage ist, die CAPD durchzuführen. Als Beispiel seien Visuseinschränkung, Arthralgien oder Zerebralsklerose genannt. Zu respektieren hat man psychische Barrieren, die sich bei dem Patienten unter Umständen gegen CAPD aufbauen. So stößt die Notwendigkeit des 4maligen Beutelwechsels am Tag auf Ablehnung, weil der Patient sich jedes mal an seine Erkrankung erinnert fühlt. Gerade bei jüngeren Patienten wird der aus der Bauchhaut kommende Katheter manchmal aus kosmetischen Gründen als störend empfunden.

Die Indikationen zur CAPD leiten sich im wesentlichen aus den genannten Vorteilen her, die dieses Verfahren bietet. Man wird die CAPD vor allem anbieten wollen, wenn die Heimbehandlung in Frage kommt, aber keine Partner zur Verfügung stehen. Indiziert ist sie auch sicherlich, wenn keine Gefäßzugänge für die extrakorporale Zirkulation vorhanden sind oder wenn bedrohliche Neigungen zur Hyperkaliämie oder Überwässerung bestehen. Schließlich wird man immer dann die CAPD anbieten müssen, wenn eine extrakorporale Zirkulation kontraindiziert ist, sei es wegen der damit verbundenen Heparingabe, sei es wegen einer ausgeprägten Kreislauflabilität.

Die Entscheidung für die CAPD kann aber auch getragen sein auf
Grund der psychischen oder sozialen Momente, in denen der Patient steht. So erlebt man nicht selten bei Patienten, die langjährige Heimhämodialyse betrieben haben, eine tief verwurzelte
Abneigung gegen die Abhängigkeit von einer Maschine. Andere Patienten benötigen auf Grund ihres Berufs ein besonders hohes
Maß an zeitlicher Unabhängigkeit, Flexibilität und Mobilität.
Auch für sie ist die CAPD eher geeignet. Zu berücksichtigen
wäre auch die Situation von Müttern mit kleinen Kindern, die
bei der Versorgung ihrer Familie eher die Zeit für den Beutelwechsel als für eine mehrstündige, nicht zu unterbrechende Hämodialyse erübrigen können.

Darüberhinaus mehren sich die Berichte, wonach die CAPD als
Verfahren der Wahl anzusehen ist bei niereninsuffizienten Kindern und bei insulinpflichtigen Diabetikern.

Mit diesen Ausführungen über Indikation und Kontraindikation
ist die Frage, welche Patienten denn nun konkret in das CAPD-
Programm aufgenommen werden, jedoch nur partiell beantwortet.
Es gibt hierzu 4 verschiedene Verhaltensmuster, die alle in
verschiedenen europäischen Zentren gehandhabt werden oder gehandhabt wurden.

Die erste Variante sieht vor, daß CAPD aus Notwendigkeit heraus
betrieben wird. Dies kann einmal durch Kapazitätsprobleme im
Zentrum begründet sein. Vordergründig schafft die CAPD Platz,
da sie ein größeres Patientenkollektiv nach kurzem Training
für die Heimbehandlung erschließt. Diese Einstellung ist jedoch
nur dann vertretbar, wenn die Infrastruktur der jeweiligen
Heimdialyse auf die CAPD vorbereitet ist. Dies umfaßt nicht nur
die vorher genannten organisatorischen Maßnahmen, sondern auch
die Erfahrung mit intermittierender Peritonealdialyse. Vorsicht
ist auch geboten in den Fällen, in denen die CAPD aus Notwendigkeit betrieben wird, quasi als ultima ratio. Die Besinnung auf
dieses neue Behandlungsverfahren erst in den Situationen, in
denen die anderen Dialyseverfahren nicht mehr in Frage kommen,
schafft naturgemäß eine negative Patientenauswahl, die sich vor
allem dann folgenschwer bemerkbar macht, wenn in einem Zentrum
noch keine Erfahrungen mit der CAPD gesammelt werden konnten.

Diesem Verhaltensmuster der CAPD aus Notwendigkeit heraus,
steht ein anderes Extrem gegenüber, nämlich die CAPD zu verstehen als Behandlungsverfahren der Wahl. Auch dieser Einstellung
vermögen wir nicht zu folgen. Ist doch die CAPD noch ein zu
neues Verfahren, das sich hinsichtlich möglicher biochemischer
Probleme in der langfristigen wissenschaftlichen Erprobung befindet.

Eine weitere Variante, CAPD-Patienten zu gewinnen, besteht darin, daß man sie aus einem vorhandenen Kollektiv von IPD-Patien-
ten rekrutiert. Dies ist sicherlich gut praktikabel. Man nimmt
dabei jedoch eine negative Patientenauswahl in Kauf und verbaut
sich die Möglichkeit, den Stellenwert der CAPD neben den anderen Behandlungsverfahren zu eruieren.

In Göttingen hat sich schließlich eine vierte Variante als
brauchbar erwiesen: Niereninsuffiziente Patienten, deren Dialysepflichtigkeit absehbar ist, erhalten im Idealfall im Rahmen
der Nierenambulanz eine konventionelle Betreuung einschließlich
einer Cimino-Fistel. Dabei wird geprüft, inwieweit einzelne Behandlungsverfahren für den jeweiligen Patienten kontraindiziert
sind oder weniger in Frage kommen. Bestehen danach keine ärztlichen Bedenken gegen die CAPD, wird dem Patienten dieses Verfahren gleichberechtigt neben den anderen Behandlungsverfahren
angeboten. Der Patient erhält mit seinen Angehörigen ausreichend Zeit, sich bei Pflegepersonal und Ärzten über dieses Behandlungsverfahren zu informieren. Der Patient besucht auch
die einzelnen Dialysestationen und bekommt Gelegenheit, sich
mit anderen Patienten zu unterhalten. Insgesamt zielt diese
Entscheidungsfindung auf ein Höchstmaß an Eigenmotivation der
Patienten ab. Erst wenn auf Grund dieser Information vom Patienten der Wunsch geäußert wird, die CAPD durchführen zu wollen,
beginnt die eigentliche Vorbereitung. Die Eigenmotivation des
Patienten ist unseres Erachtens die wichtigste Indikation zur
CAPD-Behandlung.

Peritonitisproblematik

Unsere Erfahrungen im Bemühen, das Problem der Peritonitis ein-
zuengen, gehen dahin, daß im jeweiligen Zentrum essentielle organisatorische Voraussetzungen geschaffen sein müssen, bevor
der erste CAPD-Patient in ein Training aufgenommen werden kann
(Tabelle 1).

Man kann nicht genug betonen, daß ausreichende Erfahrungen mit
der intermittierenden Peritonealdialyse vorhanden sein müssen.
Solange die Peritonitis ein nennenswertes Risiko bleibt, wird
man immer wieder vor die Notwendigkeit gestellt werden, diese
Patienten an der Maschine zu behandeln. Gerade in dieser Situation sind die Patienten aber auf erfahrenes Personal angewiesen,
das nicht schon an apparativen oder technischen Problemen schei-
tert. Würde man diesen Punkt vernachlässigen, könnte ein CAPD-
Programm in einem organisatorischen Desaster münden.

Zu den räumlichen Voraussetzungen, die geschaffen werden müssen,
wenn man mit der CAPD beginnen will, gehört unseres Erachtens
ein IPD-Platz für 6 CAPD-Patienten. Dieser Platz soll nicht nur
für "Back-up"Situationen bereit stehen, sondern auch für die
Phase, in der die Patienten nach Katheterimplantation in der
Maschine in das eigentliche CAPD-Training übergeführt werden.
Wichtig erscheint uns auch, daß sich dieser Platz außerhalb der
Intensivpflege befindet.

Der separate CAPD-Behandlungsraum ist eine weitere Grundvoraus-
setzung im Aufbau eines Programms. Dieser Raum sollte möglichst
der Heimdialyse des Zentrums räumlich und organisatorisch zugeordnet sein. Größe und Ausstattung des Raums können dabei be-
scheiden bleiben. Wichtig wäre ebenfalls ein Waschbecken und
die Möglichkeit, diesen Raum häufig desinfizieren zu können.

Tabelle 1. Organisatorische Voraussetzungen für CAPD-Behandlung

IPD - Erfahrung

Räumlich
- 1 IPD-Platz für 6 CAPD-Patienten
- CAPD-Behandlungsraum
- Unterrichtsraum

Personell
- 2-3 Pflegekräfte
- 2-3 Ärzte

Anschluß an eine Heimdialyseorganisation

Tabelle 2. Untersuchungsgang bei Verdacht auf Peritonitis

- Patient
    Temperatur
    Abdomen
    Katheteraustrittstelle

- Dialysat
    Trübung
    Gram-Färbung
    Leukozytenzahl und -differenzierung
    Eiweiß
    Kultur

- Blut
    Leukozyten mit Differentialblutbild
    ggf. Kultur

Im Göttinger Zentrum hat es sich bewährt, daß wir für die Schulung der Patienten noch einen weiteren Unterrichtsraum zur Verfügung haben. In diesem Raum befinden sich konventionelle und moderne Unterrichtshilfsmittel, wie Tafel, Leinwand, Tondiaprojektor und eine Videokassettenanlage. Dort können die Patienten zusätzlich am Phantom die Handgriffe der CAPD üben. Der Unterrichtsraum wird auch genutzt von neuen Patienten und deren Angehörigen, sowie von Besuchern, die sich über das neue Behandlungsverfahren informieren wollen. Patienten, die sich im eigentlichen Training befinden, bleiben dann im CAPD-Behandlungsraum ungestört, was nicht zuletzt auch ein Beitrag zur Peritonitisprophylaxe ist.

Personell sollte die CAPD ausgestattet sein mit mindestens 2-3 Pflegern und 2-3 Ärzten. Dieser Personenkreis, der natürlich auch die Heimdialyse mitbetreuen kann, sollte sich in den organisatorischen und technischen Details einschließlich der Komplikationen der CAPD besonders gut auskennen.

Trotz dieser Bemühungen um Peritonitisprophylaxe sind die Ergebnisse in unserem Zentrum unbefriedigend. Seit Oktober 1978 wurden bei 20 Patienten über 252 Patientenmonate insgesamt 28 Peritonitiden beobachtet.

Das entspricht einer Häufigkeit von 1 Peritonitis pro 9 Patientenmonate.

In diesem Zusammenhang fiel uns beim Vergleich zu anderen Zentren auf, daß der Begriff der Peritonitis unterschiedlich definiert wird. Es erscheint nicht statthaft, nur dann von Peritonitis zu sprechen, wenn ein Keimnachweis gelingt. Im Göttinger Zentrum wurden auch dann Peritonitiden gezählt, wenn nur eines der folgenden Kriterien zutraf:

1. Nachweis von Mikroorganismen
   (Gramfärbung und/oder Kultur)
2. Trübes Dialysat mit Anstieg bzw. Veränderung der Leukozyten
3. Klinische Zeichen der Peritonitis

Wir stehen damit auch im Widerspruch zu der Arbeitsgruppe von Vas et al. (13,16), die erst dann von Peritonitis spricht, wenn mindestens 2 der genannten Kriterien erfüllt sind.

Das Procedere beim Verdacht auf Peritonitis haben wir versucht zu vereinheitlichen. Zu den Peritonitishinweisen, die die Patienten meist telefonisch melden, gehören Dialysattrübung, Bauchschmerzen, Temperaturerhöhung sowie weitere anamnestische Daten, zu denen defekte Hilfsmittel oder unsteriles Arbeiten gehören. Ist der Verdacht auf Peritonitis begründet, werden möglichst im Zentrum die in Tabelle 2 genannten Untersuchungen durchgeführt. Sie umfassen die klinischen und laborchemischen Untersuchungen des Patienten sowie Untersuchungen im Dialysat.

Auf Grund der Untersuchungsresultate ergibt sich die Möglichkeit der Peritonitiseinteilung nach Schweregraden (Tabelle 3).

Die Schweregrade I und II umfassen Dialysattrübung mit oder
ohne Keimnachweis sowie leichter klinischer Symptomatik. Vom
Schweregrad III sprechen wir, wenn das Dialysat eitrig ist
oder schwere klinische Symptome vorliegen. Schweregrad IV ist
verbunden mit klinischen Zeichen der Sepsis.

Eine solche Unterteilung erscheint sinnvoll, da sich unseres
Erachtens daraus grobe Richtlinien im Hinblick auf die therapeutischen Konsequenzen ergeben. Während die Schweregrade I
und II gut mittels CAPD weiterbehandelt werden können, sollte
bei den Schweregraden III und besonders bei IV die Behandlung
mit kontinuierlicher Lavage, d.h. an der Maschine, vorgezogen
werden.

Wir bevorzugen seit Anfang 1980 die Peritonitisbehandlung
mittels CAPD mit gutem Erfolg. Sie hat den Vorteil, daß sie
kostengünstiger ist und die Patienten die Therapie zu Hause
fortführen können. Bestätigt wird diese Haltung durch neuere
Untersuchungen von Vas et al. (13), die haben zeigen können,
daß unter den Bedingungen der kontinuierlichen Lavage die Phagozytose und die humorale Abwehrbereitschaft des Peritoneal-
raums durch die ständige Spülung gestört ist.

Bei CAPD-Behandlungen hingegen sind diese Abwehrmechanismen
wesentlich besser ausgeprägt. Die Peritonitistherapie unter
CAPD-Bedingungen konnte bei ca. 90% unserer Patienten dabei
erfolgreich durchgeführt werden. Unzureichend war sie vor allem
dann, wenn Katheterprobleme auftraten oder wenn - wie in 2
Fällen - als Erreger Pilze festgestellt wurden.

Es hat sich bewährt, den Therapieplan bei Peritonitis zu schema-
tisieren (Tabelle 4). Bei kontinuierlicher Lavage bevorzugen
wir ein Füllvolumen von 1 l ohne Verweilzeit; in jedem Fall muß
dem Dialysat Heparin zugegeben werden. Bei grampositiven Keimen
bevorzugen wir Zephalosporine, bei gramnegativen Aminoglykoside.
Die Peritonitistherapie unter CAPD-Bedingungen beinhaltet 3
schnelle Beutelwechsel, bei denen schon Heparin zugegeben wird.
Dadurch wird ein gewisser Verdünnungseffekt erzielt. Die weiteren Wechsel sollten dann alle 6 h durchgeführt werden, wobei
auch wieder Heparin erforderlich ist sowie initial eine Amino-
glykosidapplikation von 1,5 mg/kg und/oder Zephalosporine sowie
ab dem 2. Wechsel 15 mg Aminoglykosid/Beutel. Je nach Ergebnis
der mikrobiologischen Untersuchungen werden dann im weiteren
Behandlungsverlauf die Antibiotikagaben angepaßt.

Biochemische Veränderungen

Neben dem Problemkreis der Peritonitis haben wir uns in Göttingen eingehend mit der Frage möglicher biochemischer Veränderungen durch die CAPD-Behandlung befaßt. Eine Zwischenbilanz nach
2 Jahren wurde auf dem Nephrologen-Kongreß in Würzburg vorge-
tragen (2). Unser Hauptaugenmerk galt dabei den Fragen der
Glukosebelastung, die täglich in Größenordnungen von 100-150 g

<u>Tabelle 3.</u> Einteilung der Peritonitiden nach Schweregraden

Schweregrad	Klinische Zeichen
I	Dialysattrübung ohne Keimnachweis
II	Dialysattrübung mit Keimnachweis und/oder leichter klinischer Symptomatik
III	Eitriges Dialysat und/oder schwere klinische Symptomatik
IV	Zeichen der Sepsis
	Therapie
I+II	Ambulante Behandlung möglich
III+IV	Stationäre Behandlung an der Maschine

<u>Tabelle 4.</u> Therapieschema bei Peritonitis

<u>Lavage-Bedingungen:</u>
- Füllvolumen   : 1 l
- Verweilzeit   : keine
- Heparin   : 750 IE/l
- Zephalosporin : 100 mg/l
- Aminoglycoside: 10 mg/l

<u>CAPD-Bedingungen:</u>
- 3 schnelle Beutelwechsel nur mit Heparin
- Weitere Wechsel alle 6 h

```
   1. Wechsel: Aminoglycoside 1,5 mg/kg KG
              + Zephalosporin 1000 mg/Beutel
              + Heparin        1000 IE/Beutel
Ab 2. Wechsel: Aminoglycoside 15 mg/Beutel
              + Zephalosporin 1000 mg/Beutel
              + Heparin        1000 IE/Beutel
```

Modifikationen je nach Ergebnis der mikrobiologischen Untersuchung

vorliegt. Diese Glukosebelastung hat zumindest akut keinen
nennenswerten Einfluß auf die Ausschüttung der glukoregulato-
rischen Hormone Insulin, Glukagon und GIP. Auch wurde unsere
anfänglich geäußerte Befürchtung, daß unter CAPD-Bedingungen
eine Erschöpfung der Betazellen des Pankreas auftritt, bisher
nicht bestätigt (1).

Mittlerweile konnten weitere Befunde zur Frage des Verhaltens
der Lipoproteine erhoben werden. Bei Nierengesunden haben epidemiologische Studien gezeigt, daß bestimmte Lipoproteinmuster
tatsächlich mit einem erhöhten Risiko der koronaren Herzkrankheit verbunden sind (14). Wir müssen uns also fragen, inwieweit
wir solche Risikoprofile auch bei CAPD-Patienten finden. Von
speziellem Interesse sind dabei einerseits die "Low-density"
Lipoproteine, deren Anstieg mit einem erhöhten Koronarrisiko
verbunden ist, und auf der anderen Seite die "High-density"
Lipoproteine, denen eher eine protektive Wirkung zugesprochen
wird.

Völlig abweichend von nierengesunden Erwachsenen zeigen die LDL
bei den CAPD-Patienten enorme Schwankungen, die eine Interpretation der Daten erschweren (Abb. 1). Es ist nun interessant
zu wissen, daß die Patienten, die körperlich aktiv sind und/
oder sich diätetisch leichter führen lassen, auch niedrige LDL-
Werte haben.

Auch bei den HDL finden abweichen vom Nierengesunden extreme
Schwankungen der individuallen Verläufe statt, wobei man es
sich kaum vorstellen kann, daß dies allein eine Folge der CAPD-
Behandlung sein soll (Abb. 2).

Eine neue Arbeit von Wieland (15) aus unserer Klinik hat zeigen
können, daß bei 80 % von koronarangiographierten Patienten dann
eine koronare Herzkrankheit vorliegt, wenn 2 der 3 folgenden
Parameter zutreffen:

1. Serumcholesterin über 230 mg%
2. Betacholesterin über 160 mg% und/oder
3. ein Beta-/Alphaquotient von über 1,6.

Legt man diese Kriterien bei diesen 5 CAPD-Patienten an, dann
waren bei CAPD-Beginn 4 Patienten mit diesem Risiko schon belastet, während ein weiterer im Laufe der Behandlung in diese
Kategorie wechselte. Auffallend war dabei, daß dieser Patient
während seiner CAPD-Behandlung auch eine Gewichtszunahme zeigte.

Ausgehend von der Überlegung, daß die CAPD-bedingte Glukosebelastung diätetisch kompensierbar sein muß, sind wir nun in den
letzten Monaten dazu übergegangen, unsere Patienten einer sub-
tilen Diätberatung zuzuführen. Neben der eiweißreichen Kost
empfehlen wir praktisch eine Diabetikerdiät in dem Sinne, daß
die leicht resorbierbaren Kohlenhydrate vermieden werden. Die
neuesten Ergebnisse der Lipidelektrophoresekontrolle unter
dieser Diät bestätigten uns in diesem Bemühen. Die Lipoproteinmuster zeigen nicht mehr die extremen Abweichungen von der Norm.
Unsere Erfahrungen hinsichtlich möglicher biochemischer Veränderungen gehen dahin, daß

LDL-CHOLESTERIN-VERLÄUFE

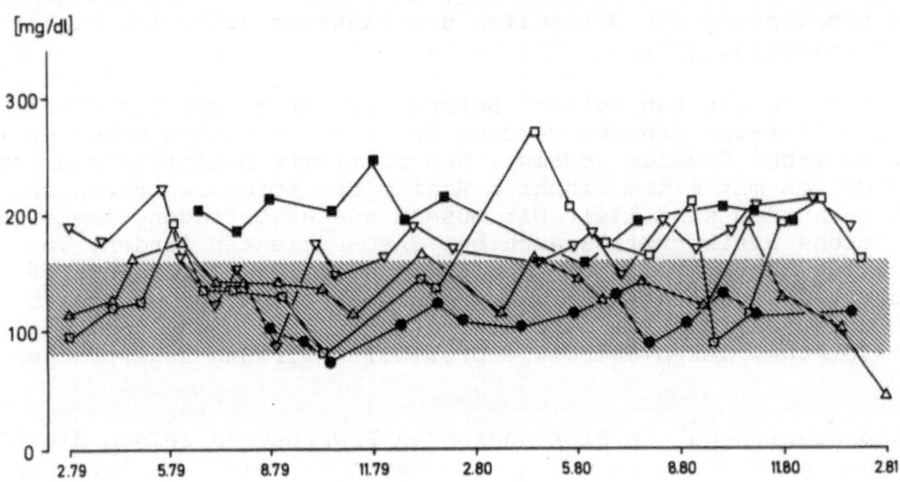

Abb. 1. LDL-Werte von 5 Patienten unter CAPD-Behandlung (● Patient, der Fußballtrainer einer Jugendmannschaft ist)

HDL-CHOLESTERIN-VERLÄUFE

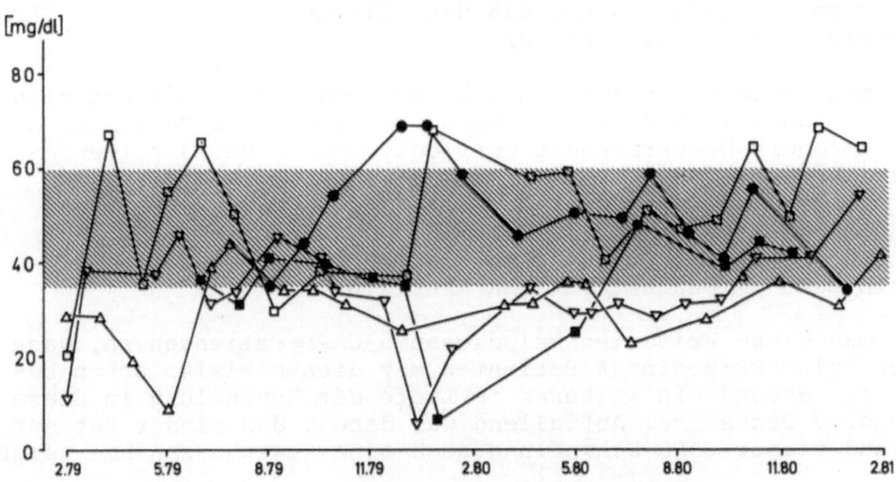

Abb. 2. HDL-Werte von 5 Patienten unter CAPD-Behandlung

1. wir für CAPD-Patienten eine subtile diätetische Führung für
   erforderlich halten, die die peritoneale Glukosebelastung
   zu kompensieren versucht,
2. unsere bisherigen Untersuchungen nicht erkennen lassen, daß
   vom biochemischen Standpunkt her in Form der CAPD eine besonders günstige Art der Urämiebehandlung gefunden wurde.
   Die feststellbaren Befunde sind ähnlichen Variationen unterworfen wie bei anderen Verfahren auch und dürften ihre Ursache zumindest partiell in Stoffwechselentgleisungen vor
   Behandlungsbeginn haben.
3. wir auf der anderen Seite zum jetzigen Zeitpunkt aber auch
   noch keine gravierenden biochemischen Veränderungen erkennen können, die in der CAPD begründet sind und die uns Anlaß geben, dieses Verfahren in Frage zu stellen.

Schlußbemerkungen

Was den Stellenwert der CAPD gegenüber den anderen Behandlungsverfahren anbelangt, so sind wir nach wie vor der Meinung, daß
die CAPD zu jung ist, um darüber urteilen zu können.

Für bestimmte Patienten kann die CAPD ein Verfahren sein, das
ein besonders hohes Maß an Unabhängigkeit und Freiheit gewährleistet. Doch hängt dieser Vorteil von der Persönlichkeitsstruktur der Patienten ab. Dies mag aufgehoben werden durch das noch
bemerkenswerte Risiko der Peritonitis, das im Zentrum einen erheblichen Einsatz auf organisatorischer, pflegerischer und ärztlicher Ebene erfordert. Langfristig ungeklärt ist nach wie vor
die Belastbarkeit des Peritoneums, auch wenn die Arbeitsgruppe
von Farell aus Australien diesbezüglich ermutigende Ergebnisse
vorgelegt hat.

Zum jetzigen Zeitpunkt sollte die CAPD weiterhin mit großer
Vorsicht nur ausgewählten Patienten angeboten werden und dies
auch nur unter dem Vorbehalt, daß sie sich als ein Verfahren
entpuppen kann, das nur vorübergehend zu Urämiebehandlung geeignet ist.

Literatur

1. Armstrong VW, Buschmann U, Ebert R, Fuchs C, Rieger J, Scheler F (1980)
   Biochemical investigations of CAPD: plasma levels of trace elements and
   amino acids, and impaired glucose tolerance during the course of treatment. J Artif Organs 3:237-241
2. Armstrong VW, Fuchs C, Scheler F (1980) Biochemical studies on patients
   undergoing continuous ambulatory peritoneal dialysis. Klin Wochenschr
   58:1065-1070
3. Bammatter F, Keusch G, Schiffl H, Koller M, Binswanger U (1980) Kontinuierliche ambulante Peritonealdialyse. Schweiz Med Wochenschr
   110:689-697
4. Colombi A, Rosenthal ChL (1980) Kontinuierliche ambulante Peritonealdialyse (CAPD) - Eine neue Dialysemethode. Aktuel Urol 11:97-102

5. Dorn D (1979) Verlaufsbeobachtungen bei Dauer-Peritonealdialyse. Nieren
   Hochdruckkr 5:188-192
6. Ebert R, Fuchs C, Creutzfeldt W (1979) Sekretionsverhalten des Insulins
   und "gastric inhibitory polypeptide" bei niereninsuffizienten Patienten
   unter Dauer-Peritonealdialysebehandlung (CAPD). Nieren Hochdruckkr
   5:208-212
7. Fuchs C, Dorn D, Gröne HJ, Scheler F (1980) Erste Beobachtungen mit
   kontinuierlicher ambulanter Peritonealdialyse (CAPD). Dtsch Med Wochenschr 105:291-296
8. Gahl GM, Becker H, Schurig R, Pustelnik A, v Baeyer H, Kessel M (1979)
   Kontinuierliche ambulante Peritonealdialyse (CAPD). Schweiz med Wochenschr 109:1990-1995
9. Legrain M (ed) (1980) Continuous ambulatory dialysis. Excerpta Medica
   Amsterdam Oxford Princeton
10. Nolph KD, Twardowski ZJ, Popovich RP, Rubin J (1979) Equilibration of
    peritoneal dialysis solutions during long-dwell exchanges. J Lab Clin
    Med 93:246-256
11. Oreopoulos DG, Clayton S, Dombros N, Zellermann G, Katirtzoglou A (1979)
    Nineteen-month experience with continuous ambulatory peritoneal dialysis
    (CAPD). Proc EDTA 16:178-183
12. Popovich RP, Moncrief JW, Dechard JF, Bomar JB, Pyle WK (1976) The
    definition of a novel portable/wearable equilibrium peritoneal dialysis
    technique. (Abstr) Am Soc Artif Intern Organs 5:64
13. Vas SJ, Duwe A, Weatherhead J (in press) Natural defense mechanism of
    the peritoneum: studies on the effect of peritoneal dialysis fluid
    (Dianeal) on polymorphonuclear cells. In: Pan Pacific Symposion on
    Peritoneal Dialysis, Livingston, Melbourne
14. Wieland H, Seidel D (1979) Plasmalipide und Lipoproteine bei Dialyse-
    patienten. Nieren Hochdruckkr 5:213-216
15. Wieland H, Seidel D, Wiegand U, Kreuzer H (1980) Serum lipoproteins
    and coronary artery disease (CAD). Arteriosclerosis 36:269-280
16. Williams P, Khanna R, Vas S, Layne S, Pantolony D, Oreopoulos DG (1980)
    The treatment of peritonitis in patients on CAPD: to lavage or not?
    Peritoneal Dial Bull 1:14-17

Diskussion

<u>Klehr</u>: Es wurde die Möglichkeit der Infusionssepsis durch Hämofiltrations-/
Substitutionslösung in Plastikbeuteln diskutiert. Haben Sie Informationen
darüber, daß Peritonitiden bei CAPD-Patienten evtl. durch kontaminierte
Dialysatbeutel ausgelöst sein können?

<u>Fuchs</u>: Bisher gibt es keine Hinweise dafür.

<u>Lange</u>: Eine Frage zur Pathogenese und Therapie der Peritonitis unter CAPD.
In Marburg wird seit 1965 mit intermittierender Peritonealdialyse behandelt,
sowohl als Klinikdialyse als auch als Heimperitonealdialyse. Nach Übergang
auf die CAPD bei einigen dieser Patienten waren wir überrascht von der
hohen Frequenz bakterieller und abakterieller Peritonitiden unter CAPD,
verglichen mit der IPD. Stellt vielleicht der dauernde mechanische, osmotische und chemische Reiz der Dialyselösung auf das Peritoneum die Ursache
dar für Hyperämie und das Haftenbleiben von Bakterien auf hämotogenem Weg?
Für diese Bedeutung des dauernden Reizes unter Fremdsubstanzen spricht, daß
nach unserer Erfahrung in einigen Fällen von Peritonitis nicht das kontinuierliche Fortführen der Dialyse mit Antibiotika, sondern der Übergang zur

intermittierenden Peritonealdialyse mit Antibiotika zur Ausheilung der Peritonitis führte. Außerdem ließ sich beobachten, daß bestimmte chemische Substanzen in Dialyselösungen die peritoneale Clearance von Protein, Harnstoff, Kreatinin und Wasser im Sinne einer abakteriellen Peritonitis verändern.

Fuchs: Derartige Beobachtungen konnten wir im eigenen Zentrum nicht machen. Eine Dialysattrübung ist m.E. eher zu verstehen als Antwort auf einen Reiz durch Mikroorganismen, die sich allerdings oft schwer nachweisen lassen. Dagegen spricht auch nicht die Beobachtung, daß unter IPD-Bedingungen diese Peritonitiden behandelbar sind. Man macht sich unter diesem therapeutischen Regime die durch Dialyse ungestörte Phagozytose und humorale Abwehrbereitschaft des Peritoneums zunutze.

Koch: Sehen Sie die gleichen Schwankungen von LDL und HDL auch bei Hämodialysepatienten?

Fuchs: Das Verhalten der HDL und der LDL unter Hämodialysebedingungen wurde zwar noch nicht so systematisch untersucht wie bei der CAPD, die ersten vorläufigen Ergebnisse lassen jedoch auch bei Hämodialysepatienten ähnliche Schwankungen erkennen.

Ritz: Herr Fuchs, Sie berichten über große intraindividuelle Schwankungen der LDL- und HDL-Spiegel bei Patienten mit CAPD. Ich habe einige Fragen, die den Mechanismus dieser Beobachtung möglicherweise verständlich machen können.
1. Wieviel HDL verlieren Sie in das Dialysat bei CAPD? HDL sind ja relativ niedermolekular und können auch in großer Menge im Urin beim nephrotischen Syndrom nachgewiesen werden.
2. Gehen Lipoproteinlipase, hepatische Triglyzeridlipase und LCAT in das Peritonealdialysat über?

Fuchs: HDL ist sicher nicht niedermolekular, mit einem Durchmesser von 10 nm kommt ihm eine Größe der größten Proteine zu. Im CAPD-Dialysat konnten wir Apo A-I in einer Konzentration von ca. 1,5 mg% nachweisen (normale Serumkonzentration: ca. 120 mg%). Die hepatische Triglyceridlipase und die Lipoproteinlipase sind im CAPD-Dialysat nicht zu erwarten, da beide Enzyme gefäßwandständig sind und nur durch Heparin gelöst werden könnten; einen Grund, die Aktivität der LCAT im Dialysat zu messen haben wir bislang nicht gesehen.

Graefe: Wie hoch ist der Anteil der CAPD-Patienten an der Gesamtzahl der Dialysepatienten Ihres Zentrums? Wie viele Hämodialysepatienten wechseln das CAPD-Programm? Bieten Sie alternativ ein IPD-Programm an; wenn nein, warum nicht?

Fuchs: Im Göttinger Zentrum befinden sich 30% der Heimdialysepatienten im CAPD-Programm. Von 20 CAPD-Patienten wechselten 7 aus der Hämodialyse bzw. Hämofiltration zur CAPD. Die IPD-Behandlung ist m.E. nicht für die Heimdialysebehandlung geeignet und im Zentrum vorwiegend älteren Patienten vorbehalten. Sie wird in Göttingen angeboten.

Kinetic Modelling for Dialysis and Haemofiltration

A.E.D. Lewis

Aims of Modelling

Kinetic modelling of dialysis can be divided into three applications with different degrees of complexity.

1. Modelling can be used as a research tool in its own right provided that it is substantiated by observations of the real system. The process of developing a model often leads to a better understanding of the relative importance, limitations, or inadequacies of the mechanisms thought to describe the system. Furthermore, modelling is often used to quantify the multiple interactions between processes which must otherwise be discussed in qualitative terms (1-2).
2. Models of mass transfer are also useful as research aids allowing such diverse treatment methods as haemodialysis, haemofiltration and haemodiafiltration to be matched giving identical mass transfer of selected marker solutes (3).
3. Perhaps the most directly useful clinical application of modelling is in the prescription of dialysis treatment. In many areas of medicine, quantification is difficult and biochemical changes subtle. In some respects however, dialysis procedures are more quantifiable because they cause large biochemical changes, and mass transfer by the artificial kidney can be accurately described.

The problem is, of course, deciding which biochemical changes are most important clinically. Despite concentrated efforts to find a specific uraemic toxin over a wide range of molecular weights, nothing has been found. Furthermore, treatment methods which increase the clearance of middle molecules show few clear clinical benefits, whereas the removal of a number of small solutes alleviates many symptoms and prolongs life. Gotch (4) convincingly uses this argument to support his use of the single-pool model (5-12) for the individualized prescription of dialysis treatment, sometimes referred to as dialysis tailoring. As an alternative Babb (13) devised the dialysis index which is based on a single-pool model and can be used with small and middle molecules.

Research applications generally require the highest degree of model complexity to describe the systems accurately, and usually require detailed clinical studies to provide data allowing the calculation of constants such as compartment volumes and mass transfer coefficients (MTCs). Models used for standardizing

mass transfer in comparing dialysis techniques are usually
simpler, while models for clinical applications must necessa-
rily be extremely simple with a small number of variables to
minimize sampling and data handling.

Design of Models

Although publications of simulation often contain complex
equations, the process of modelling can easily be understood
with a minimum of mathematics. In fact the crucial conceptual
stage of modelling is often simplified by the diagrammatic
description of the mechanisms involved in mass transport between body compartments and the dialyser (1,2). These diagrams
usually consist of a series of boxes representing division of
the body into compartments or "pools" of fluid in which solutes
can distribute evenly and rapidly. This implies the existence
of major physiological barriers to mass transport between the
pools and requires the estimation of their MTCs (permeability
or clearance) to the solutes being considered. The movement of
material from one compartment to another is represented by
arrows and the MTCs are often represented by K (with identify-
ing subscripts) written alongside.

Estimates of these constants have been tabulated in recent
reviews (1,14,15). The volumes of the compartments (V) and
rates of production or generation of solutes (G) must also be
estimated (Fig. 1). Creatinine is generated by muscle cells
which represent the bulk of cellular volume, and G is therefore

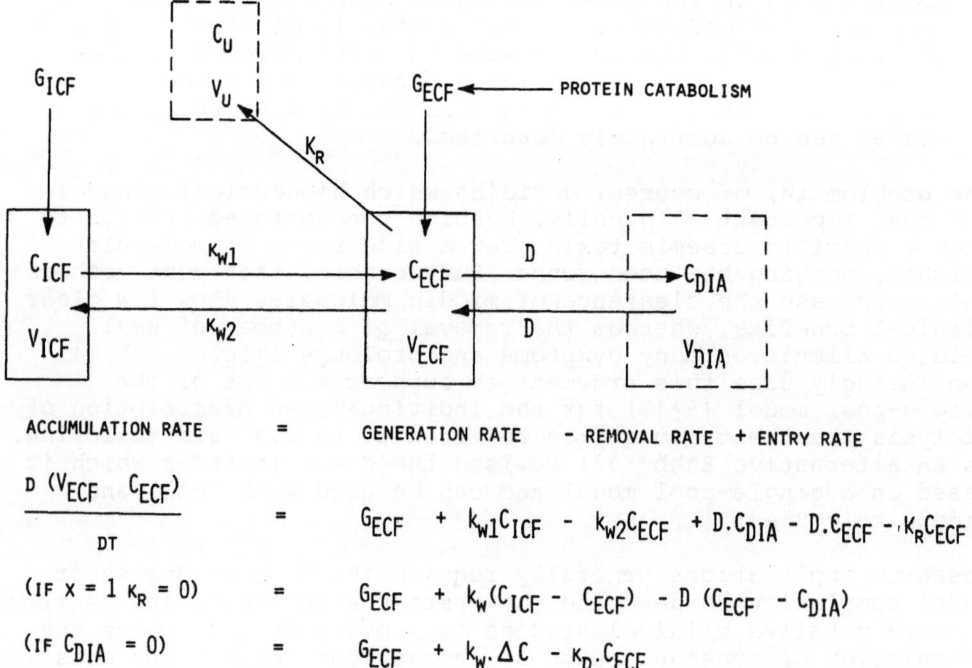

$$\text{ACCUMULATION RATE} = \text{GENERATION RATE} - \text{REMOVAL RATE} + \text{ENTRY RATE}$$

$$\frac{D\,(V_{ECF}\,C_{ECF})}{DT} = G_{ECF} + k_{w1}C_{ICF} - k_{w2}C_{ECF} + D \cdot C_{DIA} - D \cdot C_{ECF} - K_R C_{ECF}$$

$$(\text{IF } x = 1\ K_R = 0) = G_{ECF} + k_w(C_{ICF} - C_{ECF}) - D\,(C_{ECF} - C_{DIA})$$

$$(\text{IF } C_{DIA} = 0) = G_{ECF} + k_w \cdot \Delta C - K_D \cdot C_{ECF}$$

Fig. 1. A general two-pool model

considered to be intracellular. Urea on the other hand is produced by the liver and secreted into the bloodstream, and is therefore generated extracellularly with respect to the majority of cells. This is not particularly important during dialysis because G is small.

Once the diagram representing the most important mechanisms of mass transfer has been constructed it must be converted into mathematics for solution.
A simple equation of mass balance is applied to each pool with addition or subtraction of a term in the equation for each arrow entering or leaving the pool (1,2). Thus

$$\text{accumulation rate} = \text{generation rate} - \text{removal rates} + \text{entry rates}$$

Passive unmediated diffusion is "first-order" so that the rate of transport is directly proportional to the concentration gradient. This is also appropriate for "enzyme" or carrier mediated transport (or reactions) where there is an excess of enzyme available.

Fully saturated enzyme processes are, however not significantly affected by substrate concentration and therefore occur at a constant rate ("zero-order"). Partially saturated enzymes are described by Michaelis-Menton enzyme kinetics (21).

Solute generation is usually treated as a zero-order process although recent evidence indicates feedback inhibition of urea production (4).

The two-pool model (15-20) illustrated in Fig. 1 is used as an example for the construction of the mass balance equation for the extracellular fluid pool (ECF).

Before a solution can be found, a similar equation must be added for the intracellular fluid pool (ICF) and the dialysate pool (DIA) if recirculation dialysis is used (19). The equation describes the rate of change in the quantity of solute contained in the ECF (ie $V_{ECF} \cdot C_{ECF}$).

The original equation has then been simplified by assuming that the distribution coefficient (X) is one; X is defined by the ratio of ICF and ECF concentrations at equilibrium when influx equals efflux with zero generation:

$$C_{ICF} \cdot k_{w,ICF} = C_{ECF} \cdot k_{w,ECF}$$

$$X = \frac{C_{ICF}}{C_{ECF}} = \frac{k_{w,ECF}}{k_{w,ICF}}$$

where k_w represents cell wall permeability. Thus urea, which is thought to be evenly distributed between ICF and ECF (20) has X = 1 and $k_{w,ICF} = k_{w,ECF}$ (= k_w). Although it is usually assumed that X =1 for creatinine, one report (22) indicates that X = 1.63 but this may be influenced by intracellular generation.

The last stage is to solve the equations. Simple cases like the
one- and two-pool models have already been solved by analytical mathematics using conventional calculus (16,23) but more
complicated models require numerical mathematics, i.e. computer
methods. The differential (mass transfer rate) equations are
simply incorporated into a standard computer program for inte-
gration, usually using the Runge-Kutta method (24). Computer
methods allow the solution of almost any set of differential
equations without the necessity of introducing assumptions and
thus provide advantages over analytical methods. However, each
solution applies to only one set of numerical conditions and
cannot be generalized. Special methods are also available to
adjust automatically parameters such as compartment volumes
and MTCs (20) to obtain the best fit to a set of experimental
data such as blood chemistry during dialysis. This is usually
done by adjusting the coefficients until the squares of the
deviations of the experimental points from the simulated curve
are minimized.

Existing Types of Multicompartment Models

In reality, of course, body tissues are divided into millions
of cells which are the real compartments but it is usually
sufficient to divide them into one or more types represented
by average cell characteristics (1). Popovich and co-workers
(18) built for example a five-pool model of dialysis patients
(Fig. 2) to study the kinetics of creatinine and vitamin B12.
Cells and their associated interstitial fluid (ISF) were
divided into two types: well-perfused viscera and less well-
perfused peripheral tissues, such as muscle. But it was found
that the five-pool model was not significantly better than
two- or three-pool models for describing the efficiency of
mass removal by dialysis.

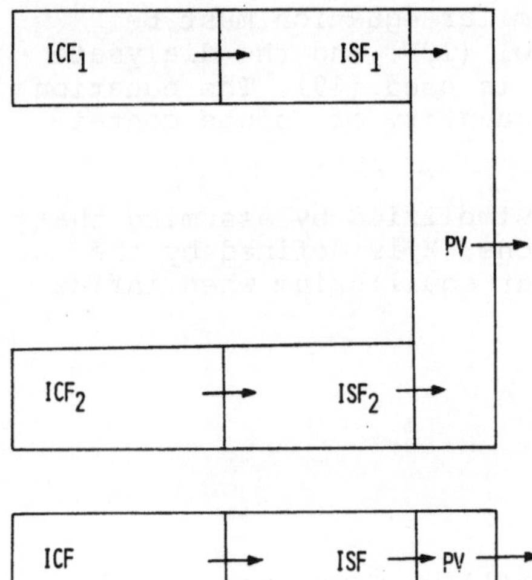

Fig. 2. Popovich's five-pool and three-
pool models

60

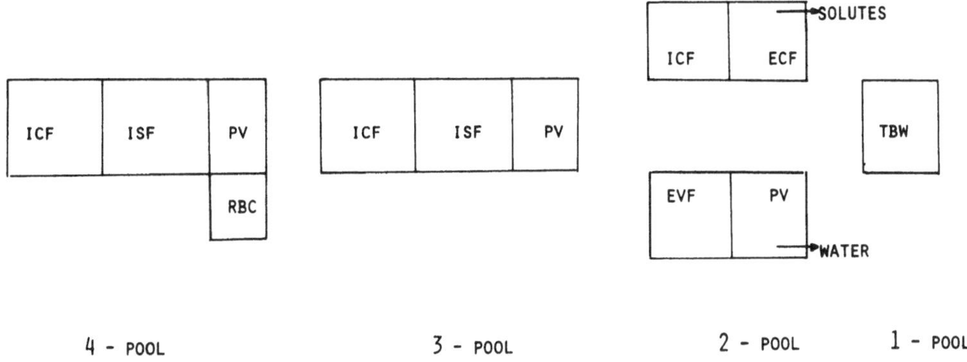

<u>Fig. 3.</u> Examples of dialysis models

A minimum of three pools is required to describe the dilution
kinetics of a bolus of substance rapidly injected into the
bloodstream. Using this technique, the MTCs of the cell membranes and capillaries to small and middle molecules can be measured (18,20). It is found that mass transfer of small and middle
molecules (urea, creatinine, uric acid, vitamin B12 and inulin)
across the capillaries is much faster than movement across the
dialyser and cell membranes.
Thus in dialysis, which is a relatively slow process, movement
across capillaries can be considered infinitely fast (19), so
that the ISF and plasma volume (PV) can be combined to form a
single ECF pool in a two-pool model (Fig. 3).

The movement of small molecules across cell membranes is moderately fast and although a two-pool model is required to accurately describe the changes of concentrations in blood during
dialysis, a single-pool model is adequate to describe pre- and
postdialysis concentrations (15,19) and to predict the effects
of changed treatment schedules on blood chemistry. This model
can be used in routine clinical practice (4-13) to predict
treatment schedules which will result in the desired predialysis concentration (e.g. urea 25 N 32 m$\underline{M}$/litre).
Furthermore, such models have been used by Gotch (4,25) to
estimate the urea generation rate and hence the dietary protein
intake. This is used in dietary counselling to maintain protein
intake within a suitable range (i.e. O.8 N 1.4 g/day/kg body
weight). This procedure minimizes dialysis treatment time and
costs while maintaining the patient on an adequate diet and
acceptable blood chemistry.

<u>New Models Relating to Osmotic Disequilibrium</u>

Osmotic disequilibrium is thought to be a cause of discomfort
syndrome (e.g. hypotension; cramps, headaches, vomiting, ab-
normal electroencephalogram (EEG) patterns and sometimes
seizures) during dialysis (26-28). The fact that these symptoms
are alleviated when osmotic changes are minimized has been well
documented. It has been known for a long time that the addition

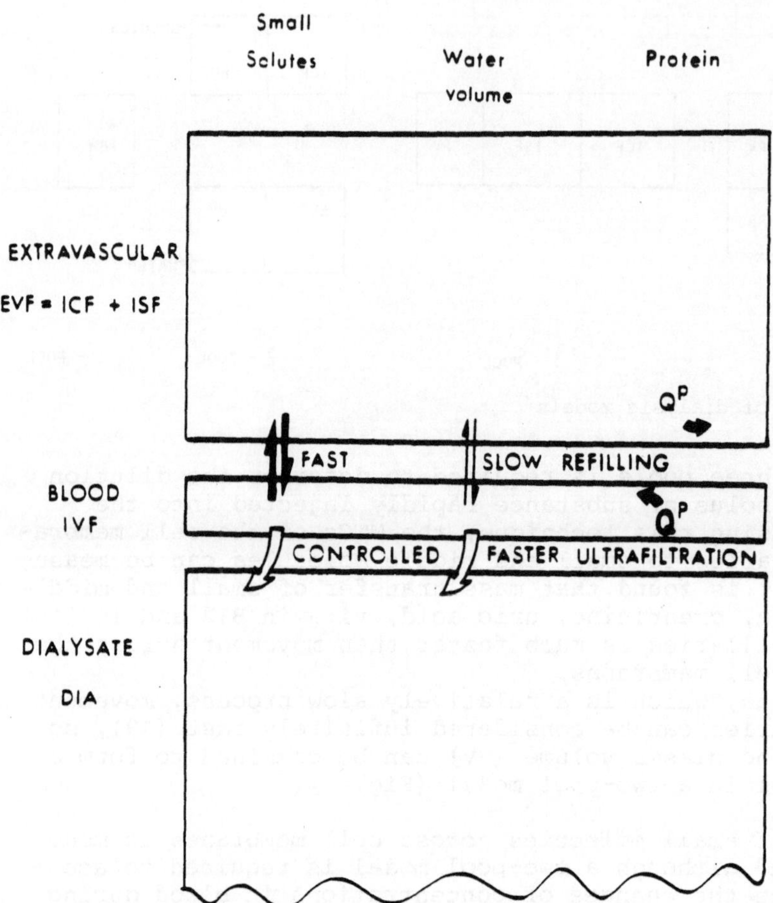

Fig. 4. A two-pool model of capillary refilling

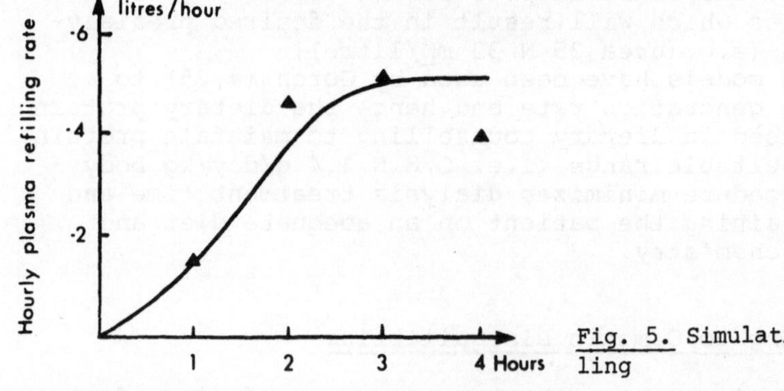

Fig. 5. Simulation of plasma refilling

of osmotically active agents such as sugars, urea or NaCl to
dialysate or venous blood is beneficial in terms of EEG and
blood pressure measurement and subjective symptoms (29-31).

More recent work has shown that isolated haemofiltration results in better tolerance of fluid removal while maintaining
constant plasma osmolality (32-36). Rouby et al. (36) have
measured the rate of change of PV and subtracted the rate of
filtration to estimate the plasma refilling rate during dialysis and haemofiltration. Refilling was found to be more effi-
cient in the absence of osmotic changes. A special two-pool
model of capillary refilling has been constructed to simulate
the process (Figs. 4,5). Although the changes in oncotic pressure in the extravascular fluid (EVF) and plasma are adequate to
explain the refilling process, osmotic disequilibrium across
the capillary walls is too small to interfere with this process
directly. The osmotic effect during haemodialysis must therefore take place at the cell membranes and affect extracellular
oncotic pressure and the refilling process indirectly.

During regular dialysis, plasma osmolality decreases considerab-
ly and the component largely responsible for this decrease is
urea. Consequently disequilibrium was originally attributed to
urea. However, sodium removal is also crucial because it affects
the sodium pump which regulates cell volume. Also, since sodium
is largely extracellular, any decrease in sodium concentration
decreases extracellular but not intracellular osmolality, thus
causing osmotic disequilibrium resulting in cellular swelling
(37). Note, however, that this water movement is diffusive,
being caused by osmotic and not convective transport, since a
pressure gradient cannot develop across cell membranes. Osmotic
call shrinkage is unlikely to significantly increase mass transport as is claimed by the proponents of cell wash dialysis (38).

Since a large proportion of body water is intracellular, a
small percentage of cellular swelling can make a significant
difference to the amount of water available to the interstitial
and plasma pools which are simultaneously reduced by ultrafiltration (37). For this reason it was argued by Stewart (39) as
long ago as 1972 that isonatric or even hypernatric (37,40)
dialysate should be used with excess NaCl being removed by ultrafiltration. Nevertheless many dialysis units are concerned
about causing interdialytic hypertension and continue to use
hyponatric dialysate (e.g. 130-138 $m\underline{M}$/litre compared to a normal plasma sodium of 140-150 $m\underline{M}$/litre). It is claimed by Man
et al. (40) that both intradialytic hypotension and interdialytic hypertension are alleviated by the use of high sodium dialysate but this is disputed by Wilkinson et al. (41).

A simplified simulation of the sodium pump and cell volume control was carried out to demonstrate the effects of solute removal using a two-pool model. This model consisted of intra- and
extracellular pools containing Na^+, K^+, Cl^-, urea, protein, and
water (Fig. 6) with the sodium pump represented by a constant
intra- to extracellular sodium concentration ratio and the membrane potential given by the Goldman equation (42). Since water
movement is very fast, a steady-state solution to the equations

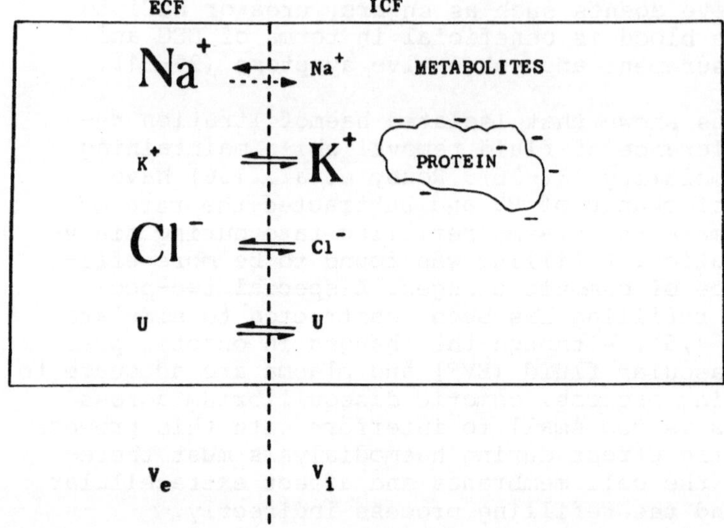

Fig. 6. A model of cell volume control

was obtained to satisfy the predialysis conditions, and then
the equations were solved again after removing various quantities of solutes. The quantities of NaCl and KCl removed corres-
pond to average gradients between plasma and dialysate of 4.8
and 2.9 m$\underline{M}$/litre with dialysance of 140 ml/min over 4 h.

The results in Table 1 indicate that diffusive removal of KCl
from the system causes minimal cellular swelling which forces
the extracellular sodium into a smaller volume causing its
concentration to increase slightly. Two-pool kinetic urea models
(17,19,23) predict osmotic disequilibrium of 2 m$\underline{M}$/litre and
this causes a similar small increase in cell volume. Removal of
2 litres of plasma causes a slight increase in interstitial on-

Table 1. Results from a steady state model of cell volume control. Urea
removal is assumed to cause 2 mM/litre disequilibrium at the cell membrane.

Substance removal	Na^+_p	V$_{ICF}$
	mM/litre	ml
100 m$\underline{M}$ KCl	+ 0.9	+ 112
Urea (2 m$\underline{M}$/litre)	+ 0.8	+ 100
2 litres ultrafiltrate	- 0.2	- 13
160 m$\underline{M}$ NaCl	- 1.5	+1138
Net Change	0	+1337

cotic pressure resulting in negligible cellular shrinkage and
consequent decrease in sodium concentration. The removal of
NaCl, however, causes significant cellular swelling of about 1
litre. This intracellular water shift competes with ultrafiltration depleting the extracellular pool by 3 litres. If the
extracellular volume had remained constant, the sodium concentration would have been expected to decrease by 14 mM/litre but
due to cellular swelling, it decreased by only 1.5 mM/litre and
there was no change in sodium concentration over the whole procedure.

Observation of zero change in plasma sodium concentration when
comparing pro- and postdialysis values could well lead to the
erroneous impression that little or no sodium had been removed
by the use of hyponatric dialysate and that its effect on osmolality and cell volume must also be negligible. The cell volume
model indicates that sodium removal is the most important fac-
tor in disturbances of compartmental volumes during dialysis.
This type of model could well be used clinically for determi-
ning the effects of dialysate sodium levels. Conversely, accu-
rate measurement of plasma sodium and clearance could be used
to estimate cellular swelling.

Although urea is distributed passively with a moderately high
cell wall permeability and may not cause severe disequilibrium
across most peripheral cell membranes, it is removed more
slowly from cerebrospinal fluid (27) and probably causes local
osmotic disequilibrium. Furthermore, swelling of the brain is
restricted, by the skull, causing increased intracranial pressure, which has been measured in conjunction with disequilibrium symptoms during dialysis of uraemic dogs (43). Addition of
this phenomenon to the model would require more compartments.
In the meantime urea should not be neglected.

New Dialysis Techniques Devised Using Kinetic Modelling

The author has devised several new techniques with the aim of
minimizing osmotic disequilibrium. The first new method was
derived from the simple single-pool model for urea kinetics
(6,44). Consider, for example, a patient dialysed on Monday,
Wednesday and Friday mornings. The urea concentration profile
for equal treatments of duration t_d with clearance K_d is shown
in Fig. 7. If, however, The urea clearance is changed to a
smaller value K_s = 0.63 K_d on Monday and Wednesday but a larger
value K_1 = 1.24 K_d is used on Friday, the predialysis concentrations can be equalized (Fig. 8). This technique, referred to as
"low-low-high" (LLH) clearance dialysis, has the advantage that
on Monday, when most patients require the most ultrafiltration,
the solute removal and resulting osmotic disequilibrium are
reduced.

Predialysis concentration can also be equalized by reducing the
treatment duration to t_s = 0.64 t_d on Monday and Wednesday and
increasing it to t_1 = 1.22 t_d on Friday (Fig. 9). This "short-
short-long" (SSL) method has the advantage of reducing the
treatment time per week by 0.5 t_d and is particularly suited

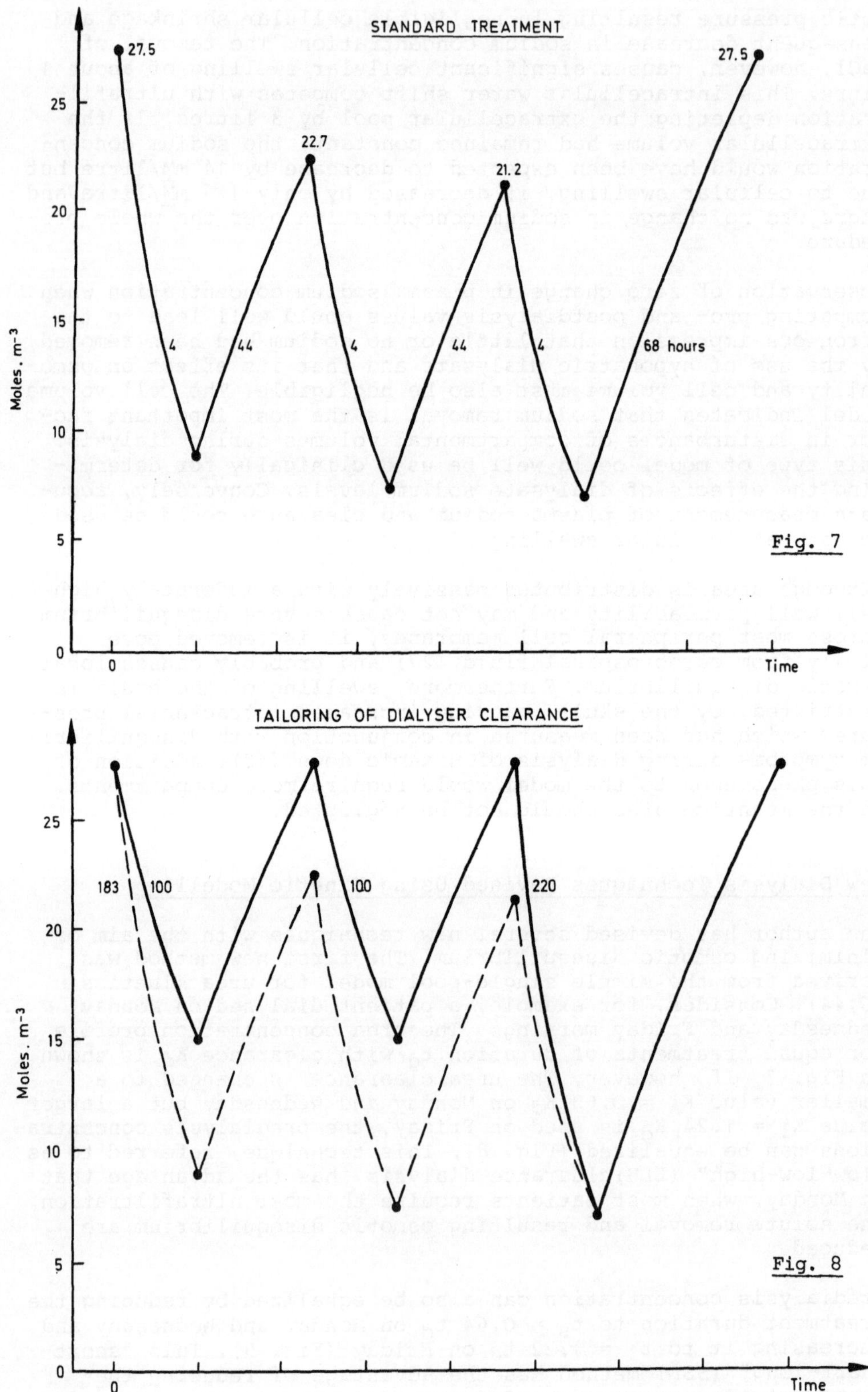
STANDARD TREATMENT
Moles . m⁻³
27.5
22.7
21.2
27.5
25
20
15
10
5
0
4
44
4
44
68 hours
0
Time
Fig. 7
TAILORING OF DIALYSER CLEARANCE
Moles . m⁻³
25
20
15
10
5
0
183
100
100
220
0
Time
Fig. 8

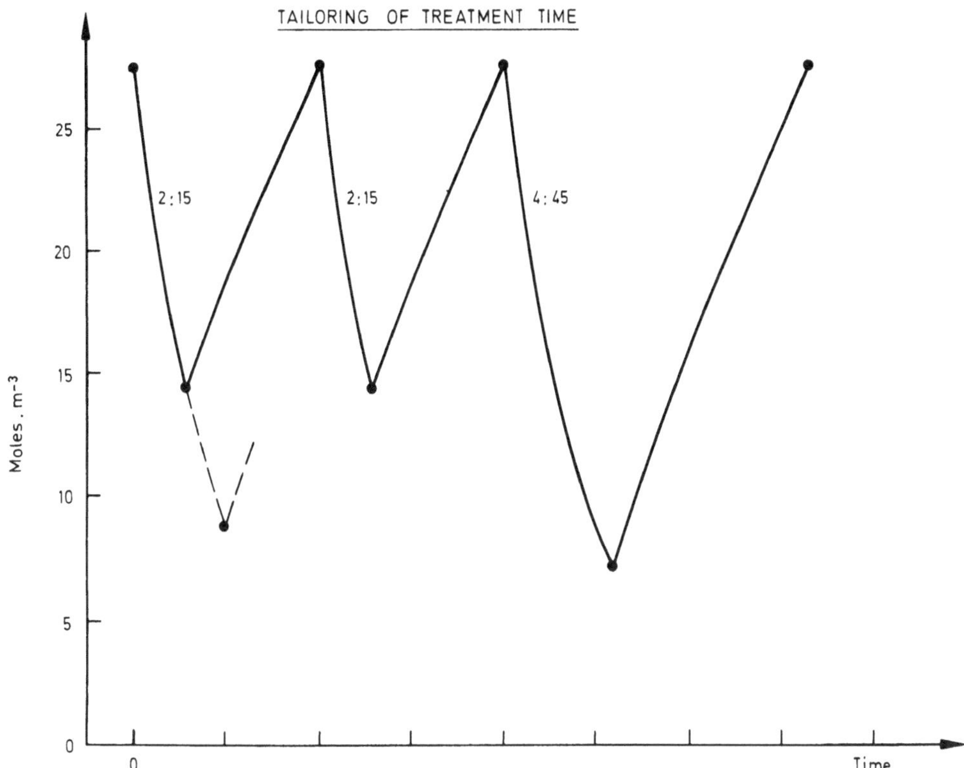

Fig. 9. Concentration profile during the short-short-long treatment time method

to employed patients who can use the short treatments on week-days. It has been welcomed by patients in clinical trials. SSL on its own is, however, unsuitable for patients who tend to suffer from disequilibrium because the fluid removal rate is increased on Mondays. But it can be combined with isolated ultrafiltration preceding dialysis on Mondays, thus applying Bergström's technique without increasing treatment time per week compared with conventional dialysis. The above treatment changes can be more accurately calculated using dialysis tailoring (6-8).

Another technique has been specifically designed to reduce disequilibrium with the aid of microcomputer-controlled dialysis machines. During conventional dialysis, concentrations in the blood decrease exponentially. Since the rate of small solute removal is $K_d.C$ this also decreases exponentially and at the beginning of dialysis the removal rate is typically twice as high as at the end. The difference between intra- and extra-cellular concentrations (ΔC) of passively distributed solutes is therefore predicted by the two-pool model (Fig. 1) to in-

Fig. 7. Concentration profile for urea during regular dialysis
Fig. 8. Concentration profile during the low-low-high dialyser clearance method

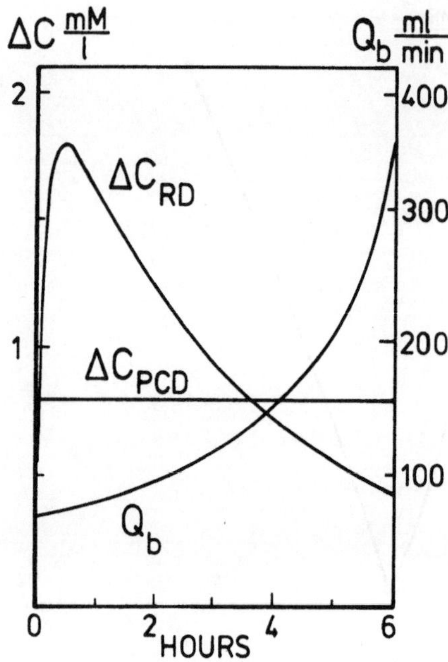

Fig. 10. The disequilibrium between in-
tra- and extracellular concentrations of
urea during regular dialysis (ΔC_{RD}) and
programmed clearance dialysis (ΔC_{PCD})
and the blood flow rate function (Q_b).
The curves were calculated using the
two-pool model.

crease sharply from near zero to a peak, and then decrease in
line with the exponential concentration decrease (Fig. 10).
This sharp peak can be eliminated and ΔC maintained at a lower
constant level by using a constant solute-removal rate. Apart
from minimizing disequilibrium, this technique also linearizes
volume changes caused by the removal of urea and sodium. After
an initial transient change as a new steady state is approached,
the interaction between these shifts and linear fluid loss due
to ultrafiltration will also be constant. Thus plasma refilling
requirements will be constant and minimized.

Constant sodium removal can be achieved by linearly decreasing
the dialysate sodium concentration so that the gradient between
plasma and dialysate is constant. However, this is not relevant
to isonatric dialysis, which is used in our centre in Ulm.

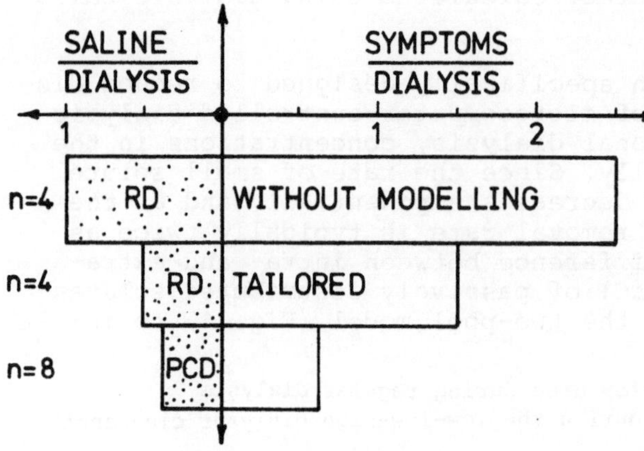

Fig. 11. The incidence of
symptoms per dialysis and
administrations of saline
during regular dialysis
(RD) with and without
dialysis tailoring using
the single-pool model and
during programmed clea-
rance dialysis.

A better method, which will result in constant removal (or infusion) of <u>all</u> solutes and linear changes in <u>all</u> compartments,
is "programmed clearance dialysis" (PCD). This technique (23)
requires blood flow rate or dialysate flow rate or both to be
increased with time during dialysis. The simple equation describing clearance as a function of time is independent of the
number of compartments in the model and is most simply derived
from the single-pool model. The required blood flow rate as a
function of time can be easily calculated from the clearance
function and dialyser characteristics.

Earlier attempts using this technique required a more complicated computer control system but in clinical trials manual
control of the blood pump during dialysis on six patients sho-
wed good results (17). Recently the simpler mathematical solution was used with manual control of the blood pump on one
patient in a preliminary single-blind trial using hyponatric
dialysate in Newcastle, England. Although results from one
patient cannot be statistically significant, they were encoura-
ging. Table 2 and Fig. 11 show that during four standard regular dialysis (RD) treatments there were ten occurrences of
cramp, nausea or vomiting. PCD reduced the incidence to two.
The experiment was then repeated after using dialysis tailoring
(6) to better match the dialyser clearance to the patients'
requirements. This reduced the incidence of symptoms from ten
to six during four RD treatments. When PCD was applied again
the incidence was halved from six to three. Mean arterial blood
pressure (MAP) was also monitored every 15 min and the minimum
determined. The drop in MAP was 18.5 during tailored RD compared with 14.3 during PCD but the difference is not statistically significant. These results indicate that the PCD technique is worthy of further study in clinical trials.

<u>Table 2.</u> Reduction of the incidence of symptoms by dialysis tailoring and
"programmed clearance dialysis" (PCD)

Technique	No.	Cramp, Nausea, Or Vomiting
Untailored RD	4	10
PCD	4	2
Tailored RD	4	6
Matched PCD	4	3

<u>Glossary</u>

Compartments

CSF	= Cerebrospinal fluid
ECF	= Extracellular fluid
EVF	= Extravascular fluid
ICF	= Intracellular fluid
ISF	= Interstitial fluid
IVF	= Intravascular fluid
PV	= Plasma volume
TBW	= Total body water

Dialysis Techniques

LLH	= Low-low-high clearance dialysis
PCD	= Programmed clearance dialysis
RD	= Regular dialysis
SSL	= Short-short-long dialysis
TRD	= Tailored regular dialysis

Variables and Constants

C	= concentrations
D	= dialysance
G	= generation rate
K	= clearance or mass transfer coefficient
K_d	= dialyser clearance during RD
K_h	= high dialyser clearance
K_l	= low dialyser clearance
K_r	= residual renal clearance
k_w	= cell wall clearance
t_d	= treatment time for RD
t_s	= short treatment time
t_l	= long treatment time
V	= compartment volume
X	= distribution coefficient (C_{ICF}/C_{ECF})

<u>References</u>

1. Dedrick RL (1975) Pharmacokinetic and pharmacodynamic considerations for chronic dialysis. Kidney Int (Suppl) 2:7-15
2. Sargent JA, Gotch FA (1980) Mathematic modelling of dialysis therapy. Kidney Int (Suppl 10) 18:2-10
3. Gotch FA (1975) Recommendations for quantification of dialysis therapy in research protocols. Kidney Int (Suppl) 2:246-248
4. Gotch FA (1980) A quantitative evaluation of small and middle molecule toxicity in therapy of uremia. Dial Transplant 9:(3)183-194
5. Gotch FA, Sargent JA, Keen ML et al. (1976) Clinical results of intermittent dialysis therapy guides by ongoing kinetic analysis of urea metabolism. Trans Am Soc Artif Intern Organs 22:175
6. Lewis AED (1978) Optimization of dialysis treatment conditions using a programmable calculator. Proc Eur Soc Artif Organs 5:182-185
7. Lewis AED (1981) Use of a programmable calculator for calculating individualized treatment schedules. (Abstr). Eur Dial Transplant Assoc 68

8. Lewis AED (1978) Newcastle dialysis tailoring programs for a Hewlett-Packard HP97 calculator- Instruction manual. Internal Reports TB48 49:1-80 Dep of Mech Engineering, Univ. of Newcastle upon Tyne, England

9. Lott RS, Moorhouse KES, Witt CN (1978) The application of mathematical models on an interactive computer graphics display for renal patient management. In: Frost TH (ed) Technical aspects of renal dialysis Pitman Medical, Tunbridge Wells, pp 264-273

10. Lowrie EG, Sargent JA (1980) Clinical example of pharmacokinetic and metabolic modelling: Quantitative and individualized prescription of dialysis therapy. Kidney Int (Suppl 10) 18:11-18

11. Swenson RS, Sanfelippo ML, Hall DA, Walker WE (1976) Analysis of changing plasma concentrations of urea and creatinine in dialysis by means of a simple mathematical model and a programmable pocket calculator. Opuscula Medica 17:1-28

12. Sanfelippo ML, Walker WE, Hall DA, Swenson RS (1978) Clinical application of a single compartment model to urea and creatinine kinetics in dialysis therapy. Comput Programs Biomed 8:44-50

13. Babb AL, Strand MJ, Urelli DA et al. (1975) Quantitative description of dialysis treatment: a dialysis index. Kidney Int (Suppl) 2:23

14. Sprenger K, Kratz W, Stadtmüller U, Lewis AED (in press) Massenbilanzierung bei Blutreinigungsverfahren. In: Franz HE (Hrsg) Blutreinigungsverfahren - Technik und Klinik. Thieme, Stuttgart 120-132

15. Frost TH, Kerr DNS (1977) Kinetics of haemodialysis: A theoretical study of the removal of solutes in chronic renal failure caompared to normal health. Kidney Int 12:41

16. Dombeck DM, Klein E, Wendt RP (1975) Evaluation of two-pool model for predicting serum creatinine levels during intra- and inter-dialytic periods. Trans Am Soc Artif Intern Organs 21:117-124

17. King PH, Baker WR, Ginn HE Frost AB (1968) Computer optimization of haemodialysis. Trans Am Soc Artif Intern Organs 14:389-393

18. Popovich RP, Hlavinka DJ et al. (1975) The consequences of physiological resistances on metabolite removal from the patient-artificial kidney system. Trans Am Soc Artif Intern Organs 21:108-116

19. Rastogi SP, Frost T, Anderson J, Ashcroft R, Kerr DNS (1968) The significance of disequilibrium between body compartments in the treatment of chronic renal failure by haemodialysis. Proc Eur Dial Transplant Assoc 5:102-115

20. Schindhelm K, Farrel PC (1978) Patient - haemodialyser interactions. Trans Am Soc Artif Intern Organs 24:357-366

21. Leninger AL (1970) Biochemistry. Worth Publishers, New York, p 153

22. Giovanetti S, Barsotti G (1974) Dialysis of methylguanidine. Kidney Int 6:177-183

23. Lewis AED, Frost T (1981) Programmed clearance dialysis (PCD) to minimize osmotic disequilibrium - a technique designed for microcomputer controlled dialysis machines. Proc 3rd Internat. Soc Artif Organs (in press)

24. Wilkes MV (1966) A short introduction to numerical analysis. Cambridge University Press, Cambridge

25. Borah MF, Schoenfeld PY, Gotch FA et al. (1978) Nitrogen balance during intermittent dialysis therapy of uraemia. Kidney Int 14:491

26. Rosen SM, O'Connor K, Shaldon S (1964) Dialysis equilibrium. In: Shaldon S, Cook GC (eds) Blackwell Scientific, Oxford, pp 91-101

27. Kennedy AC, Linton AL, Luke RG (1964) Dialysis disequilibrium syndrome. In: Shaldon S, Cook GC (eds) Blackwell Scientific Publications, Oxford, pp 65-80

28. Watkim KG, Johnson WJ, Klass DW (1968) Role of blood urea and serum
    sodium concentrations in the pathogenesis of the dialysis disequilibri-
    um syndrome. Trans Am Soc Artif Intern Organs 14:394-401
29. Arieff AI, Lazarowitz VC, Guisado R (1978) Experimental dialysis dis-
    equilibrium syndrome: prevention with glycerol. Kidney Int 14:270-278
30. Mendelsson S, Swartz CD et al. (1967) High glucose concentration dialy-
    sate in chronic hemodialysis. Trans Am Soc Artif Intern Organs 13:
    249-252
31. Van Sone JC, Meyer R, Murrin C, Cook J (1980) Haemodialysis with glyce-
    rol dialysate. Trans Am Soc Artif Intern Organs 25:354-356
32. Bergström J, Asaba H, Fürst P, Oulés R (1976) Dialysis, ultrafiltration
    and blood pressure. Proc Eur Dial Transplant Assoc 13:293-305
33. Quellhorst E, Schuenemann B, Hildebrand U, Falda Z (1980) Response of
    the vascular system to different modifications of haemofiltration and
    haemodialysis. Proc Eur Dial Transplant Assoc 17:197-204
34. Kimura G, Irie A, Kuroda K, Kojima S, Satani M (1980) Absence of trans-
    cellular fluid shift during haemofiltration. Proc Eur Dial Transplant
    17:192-196
35. Aizawa Y, Hirasawa Y, Shibata A (1979) A fall of plasma osmolality
    created at dialyser and its possible effect on circulating blood
    volume. Clin Nephrol 12:(6)269-272
36. Rouby JJ, Rottenbourg J, Durande JP, Basset JY, Legrain M (1979)
    Importance of the plasma refilling rate in the genesis of hypovolaemic
    hypotension during regular dialysis and controlled sequential ultrafil-
    tration haemodialysis. Proc Eur Dial Transplant Assoc 15:239-244
37. Van Stone JC, Bauer J, Carey J (1980) The effect of dialysate sodium
    concentration on body fluid distribution during hemodialysis. Trans Am
    Soc Artif Intern Organs 10:383-386
38. Maeda K, Kawaguchi S, Kobayashi S et al. (1980) Cell-wash dialysis
    (CWD). Trans Am Soc Artif Intern Organs 26:213-218
39. Stewart WK, Fleming LW, Manuel MA (1972) Benefits obtained by the use
    of high sodium dialysate during maintainance haemodialysis. Proc Eur
    Dial Transplant Assoc 9:111-116
40. Man NK, Sausse A, di Giulio S et al. (1979) Relationship between sodium
    free water clearance and asymptomatic high body weight changes in haemo-
    dialysis patients. Artif Organs 3:
41. Wilkinson R, Barber SG, Robson V (1977) Cramps, thirst and hypertension
    in hemodialysis patients - the influence of dialysate sodium concentra-
    tion. Clin Nephrol 1:101
42. Goldman DE (1943) Potential impedence and rectification in membranes.
    J Gen Physiol 27:37-60
43. Sitprija V, Holmes JH (1962) Preliminary observations on the change in
    intracranial pressure and intraocular pressure during hemodialysis.
    Trans Am Soc Artif Intern Organs 8:300
44. Lewis AED, Goggin MH (1981) Two new techniques for regular dialysis,
    controlled sequential ultrafiltration and haemodiafiltration. (Abstr)
    Artif Organs 5(A):45

Discussion

Baldamus: When you talk about haemofiltration, I guess you mean ultrafiltration: volume removal without solute exchange. How will you be able to keep the oncotic ratio at the cell membrane constant for all solutes when modelling just urea? I ask this because you have anticipated different dialysis clearances for molecules of different size.

Lewis: Yes, if I mentioned haemofiltration during dialysis I obviously meant ultrafiltration. Regarding terminology, I think you mean osmotic ratio, which is dependent on solute concentrations rather than oncotic ratio, which refers to the osmotic effects of colloidal proteins. In answer to your question, I had in mind the linear removal of sodium as well as urea because I think these are osmotically the most important solutes. Since the dialysance of sodium chloride (and probably other electrolytes and small solutes) is very similar to urea, the model for linear urea removal will also result in approximately linear removal of sodium, if the dialysate is not isonatric. I think the osmotic effects due to diffusive loss of middle molecules are negligible.

Radtke: When you compare conventional treatment with a treatment with increasing blood flow, i.e. clearance rate, did you keep the ultrafiltration rate constant? Were these ultrafiltration rates equal in both conditions?

Lewis: Yes the ultrafiltration rate was constant. As the blood flow rate was increased the venous pressure also increased but the dialysate pressure was decreased to maintain a constant transmembrane pressure. Of course this complication would be eliminated in the new machines with controlled ultrafiltration using matched pumping systems. The ultrafiltration rates were very nearly equal in the different treatments - about $2\frac{1}{2}$ litres in 4 h.

Stiller: Haben Sie bei der Berechnung der Auffüllung des Plasmavolumens den kolloidosmotischen Druck als lineare oder nichtlineare Funktion der Proteinkonzentration angenommen?

Lewis: Linear. Trotz des einfachen Ansatzes stimmt das Modell mit Messungen überein.

Man: How do you explain that the removal of 160 mEq sodium and 2 litres of water results in an expansion of ICF?

Lewis: Perhaps I did not explain clearly that the solute removal shown in Fig. 1 was only the diffusive component and did not include the solute contained in the 2 litres of ultrafiltrate because that is removed isotonically. The ultrafiltrate would have contained 270 mEq sodium in addition to the 160 mEq lost by diffusion across the dialyser membrane. Only the diffusive loss is responsible for decreased osmolality and cellular swelling. This is why I support your isonatric dialysate methods where sodium is removed by ultrafiltration rather than diffusion. Isonatric dialysate has been used routinely for all patients in Ulm for some years.

Stiller: Sie erwähnten, daß Harnstoff durch die Blut-Hirn-Schranke nur langsam ausgeglichen wird. Gilt das nicht nur für die Blut-Liquor-Schranke?

Lewis: Ja, so ist es vermutlich.

Individuelle Dialyse mit Hilfe mathematischer Simulation des Stoffaustauschs

H. Mann, S. Stiller

Für die quantitative Erfassung von Wirkungen und Nebenwirkungen von Medikamenten haben sich in den letzten Jahren immer mehr pharmakokinetische Betrachtungsweisen durchgesetzt, d.h. die quantitative Berücksichtigung von Resorption, Eiweißbindung, Gewebediffusion, Organverteilung, Metabolisierung und Ausscheidung.

Um einen bestimmten therapeutischen Effekt, d.h. eine bestimmte Gewebekonzentration zu erzielen, müssen die Medikamente daher individuell verschieden dosiert und unter Berücksichtigung patienteneigener Daten, z.B. des Körpergewichtes, appliziert werden.

Die Pharmakokinetik eines Medikaments kann mit Hilfe mathematischer Modelle reproduziert und verdeutlicht werden.

Bei der Behandlung der chronischen Niereninsuffizienz mit Hilfe künstlicher Blutdetoxikationsverfahren handelt es sich um einen ähnlichen Vorgang. Es werden im Patienten vor Beginn einer Behandlung bestimmte Gewebekonzentrationen harnpflichtiger Substanzen vorgefunden, die mit Hilfe eines Dialyse- oder Filtrationsverfahrens, dessen Parameter definiert sind, in möglichst kurzer Zeit ausgeschieden werden sollen. Hierbei soll eine bestimmte Endkonzentration der harnpflichtigen Substanzen bei Abschluß der Behandlung erzielt werden.

Die kinetische Betrachtung der Dialysebehandlung ist jedoch schwieriger als bei pharmakokinetischen Modellen, da es sich nicht um eine einzige, sondern um eine Vielzahl zu eliminierenderer sog. Urämietoxine mit unterschiedlichen kinetischen Eigenschaften handelt, deren klinische Bedeutung unterschiedlich gewertet wird. Zudem werden auch Wasser und Elektrolyte ausgeschieden. Dies ist mit Veränderungen der Osmolarität in den Verteilungsräumen verbunden. Auch können durch eine zu rasche, technisch durchaus mögliche Elimination einiger dieser Substanzen unerwünschte Nebenwirkungen beim Patienten hervorgerufen werden (Kreislaufkollaps, Dysequilibriumsyndrom). Diese Nebenwirkungen können ihrerseits den Wert eines solchen Behandlungsverfahrens in Frage stellen und zu einem akuten oder permanenten Abbruch der Behandlung vor Erreichen der angestrebten Endkonzentrationen der harnpflichtigen Substanzen führen.

Trotz dieser grundsätzlichen Schwierigkeiten liegt es dennoch nahe, auch bei der künstlichen Niere zumindest für die bekann-

ten Substanzen kinetische Betrachtungsweisen anzuwenden, um zu
einem höheren Stand an quantitativer Information zu gelangen.
Die bisherigen Vereinheitlichung des Verfahrens allein nach
Dialysatorclearance, Behandlungszeit, Dialysatzusammensetzung,
hypothetischer Vitamin-B_{12}-Clearance läßt die individuelle Produktion harnpflichtiger Substanzen und die bekanntermaßen sehr
unterschiedliche individuelle Verträglichkeit des Verfahrens
weitgehend unberücksichtigt.

Als Beispiele für eine solche Vereinheitlichung der Dialysetherapie ohne Berücksichtigung der individuellen Eigenschaften der
Patienten sei aufgeführt, daß es in vielen Behandlungseinrich-
tungen üblich ist, für alle Patienten das gleiche Dialysekon-
zentrat zu verwenden, daß für eine Hämofiltration mit einer
Harnstoffclearance von knapp 100 ml/min die gleiche Behandlungsdauer empfohlen wird wie für eine Dialyse mit Großflächendialy-
satoren, deren Harnstoffclearance nahezu das Doppelte beträgt.
Ferner wird häufig in einem Dialysezentrum ein Patient mit 100
kg KG hinsichtlich Dauer und Intensität der gleichen Behandlung
unterworfen wie ein Patient mit etwa 40 kg KG.

Um den Stoffaustausch während der Behandlung mit der künstlichen Niere quantitativ zu erfassen und daraus eine individuelle
Therapie nach quantitativen Gesichtspunkten abzuleiten, ohne
daß zusätzliche und aufwendige Blutuntersuchungen notwendig
sind, ist von uns ein Computermodell entwickelt worden, das den
Stoffaustausch bei der Dialyse beschreibt (4,8,10,11,12). Durch
genauere Kenntnis des Stoffaustauschs sollen folgende Ziele erreicht werden:

1. Gewinnung quantitativer Daten über die ausgetauschten Stoff-
   mengen und die jeweiligen Stoffkonzentrationen zu jedem be-
   liebigen Zeitpunkt der Behandlung.
2. Eine aus diesen Daten sich ableitende Festlegung der Behand-
   lungsparameter (Filter, Flüsse, Zeit).
3. Eine interindividuell vergleichbare Reduzierung der harnpflichtigen Substanzen auf gleiche Restkonzentrationen.
4. Eine Eliminationsrate der harnpflichtigen Substanzen innerhalb individuell ermittelter Grenzen, innerhalb derer die
   Nebenwirkungen der Behandlung minimal sind.

Zusammengefaßt soll, unterstützt durch mathematische Simulation
des Stoffaustauschs, eine Behandlung derart durchgeführt werden,
daß innerhalb möglichst kurzer Zeit die Konzentration harnpflichtiger Substanzen auf eine bei allen Patienten gleiche Gewebekonzentration abgesenkt werden soll, ohne daß unerwünschte
Nebenwirkungen auftreten.

Beschreibung des Modells

Das mathematische Modell, mit dem der Stoffaustausch durch die
Behandlung simuliert werden kann, baut auf einer vereinfachten
Vorstellung des physiologischen Systems "Patient - künstliche
Niere" auf, dessen wichtigste Eigenschaften es beschreibt.

Die Flüssigkeitsräume des Organismus werden durch ein 4-Kompar-
timentsystem, bestehend aus Intrazellularraum, interstitiellem
Raum, Plasmaraum und Erythrozytenraum, dargestellt. Aus dem
Plasma werden alle Stoffe, welche die Membran zu durchdringen
vermögen, gemäß ihres Austauschmechanismus abgegeben (6). Das
Modell beschreibt den Austausch von Harnstoff, Kreatinin, Kalium Chlorid, Bikarbonat, Azetat, pH-Ionen und Wasser zwischen
Plasma und Blutfilter und zwischen den Flüssigkeitsräumen des
Organismus. Die Einbeziehung der Elektrolyte macht es erforderlich, auch den aktiven und passiven Ionentransport an der Zellmembran mathematisch zu beschreiben. Dies ist zwar mit einem
größeren Rechenaufwand verbunden, der über die Leistungsfähigkeit von Taschenrechnern hinaus geht (3), andererseits bietet
dies aber den großen Vorteil, daß auch Änderungen der Osmolarität und der Ionenkonzentration beschrieben werden, die unter
der Dialyse entscheidend für die unerwünschten Nebenwirkungen
der Behandlung verantwortlich zu machen sind (1,2,5,9,10).
Ferner kann dadurch der Austausch von Kalium beschrieben werden,
dessen Umsatz wichtige Hinweise auf die Nahrungsgewohnheiten
der Patienten gibt (7).

Weitere interessierende Stoffe wie Vitamin B_{12}, Mittelmoleküle,
Inulin, Phosphat, Sulfat und Kalzium können in das Modell ein-
bezogen werden, sofern ihre Verteilungsräume und Transportei-
genschaften bekannt sind.

Auf die mathematische Definition und Beschreibung des Stoffaustauschs kann hier im einzelnen nicht eingegangen werden. Diese
ist an anderer Stelle beschrieben worden (3,10,11,12).

Seitens des zu untersuchenden Patienten benötigt das Modell Angaben (Tabelle 1) über:

- Plasmakonzentrationen vor der Behandlung
- Körpergewicht (Gesamtkörperwasser)
- Grad der Überwässerung
- Hämatokrit
- Residuelle Nierenfunktion

Seitens der künstlichen Niere sind folgende Angaben erforderlich:

- Art des Detoxikationsverfahrens (z.B. Hämodialyse, Hämofil-
  tration, Rezirkulationsverfahren)
- Aktueller Blutfluß
- Dialysatfluß/Filtratfluß
- Zusammensetzung des Dialysats bzw. der Substitutionslösung
- In-vivo-Clearance des Blutfilters
- Transmembrandruck

Das Modell, das die Lösung von 20 Differentialgleichungen erfordert, wurde zunächst für einen mittleren Prozeßrechner AEG
80/20 programmiert. Durch Vereinfachung des Modells und Weiterentwicklung der Mikroprozessortechnik kann das Modell heute auf
einem sog. Mikrocomputer gerechnet werden (11). Eine solche
Recheneinheit ist heute bereits billiger als ein Dialysegerät.

```
 1. DIALYSEMETHODE:            HD
 2. NAME,VORNAME:              ,
 3. DATUM (TT.MM.JJ):
 4. KOERPERGEWICHT [KG]:       70.
 5. SOLLGEWICHT [KG]:          68.
 6. HAEMATOKRIT [%]:           0.3
 7. PCO2 [MMHG]:               35.
 8. PH                         7.35
 9. ANF-KONZ: NATRIUM [MMOL/L]:    142.
10.           KALIUM [MMOL/L]:     5.4
11.           CHLORID [MMOL/L]:    106.
12.           HARNSTOFF[MMOL/L]:   17.
13.           KREATININ[UMOL/L]:   1200.
14.           VITB12 [%]:          100.
15. DIALYSAT:                  DK44
16. DIALYSATOR:                D10
17. TRANSMEMBRANDRUCK [MMHG]:  60.
18. BLUTFLUSS [ML/MIN]:        180.
19. DIALYSATFLUSS [ML/MIN]:    300.
20. DIALYSEDAUER [ST]:         5.
21. KOMMENTAR:
KORREKTUR (0=NEIN/NR.) ? _
```

Tabelle 1. Dateneingabe an den Rechner

Tabelle 2. Tabellarische Ausgabe der Endkonzentrationen und ausgeschiedene Substanzmengen am Ende der Behandlung

```
   M O D E L L R E C H N U N G         - HAEMODIALYSE -
                                     DIALYSEDAUER  5.0 STUNDEN

   NAME: ,                    DATUM:


                   VOR     NACH            DIALYSAT        DK44
KOERPERGEWICHT     70.0    69.2  KG        DIALYSATOR      D10
HAEMATOKRIT        .300    .312           BLUTFLUSS       180.  ML/MIN
BASENUEBERSCH.     -5.64   -1.48 MMOL/L   DIALYSATFLUSS   300.  ML/MIN
PCO2               35.0    35.0  MMHG     TRANSMEMBR.DR.   60.  MMHG
PH                 7.35    7.42


                   VOR     NACH            AUSGESCHIEDENE MENGEN
NATRIUM           142.0   139.8  MMOL/L        210.0  MMOL
KALIUM              5.4     4.0  MMOL/L         85.2  MMOL
CHLORID           106.0   105.0  MMOL/L        146.5  MMOL
HCO3               19.0    22.2  MMOL/L         97.3  MMOL
HARNSTOFF          17.0     7.2  MMOL/L         22.3  G
KREATININ        1200.0   595.6  UMOL/L          2.2  G
VITB12            100.0    65.8  %              16.1  %

[CR] = ANWAHL ENTSCHEIDUNGS-KATALOG
```

Die Rechenzeit beträgt 45 s. Die Ergebnisse können auf Bildschirm und als Kurvenverlauf gedruckt ausgegeben werden. Die Bedienung des Rechners erfolgt im Dialog und erfordert keinerlei Spezialkenntnisse in der Datenverarbeitung (Tabellen 1 u. 2).

Die durch die Modellrechnung numerisch (Tabelle 2) oder graphisch ausgegebenen Informationen sind:

1. Der zeitliche Verlauf der <u>Konzentrationen</u> aller erfaßten Stoffe in allen Kompartimenten.
2. Der zeitliche Verlauf der mit Hilfe des Behandlungsverfahrens ausgeschiedenen <u>Mengen</u> dieser Stoffe. Beim Acetat die aufgenommene Menge.
3. Änderungen der <u>Osmolarität</u> und die hierdurch ausgelösten <u>Flüssigkeitsverschiebungen</u> zwischen dem Intra- und Extrazellularraum, ausgedrückt als relative oder absolute Volumenveränderung.

Berechnungen des Modells

Harnpflichtige Substanzen

Die Abb. 1,2 und 3 zeigen den berechneten Verlauf für die Plasmakonzentrationen und die ausgeschiedenen Mengen für Harnstoff, Kreatinin und Kalium. Die angestrebte Endkonzentration ist auf der Ordinate durch eine deutlich erkennbare Markierung angezeigt. Die Mengenangaben für Harnstoff und Kalium geben einen guten Hinweis auf die Nahrungsaufnahme des Patienten. Die angestrebte Endkonzentration für diese Substanzen kann somit über Änderungen der Austauschparameter bei der Dialyse und über die Nahrungszufuhr reguliert werden. Die Auswirkungen geänderter Dialyseparameter können dann durch erneute Berechnungen kontrolliert werden.

Säure-Basen-Haushalt

Der ausreichende, aber nicht überschießende Ausgleich der metabolischen Acidose ist eine wichtige Aufgabe der Dialysebehandlung. Beim herkömmlichen Verfahren wird dem Patienten Bikarbonat entzogen und Azetat zugeführt. Erst durch Metabolisierung des Azetats wird der Bedarf an Bikarbonat ausgeglichen. Eine verminderte Metabolisierungsrate des Azetats kann zu einer Azetatintoxikation mit unerwünschten Nebenwirkungen führen (2). Wie die Abb. 4-6 zeigen, wird der Austausch von Bikarbonat und Azetat sowie der Basenüberschuß ebenfalls vom Modell beschrieben. Hierbei stützt sich der Verlauf der Plasmabikarbonatkonzentration auf eine angenommene, oder im Einzelfall z.B. mit Hilfe von Messungen des Azetats bestimmte maximale individuelle Metabolisierungsrate. Auch hier können durch Variation der Dialyseparameter in Verbindung mit der klinischen Beobachtung der Nebenwirkungen die Grenzwerte für den Stoffaustausch ermittelt werden, bei deren Überschreiten mit Nebenwirkungen zu rechnen ist.

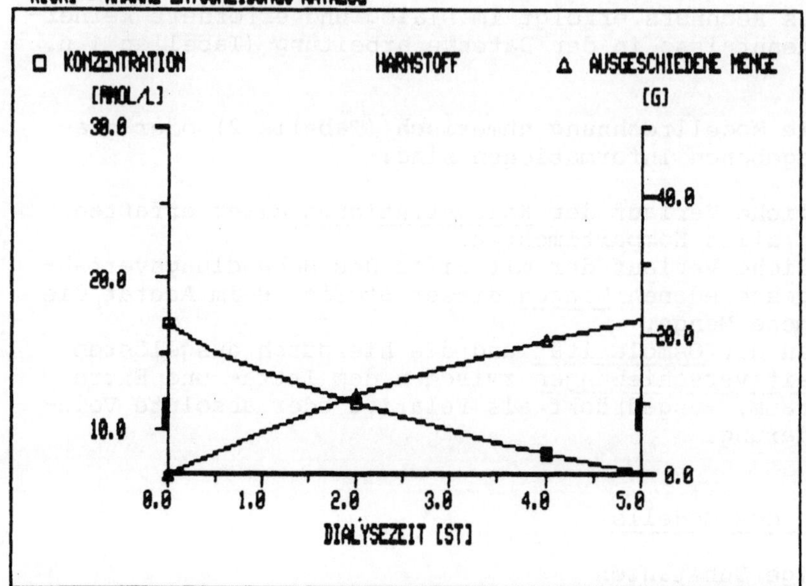

Abb. 1. Graphische Ausgabe des Verlaufs der Plasmakonzentration und der ausgeschiedenen Menge für Harnstoff

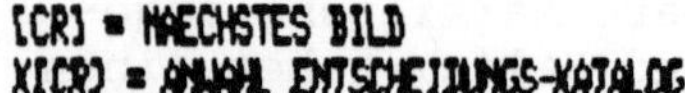

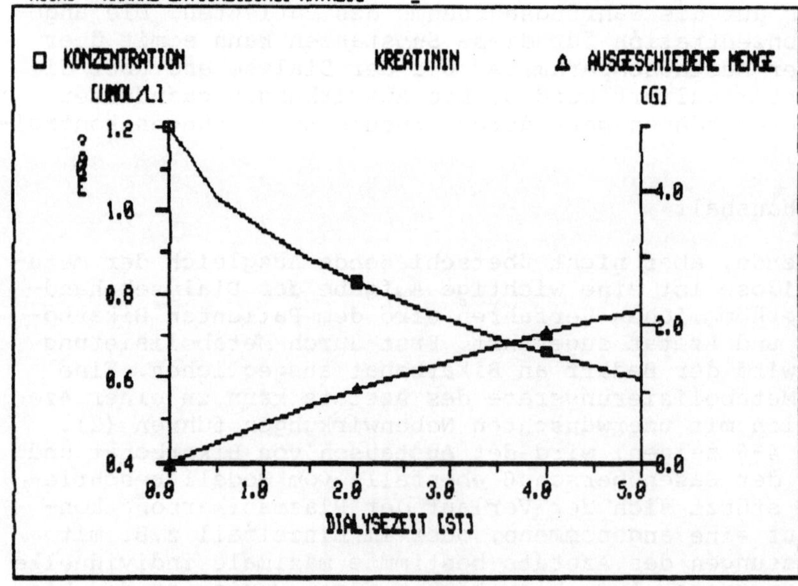

Abb. 2. Graphische Ausgabe des Verlaufs der Plasmakonzentration und der ausgeschiedenen Menge für Kreatinin

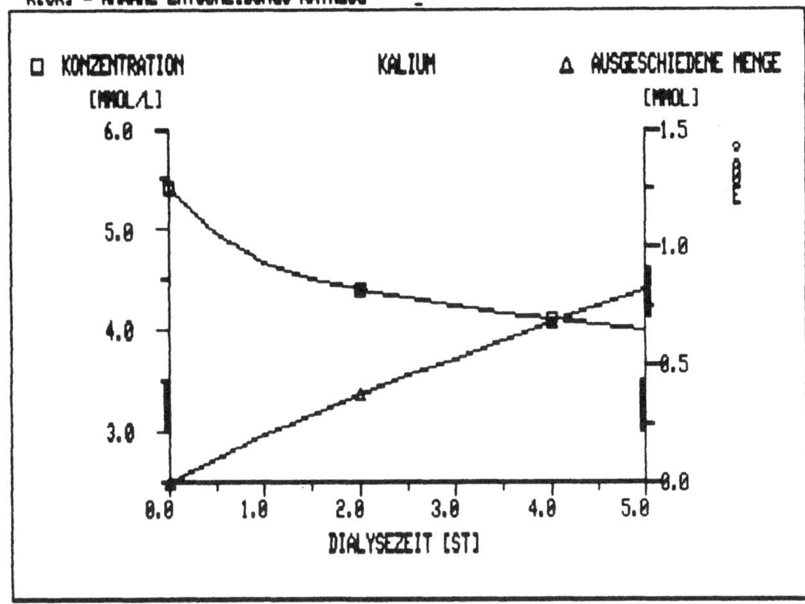

<u>Abb. 3.</u> Graphische Ausgabe des Verlaufs der Plasmakonzentration und der ausgeschiedenen Menge für Kalium

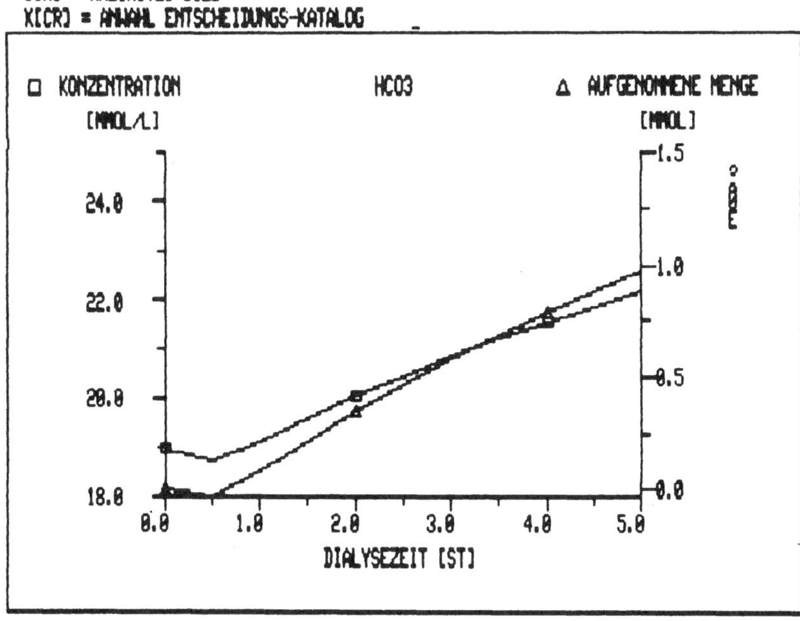

<u>Abb. 4.</u> Graphische Ausgabe des Verlaufs der Plasmakonzentration und der aufgenommenen Menge von Bikarbonat

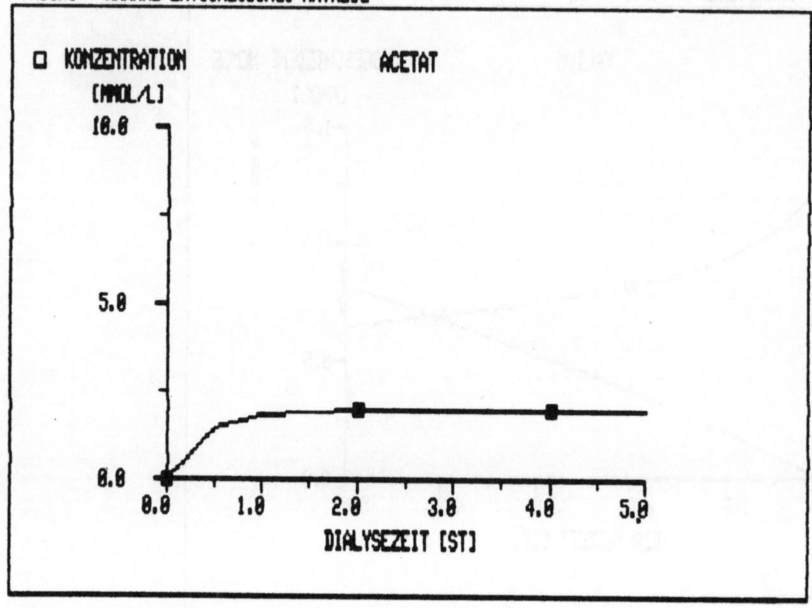

Abb. 5. Graphische Ausgabe des Verlaufs der Plasmakonzentration des Azetats unter Berücksichtigung einer empirisch ermittelten metabolischen Rate

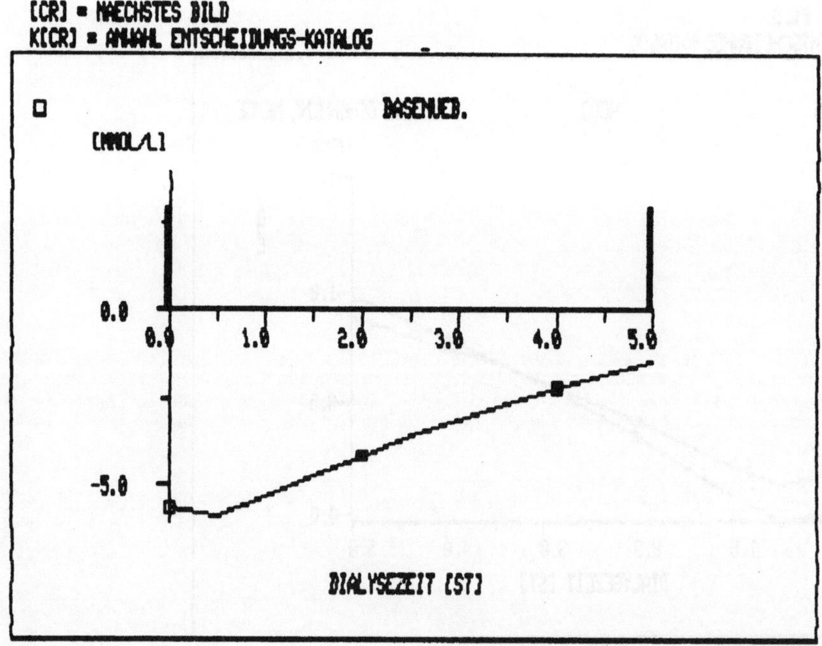

Abb. 6. Graphische Ausgabe des Verlaufs des Basenüberschusses

Volumenverschiebungen

Durch die Behandlung ausgelöste selektive Änderungen der Osmolarität besonders zwischen Intra- und Extrazellularraum können
zu Nebenwirkungen im Sinne eines Dysäquilibriumsyndroms führen.
Die Größe dieser Volumenverschiebungen ist von der Änderung der
Osmolarität pro Zeiteinheit abhängig. Die Volumenverschiebungen
werden vom Modell, wie die Tabelle 3 zeigt, ebenfalls beschrieben. Im dargestellten Fall zeigt sich infolge Senkung der extrazellulären Natriumkonzentration bei einer Ultrafiltration von
870 ml eine geringe Zunahme des Intrazellularraums um 370 ml.

Untersuchungen an 100 Dauerdialysepatienten

Einen Überblick über die interindividuelle Streubreite der
Stoffaustauschbedingungen gibt eine Untersuchung einer Stich-
probe von 100 Dialysepatienten. Als für den Stoffaustausch
wichtigste Bedingungen seitens der Patienten zeigt die Abb. 7
die Häufigkeitsverteilungen der Körpergewichte und der verfügbaren Shuntvolumina dieser Patienten. Die Shuntvolumina, die
für den Stoffaustausch zur Verfügung stehen, sind unter den
Bedingungen gemessen worden, daß zwischen der arteriellen Nadel
und der Blutpumpe im Schlauchsystem ein negativer Druck (50
mmHg) besteht. Für den individuellen Fall ist es durchaus denkbar, daß ein Patient mit hohem Körpergewicht ein besonders
niedriges Shuntvolumen aufbringt, so daß eine in einem großen
Volumen verteilte Stoffmenge (z.B. Harnstoff) nur mit längerer
Behandlungszeit in ausreichendem Maße entfernt werden kann.

Die bei diesen Patienten innerhalb einer Dialysezeit von 5 - 8
h entfernten und mit Hilfe des Modells ermittelten Mengen von
Harnstoff, Kreatinin, Natrium und Kalium zeigen die Abb. 8 und
9. Die im Mittel ausgeschiedenen Mengen betragen für Harnstoff
48 ± 18 g, für Kreatinin $3,2\pm1$ g, Natrium 340 ± 179 mval und Kalium
111 ± 35 mval.

Präzision der Modellrechnung

Es liegt nahe, daß die Zuverlässigkeit der vom Modell errechneten Werte entscheidend von der Genauigkeit der Eingabe, hier
besonders der Labormessungen zu Beginn der Dialyse, der Angabe
über die Dialysatorclearance und den Blutfluß abhängt. Hier hat
die Datenverarbeitung - wie so oft - den guten erzieherischen
Effekt, daß sie zu exakter und vollständiger Erfassung der ein-
zugebenden Meßwerte zwingt.

Die Clearancewerte der Dialysatoren sind daher zu überprüfen,
da von den Herstellern meist In-vitro-Werte angegeben werden,
die größer sind als In-vivo-Werte. Beim Blutdurchfluß ist eine
Eichung der Blutpumpe mit dem verwendeten Schlauchsystem, die
in regelmäßigen Zeitabständen wiederholt werden muß, ausreichend.

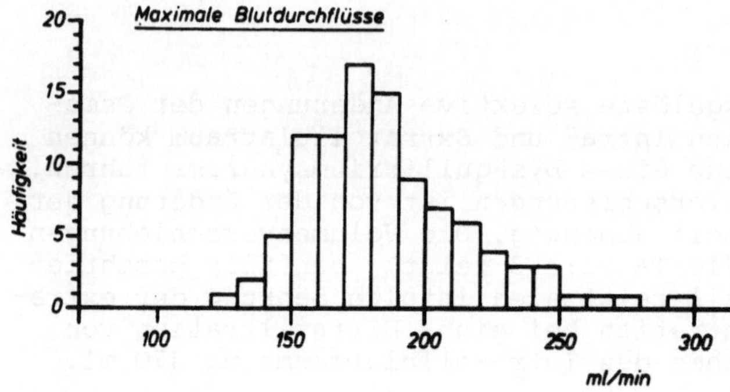

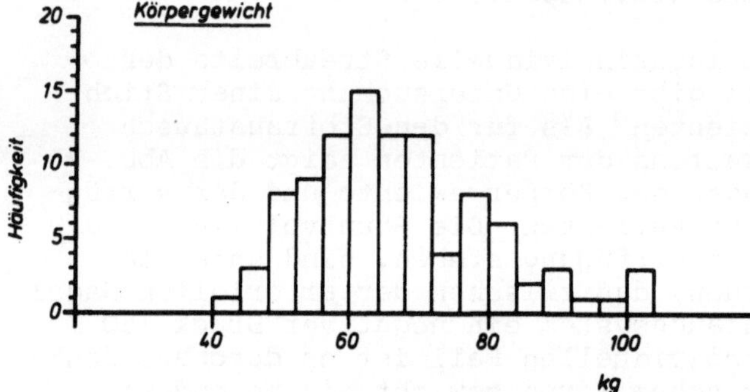

__Abb. 7a,b.__ Häufigkeitsverteilungen (a) der Blutflüsse im extrakorporalen Kreislauf und (b) der Körpergewichte bei 100 Patienten im Dauerdialyseprogramm

__Tabelle 3.__ Numerische Ausgabe der berechneten Volumenänderungen im Verlauf der Dialyse (Dialysedaten wie in Tabelle 1 und 2)

ZEIT ST	KOERPERGEW. KG	INTRAZ. VOL. L	EXTRAZ. VOL. L	BLUTVOL. L	HAEMATOKRIT L
0.0	70.00	24.22	16.98	5.60	.300
.5	69.91	24.27	16.85	5.58	.301
1.0	69.83	24.32	16.73	5.55	.302
1.5	69.74	24.37	16.61	5.53	.304
2.0	69.65	24.41	16.50	5.51	.305
2.5	69.56	24.44	16.39	5.49	.306
3.0	69.48	24.48	16.27	5.47	.307
3.5	69.39	24.51	16.16	5.45	.308
4.0	69.30	24.54	16.06	5.42	.310
4.5	69.21	24.57	15.95	5.40	.311
5.0	69.13	24.59	15.84	5.38	.312

[CR] = ANAHL ENTSCHEIDUNGS-KATALOG

__Abb. 9a,b.__ Häufigkeitsverteilungen der mit Hilfe des Modells ermittelten Ausscheidungsmengen von (a) Natrium und (b) Kalium bei 100 Dauerdialysepatienten ▶

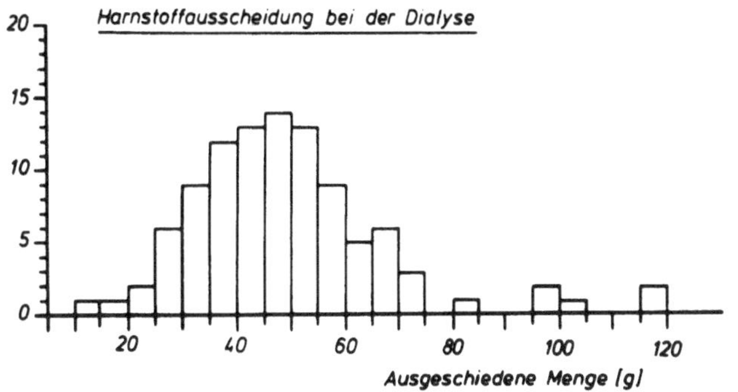

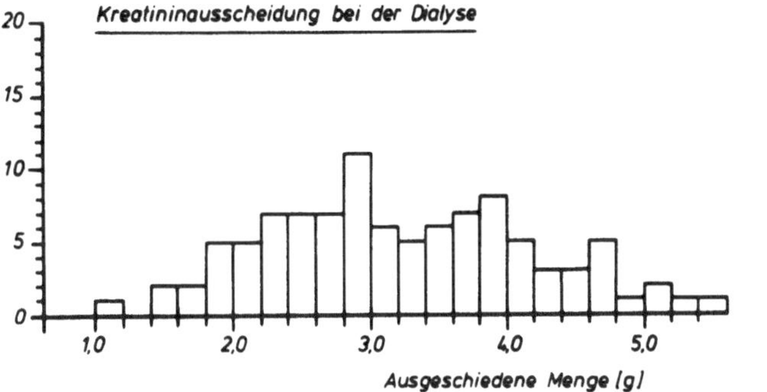

<u>Abb. 8a,b.</u> Häufigkeitsverteilungen der mit Hilfe des Modells ermittelten Ausscheidungsmengen von (a) Harnstoff und (b) Kreatinin bei 100 Dauerdialyse-patienten

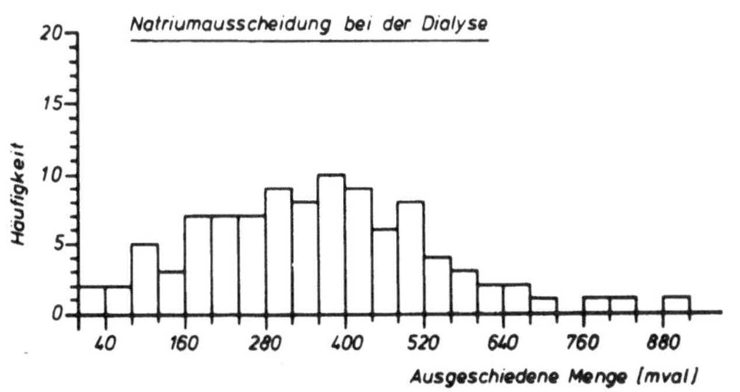

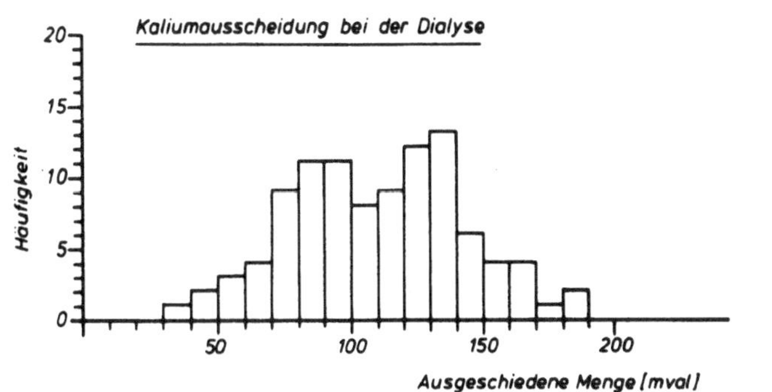

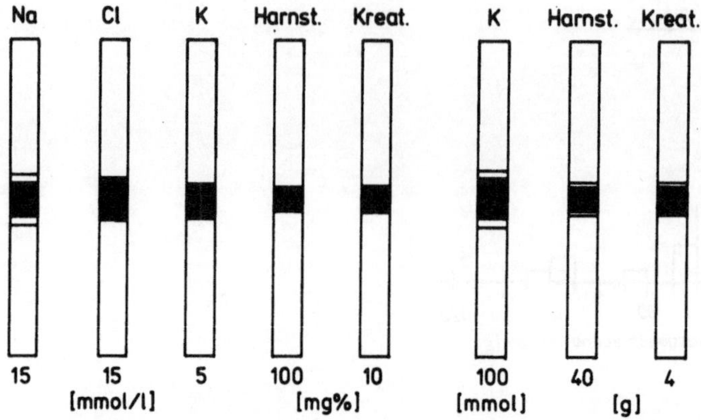

Abweichung zwischen Rechnung und Messung :

$$s = \text{Standardabweichung von } X = X_{Messg.} - X_{Rechg.}$$

Abb. 10. Abweichungen zwischen mit dem Modell errechneten und gemessenen Werten. 5 linke Säulen: Endkonzentrationen; 3 rechte Säulen: ausgeschiedene Mengen; schwarze Markierung: Standardabweichung; Zahlen unter den Säulen geben die Höhe der Säule in der angegebenen Einheit (z.B. mmol/l) an

Unter diesen Voraussetzungen sind die Abweichungen zwischen gemessenen und errechneten Werten gering (Abb. 10), die Meßwerte sind symmetrisch um die errechneten Werte verteilt. Insgesamt ist die Genauigkeit der errechneten Werte somit nicht geringer als die Genauigkeit der Laborwerte.

Schlußbetrachtung

Mit Hilfe mathematischer Simulation des Stoffaustausches, basierend auf den Plasmakonzentrationswerten vor der Behandlung und den Kenndaten des Patienten, und des gewählten Dialyseverfahrens kann der Stoffaustausch bei der Behandlung hinreichend genau beschrieben werden. Zusätzliche, zu einem unerwünschten Blutverlust führende Laboruntersuchungen zur Bestimmung der Endkonzentrationen bei Abschluß der Behandlung oder Bestimmungen der ausgeschiedenen Mengen an harnpflichtigen Substanzen im Dialysat oder Filtrat sind nicht notwendig. Diese errechneten, sonst nur durch zusätzliche Untersuchungen zu gewinnenden Werte können somit bei jeder Routinekontrolle der Laborwerte für jeden Patienten mitgeliefert werden.

Das von uns beschriebene Modell erlaubt nicht nur die quantitative Bestimmung einiger harnpflichtiger Substanzen, sondern auch die Bestimmung des Elektrolyt- und Säure-Basen-Haushaltes, hier besonders der osmotisch bedingten Flüssigkeitsverschiebungen zwischen den Flüssigkeitsräumen des Organismus. Durch Beschreibung des Elektrolyt-und Säure-Basen-Haushaltes gelingt es auch, die Grenzen der Dialysebehandlung quantitativ zu erfassen, bei deren Überschreiten unerwünschte Nebenwirkungen (Dysequilibriumsyndrom) auftreten (5).

Durch Anwendung der Modellrechnung wird für den Arzt der Stoffaustausch bei jedem Patienten individuell überschaubar. Die für
den Stoffaustausch entscheidenden Größen wie Körpergewicht des
Patienten, Blutfluß, Konzentrationsgradient an der Dialysator-
membran, die bei jedem Patienten unabhängig voneinander variieren können, lassen sich sonst im Einzelfall kaum in ihrer sum-
marischen Auswirkung auf den Stoffaustausch abschätzen.

Die Möglichkeit, die Behandlung so auszurichten, daß bei allen
Patienten eine vergleichbare Endkonzentration der harnpflichtigen Substanzen erreicht wird, erlaubt eine Gleichbehandlung
aller Patienten hinsichtlich der Toxizität der zu eliminieren-
den Retentionsprodukte. Eine Gleichbehandlung hinsichtlich der
Behandlungszeit könnte dann aber nur durch Veränderung der anderen Dialyseparameter angestrebt werden, wäre aber generell
infolge der großen interindividuellen Unterschiede nicht gegeben.

Da das Modell jedoch eine quantitative Simulation des Stoffaustausches nur für die von ihm zur Zeit beschriebenen Substanzen
ohne Anspruch auf Vollständigkeit erlaubt, bleibt es weiterhin
der ärztlichen Entscheidung vorbehalten, die Höhe der im Patienten verbleibenden Restkonzentrationen dieser harnpflichtigen
Substanzen (z.B. des Harnstoffs) festzulegen. Das Modell liefert eine Beschreibung des tatsächlichen Stoffaustauschs, macht
aber keine Vorschriften über die Art der Behandlung. Auch kann
das hier beschriebene mathematische Modell nur als ein erster
Versuch angesehen werden, den Austausch einiger weniger Substanzen zu beschreiben, deren Eigenschaften hinreichend bekannt
und damit auch mathematisch formulierbar sind. Falls die Austauschparameter an den zu durchwandernden Membranen bekannt
sind, können jedoch alle möglichen anderen Substanzen ebenfalls
beschrieben und in die Modellrechnung integriert werden. Soge-
nannte Mittelmoleküle können somit noch nicht berechnet werden,
da weder ihre Identität noch ihre klinische Bedeutung noch ihre
kinetischen Eigenschaften hinreichend bekannt sind.

Die Anwendung des Modells in der Praxis hat gezeigt, daß es
sehr gut geeignet ist, durch Beschreibung der regelmäßig ausgeschiedenen Quantitäten von Kalium und Harnstoff die Nahrungsgewohnheiten der Patienten zu erkennen. Hierdurch erübrigen
sich umständliche Befragungen der Patienten, die ohnehin oft
nur unklare Auskünfte über ihre Eßgewohnheiten geben. Längsschnittuntersuchungen einiger Patienten über mehrere Jahre
haben gezeigt, daß die Nahrungsaufnahme eines Einzelpatienten
bei sehr erheblichen interindividuellen Unterschieden in der
Regel über lange Zeit konstant bleibt. Zeigt sich hingegen bei
einem solchen Patienten plötzlich eine merklich über das Gewohn-
te hinausgehende Harnstoffproduktion, kann dies ein Hinweis auf
einen erhöhten Katabolismus sein. Die Größe der Kreatininaus-
scheidung gibt einen Hinweis auf die Muskelmasse des Patienten.

Die Simulation des Wasser-, Elektrolyt- und Säure-Basen-Haushaltes ermöglicht in Zusammenhang mit den klinischen Beobachtungen die Festlegung der maximalen, einem Patienten zumutbaren
Austauschrate unterhalb der Schwelle von Dysequilibriumerschei-

nungen oder Zeichen der Azetatintoxikation. Wenn das Dialysatnatrium um mehr als 10 mval/l niedriger ist als das Plasmana-
trium, ist bei hoher Austauschrate ein Dysäquilibrium mit Flüs-
sigkeitseinstrom in den Intrazellularraum so gut wie sicher
(1). Wird ein solcher Patient zudem noch stark ultrafiltriert,
kann es durch gleichzeitige Flüssigkeitsverschiebung nach außen
durch Ultrafiltration und in den Intrazellularraum durch selektive Senkung der extrazellulären Osmolarität zum Kollaps kommen.
Eine Azetatintoxikation kann bei hoher Austauschrate und geringer Metabolisierungsrate entstehen. In beiden Fällen können
diese Nebenwirkungen durch Senkung der Austauschrate (z.B. Verminderung des Blut- oder Dialysatflusses) vermindert werden.
Das Modell hilft hier, die maximale, ohne Nebenwirkungen tole-
rierbare Austauschrate festzulegen. Die Vermeidung von Nebenwirkungen stellt sich als besondere Aufgabe bei sog. Akutdialysen bei bisher nicht behandelten Patienten oder bei temporärem
Nierenversagen.

Bei Dauerdialysepatienten genügt es im allgemeinen, nach mehr-
facher Simulation des Stoffaustauschs ein individuelles Behandlungsverfahren festzulegen. Erst wenn sich Hinweise auf eine
unzureichende Blutdetoxikation oder auf unerwünschte Behand-
lungseffekte ergeben, ist eine erneute Kontrolle und Neuein-
stellung mit Hilfe der Modellrechnung notwendig. Es ist daher
auch nicht notwendig, die Simulation des Stoffaustauschs immer
nur vor einer Behandlung vorzunehmen. Auch retrospektiv können
die ermittelten Daten verwertet werden.

Soll das Behandlungsverfahren gewechselt werden (z.B. Übergang
von Hämodialyse zur Hämofiltration oder zum Rezirkulationsverfahren), lassen sich die für einen bestimmten geforderten Stoffaustausch äquivalenten Parameter berechnen.

Durch weitere Verbesserung der Technik der Datenverarbeitung
läßt sich auch ein neuer Typus an Dialysegeräten denken, bei
dem eine Recheneinheit integriert ist. Mit Hilfe digital einge-
gebener Daten (z.B. Körpergewicht, aktueller Blutfluß, Hämatokrit, Überwässerung, Dialysatorclearance, elektrische Leitfähig-
keit) kann der Dialyseverlauf vom Gerät selbst voraus berechnet
und die notwendige Dialysezeit unter Berücksichtigung der maximal tolerierbaren Clearance dem Patienten angegeben werden. Die
Dialyse kann dann, dies gilt besonders für sog. Akutdialysen,
bedarfsgerecht durchgeführt werden.

Zusammengefaßt glauben wir, daß die mathematische Simulation
des Stoffaustauschs bei der Dialysebehandlung eine leicht er-
lernbare, wenig aufwendige Methode ist, welche mehr quantitative Betrachtungsweisen in den Vordergrund rückt, die Wahl der
Behandlungsform weniger irrational treffen läßt und ein Schritt
hin zu einer individuell und dem tatsächlichen Bedarf angepaß-
ten Dialysebehandlung ist.

Literatur

1. Gürich W, Mann H, Stiller S (1980) Sodium elimination and changes in the EEG during dialysis. Artif Organs (Suppl) 3:94-97
2. Hampl H, Paeprer H, Fischer C, Ryzlewicz I, Unger W, Cambi V, Kessel M (1980) Hemodynamic studies, acid base status and osmolality in different hemodialysis procedures. Artif Organs (Suppl) 3:81-85
3. Lewis FD (1978) Optimization of dialysis treatment conditions using a programmable calculator. Proc ESAO 5:182-185
4. Mann H, Stiller S, Gürich W (1979) Kontrollierte Dialysetherapie mit Hilfe mathematischer Simulation des Stoffaustauschs. Nieren Hochdruckkr 8:44-50
5. Mann H, Stiller S, Homburg A (1980) Bedarfsgerechte Dialysetherapie. 7. Symposium. Aktuelle Probleme der Dialyseverfahren, Innsbruck 1980 C. Bindernagel Verlag, Friedberg
6. Popovich RP, Hlavinka DJ, Bomar JB, Moncrief JW, Decherd JF (1975) The consequences of physiological resistances on metabolite removal from the patient - artificial kidney system. Trans Am Soc Artif Intern Organs 21:108-116
7. Stiller S, Mann H (1979) The effect of net - ultrafiltration on ion mass transfer in artificial kidney therapy. Proc ESAO 6:175-179
8. Stiller S, Mann H, Gürich W (1978) Computer assisted control of dialysis therapy. Proc Eur Dial Transplant Assoc 15:588-599
9. Stiller S, Mann H, Gürich W (1978) Theoretical aspects of various ultrafiltration methods in artificial kidney therapy. Artif Organs 2:137-140
10. Stiller S, Gürich W, Mann H (1978) Simulation of water und electrolyte exchange during different strategies of hemodialysis and ultrafiltration therapy. Proc ESAO 4:147-167
11. Stiller S, Mann H, Raab F (1980) Microcomputer zur Planung und Kontrolle der Dialysetherapie. Biomed Technik 25:98
12. Stiller S, Mann H, Raab F (1980) Microprocessor based universal dialysis calculator for individualization of artificial didney therapy. Int Cong Med Inf Tokyo 1980. In: Lindberg DAB, Kaihara S (eds) medinfo 80. North-Holland Publ. Comp., Amsterdam, pp 534-537

Diskussion

Klinkmann: Stimmen Sie zu, daß zum gegenwärtigen Zeitpunkt gesichert lediglich Natrium und Wasser prognostischen Wert auf den Verlauf der Dialysebehandlung als Modellierung haben im Hinblick auf die Dialysenebenerscheinungen? Alle darüber hinaus gesammelten Angaben dürften doch mehr den Wert einer retrospektiven Datensammlung haben, die allerdings für die Auswertung insgesamt retrospektiv unbestreitbar ihren Wert hat.

Mann: Neben dem Salz-Wasser-Haushalt würde ich auch der Beschreibung des Säure-Basen-Haushalts einen prospektiven Wert bei der Dauerdialyse zuschreiben. Bei sog. Akutdialysen mögen auch einige der anderen Parameter prognostisch verwertet werden können.

Baldamus: Ich möchte dem Kommentar von Herrn Klinkmann sowie der Antwort von Herrn Mann widersprechen, daß die vorgestellten Modellrechnungen bei Salz und Wasser einen Wert haben. Ihr Modell zeigt Ihnen natürlich in exakter graphischer Darstellung, daß Ihre Eingaben dem Programm des Computers entsprechen. Aber gerade für Wasser und Salz beruhen Ihre Eingaben doch auf sehr unterschiedlichen Daten.

Mann: Die Modellrechnung stützt sich auf physiologische Daten über den
Austausch von Wasser und Elektrolyten. Die Aussagen des Modells sind bisher
hinsichtlich der Plasmakonzentration und der ausgeschiedenen Menge an
Elektrolyten sowie der ausgeschiedenen Flüssigkeitsmengen überprüft worden.
Hier findet sich eine gute Übereinstimmung zwischen gerechneten und gemes-
senen Werten. Die Größenordnung der Flüssigkeitsverschiebungen zwischen den
Kompartimenten ist von uns bisher nicht durch Messungen überprüft worden.
Untersuchungen von Stone über die Flüssigkeitsverschiebungen stimmen aller-
dings auch quantitativ gut mit den Aussagen des Modells überein.

Kopp: Ich habe zwei Fragen:
1. Finden Sie Veränderungen der Wasserverschiebungen bei gleicher Natriumbilanz in Abhängigkeit verschiedener Anionenflüsse?
2. Haben Sie Informationen, inwieweit Harnstoff bei geschädigter Blut-Li-
   quor- und Hirnzell-Schranke, z.B. beim Schädel-Hirn-Trauma, nicht doch
   erhebliche Wasserverschiebungen verursacht?

Mann: Zu Ihrer ersten Frage: Das Modell beschreibt lediglich die Verschiebung der Anionen in ihrer Gesamtheit ohne Differenzierung, z.B. in Phosphat,
Sulfat etc. Veränderungen der Flüssigkeitsverschiebungen durch die Gesamtheit der nicht näher definierten Anionen sind mit Ausnahme von Chlorid und
Bikarbonat von uns bisher nicht untersucht worden. Zu Ihrer zweiten Frage:
Beim Schädel-Hirn-Trauma ist es durchaus möglich, daß der Harnstoff für ein
sog. Dysequilibriumsyndrom eine Rolle spielt. Der Liquorraum mit seinen
langen Diffusionswegen, die sich möglicherweise doch osmotisch auswirken,
ist leider vom Modell wegen Mangels an grundlegenden Daten in der Literatur
nicht erfaßt.

Graefe: Ich möchte mehrere Fragen stellen:
1. Warum streben Sie vergleichbare Serumspiegel von Substanzen am Ende der
   Dialyse an, obwohl bisher z.B. signifikante Korrelationen zwischen Kreatinin bzw. Harnstoff und anderen Parametern, wie Hämatokrit, Nervenleitgeschwindigkeit etc. nicht bekannt sind.
2. Ist es tatsächlich notwendig, bei Verwendung moderner sog. effektiver
   Dialysatoren solche Rechenmodelle zu verwenden? Ist nicht das wichtigere
   Problem die klinische Verträglichkeit bzw. Unverträglichkeit von Dialysen, während doch die klassischen Komplikationen der Urämie, wie z.B.
   die Neuropathie, kaum noch zu beobachten sind?
3. Warum modellieren Sie das Verhalten von Substanzen, die wir ohnehin laborchemisch messen können? Die Unsicherheit über Stoffwechsel und Ernäh-
   rungslage des Patienten läßt alle Modellberechnungen doch von vornherein
   problematisch erscheinen.

Mann: Zu Ihrer ersten Frage: Wenn es sich bei der Urämie um einen Intoxika-
tionszustand handelt, ist anzunehmen, daß die Toxizität durch die Konzentration einer oder mehrerer Substanzen verursacht wird. Sofern diese Substanzen bekannt sind, wäre es daher sinnvoll, bei allen Patienten die Konzentration dieser Substanzen auf ein vergleichbares Niveau zu senken. Für die
bekannten und vom Modell erfaßten Substanzen, deren toxische Wirkung zugegebenermaßen umstritten ist, kann dies mit Hilfe des Modells durchgeführt
werden. Ergänzend muß gesagt werden, daß das Modell lediglich eine Beschreibung des Austauschs für die erfaßten Substanzen und damit eine zusätzliche,
nicht ohne weiteres zu erzielende Information für den Arzt gibt. Es bleibt
weiterhin eine ärztliche Entscheidung, bis auf welche Höhe diese Substanzen
abgesenkt werden sollen oder ob eine solche Therapie vernachlässigt werden
kann. Das Modell liefert eine zusätzliche Information.

Jetzt zu Ihrer Frage 2: Wir haben es z.B. bei der Bikarbonatdialyse oder
bei Natriumproblemen seit einigen Jahren mit den unerwünschten Nebenwirkungen einer unphysiologischen, einer zu forcierten Behandlung zu tun. Ein
großer Vorteil des Modells ist unter Berücksichtigung der klinischen Symptomatik die Beschreibung der Grenzen der Behandlung, die nicht überschritten
werden dürfen, wenn man einen großen Teil der Nebenwirkungen vermeiden will.
Jetzt Ihre letzte Frage: Gerade die Zufuhr der betreffenden Substanzen kann
besser als durch jedes Diätgespräch mit Hilfe des Modells ermittelt werden,
da bei der Dialyse nur die Substanzmenge ausgeschieden wird, die mit der
Nahrung zugeführt oder metabolisch entstanden ist. Die laborchemische Bestimmung der ausgeschiedenen Stoffmenge dürfte hingegen weit aufwendiger
sein und sich erst recht nicht für die Dialysebehandlung eignen.

Die Abhängigkeit des Kreislaufverhaltens bei Volumenentzug vom Behandlungsverfahren. Ein Vergleich zwischen Ultrafiltration, Hämodialyse und Hämofiltration

K.M. Koch

Obwohl zur Zeit noch unklar ist, ob alle kurz nach Einführung der Hämofiltration diesem Behandlungsverfahren zugesprochenen Vorteile wirklich existieren, besteht Einigkeit darüber, daß die Hämofiltration im Hinblick auf die Kreislaufstabilität bei Volumenentzug der Hämodialyse überlegen ist (2,10,12). Diese Erkenntnis beruht auf klinischen Studien (2,10,12), die keine endgültige Aussage über die Ursachen für das unterschiedliche Kreislaufverhalten bei Volumenentzug während Hämodialyse und Hämofiltration erlauben.

Zur Klärung des Sachverhaltes führten wir eine Untersuchung durch, in der das Verhalten des gesamten peripheren Widerstands und der sympathischen Aktivität während reiner Ultrafiltration (UF), während Postdilutionshämofiltration (HF) sowie während Azetat- und Bicarbonathämodialyse miteinander verglichen wurde (3). 8 Patienten wurden während reiner UF, während HF und Hämodialyse mit Azetat als Dialysatpuffer (HDA), und 8 Patienten während HF, HDA und Hämodialyse mit Bicarbonat als Dialysatpuffer (HDB) untersucht. Die Zusammensetzung von Infusat und Dialysat während HF, HDA und HDB war identisch mit der Ausnahme, daß während HDB Azetat durch äquimolare Konzentrationen von Bicarbonat ersetzt wurde. Die Natriumkonzentration in Infusat und Dialysat betrug 140 mmol/l. Zur Berechnung des gesamten peripheren Widerstands aus mittlerem arteriellen Druck und Cardiac Index wurde das Herzzeitvolumen mittels Thermodilution bestimmt. Die Plasmanoradrenalinkonzentration, die radioenzymatisch bestimmt wurde, diente als Maß für die sympathische Aktivität. Der Volumenentzug während aller Behandlungen erfolgte linear und betrug bei jeder Behandlung eines jeden Patienten 3 kg/240 min. Die Ausgangsgewichte der einzelnen Patienten vor den jeweiligen Behandlungen waren konstant. Der Stoffaustausch kleinerer Moleküle während HF, HDA und HDB wurde insofern standardisiert, als die Harnstoffclearance während der drei Behandlungsformen im Bereich von 120 ml/min gehalten wurde.

Die Abbildungen 1 und 2 zeigen das Verhalten des mittleren arteriellen Drucks (MAP) der 2 Patientengruppen während der verschiedenen Behandlungsformen. Während HF und UF findet sich ein sehr stabiles Verhalten von MAP. Im Gegensatz dazu kommt es während HDA und HDB zu einem signifikanten Abfall. Dieser erscheint während HDB weniger ausgeprägt zu sein, jedoch besteht bei Behandlungsende kein signifikanter Unterschied zwischen HDA und HDB.

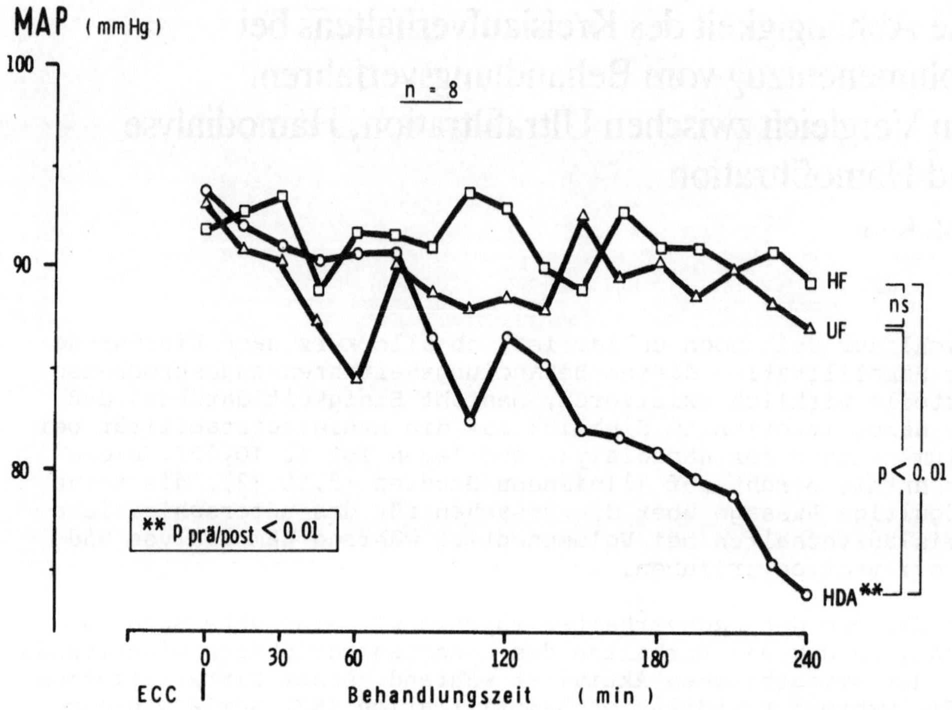

<u>Abb. 1.</u> Mittlerer arterieller Blutdruck (<u>MAP</u>) während HF, UF und HDA. Wiedergegeben sind die Mittelwerte von Messungen bei 8 Patienten während jeder Behandlungsform. <u>ECC</u> = extrakorporale Zirkulation ohne Ultrafiltration und Diffusion (3)

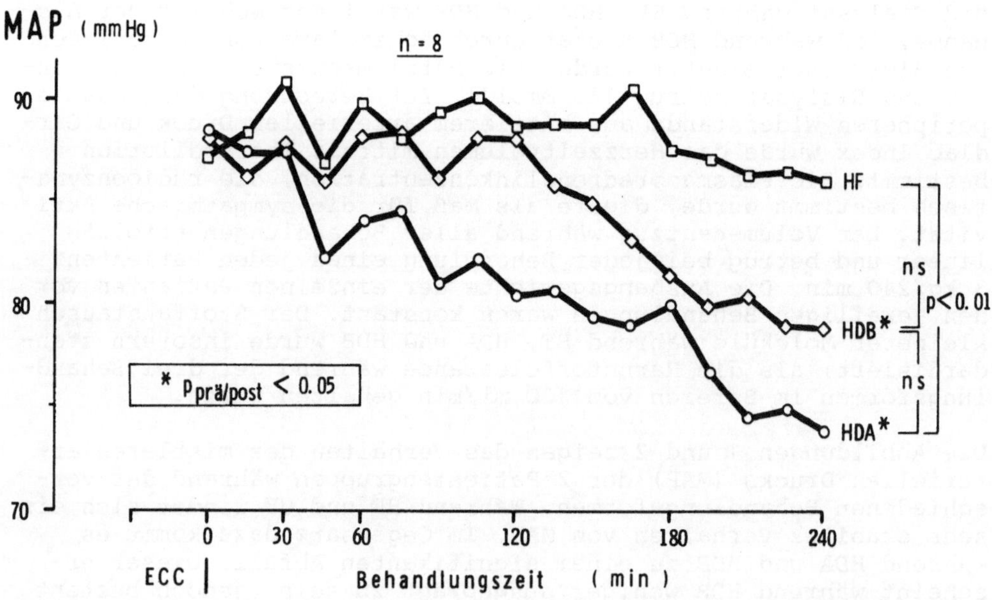

<u>Abb. 2.</u> Mittlerer arterieller Blutdruck (<u>MAP</u>) während HF, HDB und HDA. Wiedergegeben sind die Mittelwerte von Messungen bei 8 Patienten während jeder Behandlungsform (3)

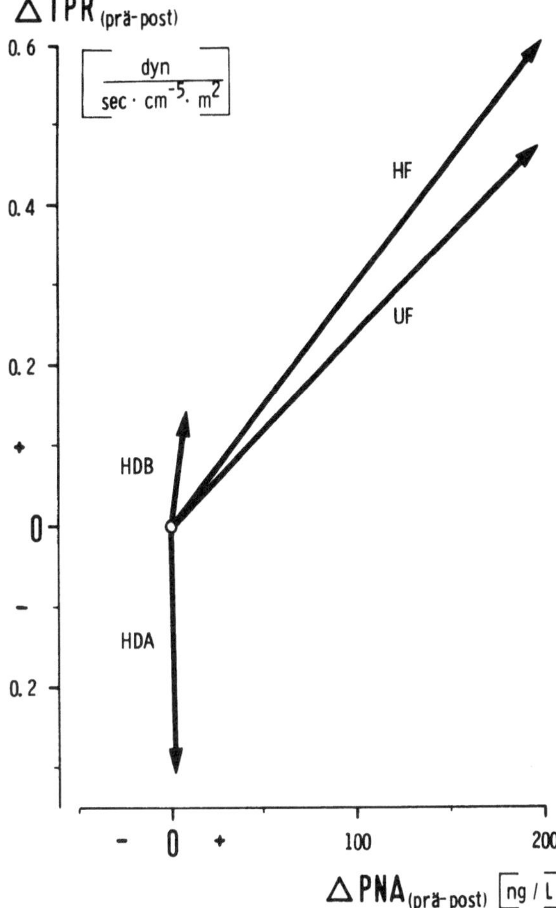

Abb. 3. Beziehung zwischen TPR und PNA bei UF, HF, HDA und HDB. TPR und PNA = mittlere Differenz zwischen Vor- und Endwerten von TPR und PNA. N = 8 für jede Behandlungsform

Abbildung 3 faßt die Ergebnisse unserer Untersuchung der die Behandlung begleitenden Veränderungen des gesamten peripheren Widerstands (TRP) und der Plasmanoradrenalin-(PNA-)Konzentration zusammen. Die mittleren Differenzen zwischen Ausgangs- und Endwert für TRP und PNA sind gegeneinander aufgetragen. Die Pfeile repräsentieren das Ausmaß der während der UF, HF, HDA und HDB beobachteten mittleren Veränderungen.

Volumenentzug während UF, die mit vernachlässigbarem Stoffaustausch einhergeht, führt zu einer qualitativ adäquaten Reaktion: PNA-Konzentration und TPR steigen an. Die Hämofiltration ist durch eine identische Reaktion gekennzeichnet. Dieses Verhalten erklärt die während beider Maßnahmen beobachtete Blutdruckstabilität.

Im Gegensatz zu HF und UF finden sich während HDA und HDB nahezu keine Veränderungen der PNA-Konzentrationen. Der während HDA zu konstatierende Abfall von TRP ist möglicherweise auf einen vasodilatorischen Effekt von Azetat (1) zurückzuführen. Der leichte Anstieg von TRP während HDB könnte Folge einer besseren Ansprechbarkeit der Noradrenalinrezeptoren sein. Die entgegengesetzten Veränderungen von TRP erklären die in klinischen Untersuchungen beobachtete, im Vergleich zur HDA bessere Blutdruckstabilität während HDB (6,7).

Die während UF und HF erhobenen Befunde belegen, daß terminal
niereninsuffiziente Patienten in der Lage sind, qualitativ -
wenn nicht sogar quantitativ - adäquat auf Volumenentzug zu
reagieren. Die während HDB und insbesondere bei HDA zu beobachtende Kreislaufinstabilität steht offenbar im Zusammenhang mit
dem Behandlungsverfahren selbst und ist nicht Folge von urämiebedingten Defekten des autonomen Nervensystems. Da die Harn-
stoffclearances während HF, HDA und HDB gleich waren, kann der
fehlende Anstieg der PNA-Konzentration während HDA und HDB
nicht auf eine gegenüber HF erhöhte Elimination von PNA zurückgeführt, sondern muß als Ausdruck einer verminderten sympathischen Reaktion auf Volumenentzug betrachtet werden. Die begleitenden inadäquaten Veränderungen von TRP sind die Folge dieser
gestörten sympathischen Reaktion.

Die Ergebnisse lassen nicht erkennen, auf welche Weise die
Hämodialyse mit der sympathischen Regulation von TRP interfe-
riert. Offenbar steht das beobachtete Phänomen nicht im Zusammenhang mit Unterschieden der bei Hämodialyse und Hämofiltration verwendeten Membranen. Dagegen sprechen vor allem die
stabilen Kreislaufverhältnisse während UF, bei der dieselbe
Zellulosemembran verwendet wurde wie bei HDA und HDB.

Auch ein möglicher kardiovaskulärer Effekt von Azetat kann
nach unseren Befunden nicht die alleinige Ursache für die hämodynamische Instabilität der Hämodialyse darstellen: Während HDB
waren dieselben Patienten weniger blutdruckstabil als während
HF mit Azetat als Infusatpuffer.

Es wurde diskutiert, daß die Unterschiede in der Kreislaufstabilität zwischen Hämofiltration und Hämodialyse möglicherweise
auf differente Veränderungen der Plasmaosmolarität zurückzuführen sind (9). Eine derartige Beziehung zwischen Hämodynamik,
bzw. sympathischer Reaktion und Veränderungen der Plasmaosmolarität bestand in unseren Untersuchungen nicht: Bei gleicher
Harnstoffclearance waren die Veränderungen der Plasmaosmolarität während HF, HDA und HDB nicht signifikant verschieden.

Trotz vergleichbarer Veränderungen der Plasmaosmolarität und
identischen Natriumkonzentrationen von Infusat und Dialysat
als auch identischen Gewichtsverlusten muß davon ausgegangen
werden, daß Unterschiede in der Natriumbilanz zwischen HF und
HDA, bzw. ᶜHDB bestanden. Ursache dafür ist die hohe Filtrations-
fraktion während Hämofiltration, die zu einer Verstärkung des
Donnan-Effekts und dadurch zu einem geringeren Verlust von
Natrium über die Hämofiltermembran führt (5). Wenn auch nicht
auszuschließen ist, daß dieser geringere Natriumverlust die
hämodynamische Stabilität verbessert, so erklärt er nicht die
zwischen HF und HDA bzw. HDB bestehenden Unterschiede in der
sympathischen Reaktion auf Volumenentzug. Wir konnten zeigen,
daß bei Hämodialyse ohne begleitende Ultrafiltration ein Wechsel der Dialysatnatriumkonzentration von 120 auf 140 mmol/l
keinen Effekt auf die PNA-Konzentration hatte (4).

Gegen eine vermehrte Elimination von hypothetischen, kreislauf-
aktiven, "mittelgroßen" Molekülen als Ursache für die bessere
Verträglichkeit der Hämofiltration spricht die Kreislaufstabi-

lität während UF, bei der die Elimination derartiger Moleküle
nur begrenzt gewesen sein kann. Die bessere Elimination kreis-
laufaktiver "mittelgroßer" Moleküle während Hämofiltration
kann nur dann eine Rolle spielen, wenn es sich nicht um Retentionsprodukte handelt, sondern um Substanzen, die während Hämodialyse und Hämofiltration gebildet werden.

Als eine weitere Ursache für die unterschiedliche hämodynamische Stabilität während Hämofiltration und Hämodialyse wurden
Differenzen der die Behandlung begleitenden Veränderungen des
arteriellen PCO_2 diskutiert (8). Unsere Untersuchungen lassen
keinen Zusammenhang zwischen den beobachteten Veränderungen
der PNA-Konzentration und TPR und dem arteriellen PCO_2 erkennen:
Während HDB und HF verhielten sich die PNA-Konzentration und
TRP unterschiedlich, obwohl der arterielle PCO_2 sich während
beiden Behandlungsformen nicht signifikant änderte. Weiterhin
war das Verhalten der sympathischen Aktivität während HDA und
HDB nicht unterschiedlich, obwohl der arterielle PCO_2 während
HDA signifikant abfiel.

Shaldon hat kürzlich die Vermutung geäußert (11), daß der sich
während Hämofiltration bildende Proteinbelag der Hämofiltermembran Ursache für das bessere Kreislaufverhalten während
dieses Behandlungsverfahrens sein kann. Eine derartige Sekundärmembran, die sich bei der Hämodialyse nicht bildet, könnte
Blut-Membran-Interaktionen mit möglichen konsekutiven Effekten
auf die Kreislaufregulation verhindern. Zur Zeit liegen noch
keine experimentellen Untersuchungen zur Überprüfung dieser
interessanten Hypothese vor. Abschließend möchte ich unsere
Ergebnisse wie folgt zusammenfassen: Die während Hämofiltration zu beobachtende Kreislaufstabilität ist Folge einer adäquaten sympathischen Reaktion auf Volumenentzug. Diese adäquate sympathische Reaktion ist auf bisher ungeklärte Weise während der Hämodialyse gestört.

Literatur

1. Aizawa Y, Ohmori T, Imai K, Nara Y, Matsuoka M, Hirasawa Y (1977)
   Depressant action of acetate upon the human cardiovascular system.
   Clin Nephrol 8:477-480
2. Baldamus CA, Knobloch M, Schoeppe W, Koch KM (1980) Hemodialysis/hemo-
   filtration: a report of a controlled crossover study. Int J Artif
   Organs 3:211-214
3. Baldamus CA, Ernst W, Fassbinder W, Koch KM (1980) Differing haemodyna-
   mic stability due to differing sympathetic response: comparison of
   ultrafiltration, haemodialysis, and haemofiltration. Proc Eur Dial
   Transplant Assoc 17:205-212
4. Brecht HM, Schoeppe W, Scheuermann E, Nassauer A, Baldamus C, Koch KM
   (1980) Factors involved in hemodialysis hypotension. (Abstr) 7th Congr
   Int Soc Nephrol Montreal
5. Gotch FA (1981) Sodium-volume modelling of hemodialysis and hemofiltration therapy. Proc Clin Dial Transplant Forum 10: in press
6. Graefe U, Milutinovich J, Follette WC, Vizzo JE, Babb AL, Scribner BH
   (1978) Less dialysis-induced morbidity and vascular instability with
   bicarbonate in dialysate. Ann Intern Med 88:332-336

7. Hampl H, Paeprer H, Unger V, Ryzlewicz T, Fischer Ch, Cambi V, Kessel M
   (1978) Hemodynamic studies, acid-base status and osmolarity in different
   hemodialysis procedures. Artif Organs 2:348-352
8. Hampl H, Paeprer H, Unger V, Kessel MW (1979) Hemodynamics during hemodialysis, sequential ultrafiltration and hemofiltration. J Dial 3:51-71
9. Quellhorst E, Schuenemann B, Doht B (1977) Treatment of severe hypertension in chronic renal failure by haemofiltration. Proc Eur Dial
   Transplant Assoc 14:129-135
10. Schuenemann B, Borghardt J, Falda Z, Jacob J, Kramer P, Kraft B,
    Quellhorst E (1978) Reactions of blood pressure and body spaces to
    hemofiltration treatment. Trans Am Soc Artif Intern Organs 24:687-689
11. Shaldon S (1981) Haemofiltration - quo vadis. In: Schreiner GW (ed)
    Controversies in Nephrology, Georgetown University, Nephrology Division
    (in press)
12. Shaldon S, Beau MC, Descholdt G, Remperez P, Mion C (1980) Vascular
    stability during haemofiltration. Trans Am Soc Artif Intern Organs
    26:391-393

Diskussion

Lange: Die normale Reaktion auf einen Volumenentzug von 3000 g in 240 min
ist eine Zunahme des peripheren Widerstands durch Noradrenalinausschüttung,
wie Sie sie unter Ultrafiltration und Hämofiltration auch gemessen haben.
Wodurch erklärt sich die geringe Zunahme des peripheren Widerstands unter
Bicarbonatdialyse bei diesem Volumenentzug, wenn die Plasma-Noradrenalin-
Konzentration nicht ansteigt? Da sich der periphere Widerstand als Quotient
aus mittlerem arteriellem Druck und Herzzeitvolumen errechnet und der mittlere arterielle Druck in Ihren Untersuchungen unter Bicarbonatdialyse sank,
muß also das Herzzeitvolumen noch stärker abgenommen haben. Könnte demnach
die Wirkung der Bikarbonatdialyse auf den peripheren Widerstand in Wahrheit
in einem negativen Einfluß auf das Herzzeitvolumen bestehen?

Koch: Ich gehe davon aus, daß die wesentliche Ursache für den Blutdruckabfall bei Bicarbonatdialyse der geringe Anstieg des peripheren Widerstands
ist. Während Hämofiltration, bei der das Herzzeitvolumen bei identischem
Volumenentzug stärker abfällt als bei Bicarbonathämodialyse, fällt der
Blutdruck nicht ab, weil der periphere Widerstand stärker ansteigt. Den
geringeren Anstieg des peripheren Widerstands bei Bicarbonathämodialyse
trotz fehlendem Anstieg des Plasmanoradrenalins deute ich als Folge einer
verbesserten Ansprechbarkeit der Noradrenalinrezeptoren bei diesem Behandlungsverfahren. M.E. sprechen unsere Daten nicht für einen negativen Einfluß der Bicarbonathämodialyse auf das Herzzeitvolumen. Der Abfall des
Herzzeitvolumens ist, wie die bei Ultrafiltration und Hämofiltration erhobenen Daten zeigen, eine Folge des Volumenentzugs.

Hampl: Ich glaube, wir kommen zu unterschiedlichen Ergebnissen, weil wir
unterschiedliche Patienten untersuchten. Bei einem Teil Ihrer Patienten
steigt der Cardiac index während Volumenentzug an, dies läßt den Verdacht
auf einen kardial insuffizienten Ausgangszustand des Patienten denken. Wir
müssen aber ganz strikt in zwei Patientengruppen einteilen. 1. Die Gruppe
der Patienten, die kardial nicht insuffizient sind. Bei ihnen wird unter
Volumenentzug stets ein Abfall von Herzminuten und Herzschlagvolumen resultieren. Um trotz diesem Abfall die Kreislaufstabilität zu erreichen, müssen
Herzfrequenz und/oder der periphere Gefäßwiderstand ansteigen. Nun zu der
zweiten Gruppe der kardial insuffizienten Patienten. Sie haben ein vergrößer-
tes enddiastolisches Füllvolumen, eine kleine Blutdruckamplitude und primär

einen erhöhten peripheren Widerstand. Wenn diese Herzen durch Volumenentzug
entlastet werden, bessert sich die kardiale Auswurfleistung, folglich steigen Blutdruck, Herzminuten- und Schlagvolumen, dagegen fallen Herzfrequenz
und peripherer Gefäßwiderstand ab. Wir haben die Patienten intraindividuell
verglichen und finden bei allen 6 Patienten unter Bicarbonatdialyse signifikante Abfälle von Herzzeit- und Herzschlagvolumen bei stabiler Herzfrequenz und stabilem Blutdruck infolge signifikanten Anstiegs des totalen Ge-
fäßwiderstands.

Quellhorst: Sind Sie sicher, daß eine unterschiedliche Azetatzufuhr keine
Rolle spielt für die hämodynamischen Unterschiede zwischen Hämodialyse und
Hämofiltration. Bei einer gleichen Azetatkonzentration im Dialysat und
Substituat von 35 mval/l ist die Azetatzufuhr pro Zeiteinheit bei der Hämo-
dialyse dreifach so hoch wie bei der Hämofiltration.

Koch: Ich gehe davon aus, daß unter den von uns gewählten Versuchsbedingungen, nämlich gleiche Harnstoffclearance, während Azetatdialyse und Azetat-
hämofiltration die Azetatload vergleichbar war. Ich glaube deshalb nicht,
daß in unseren Ergebnissen, die unterschiedliche Hämodynamik von Azetatdialyse und Azetatfiltration im Zusammenhang steht mit Differenzen in der
Azetatzufuhr.

Baldamus: Ein Kommentar zu diesem Problem. Herr Quellhorst, Sie sprachen
davon, daß die Azetatbelastung unter Hämodialyse höher ist als bei Hämofiltration. Aus Untersuchungen von Gotch geht hervor, daß Azetat im Verhältnis
zu Harnstoff schlechter dialysiert wird, etwa in Faktor 0,7 - 0,8. Da in
den Untersuchungen von Herrn Koch die Harnstoffclearance während Hämodialyse und Hämofiltration gleichgehalten wurde, ist eine höhere Azetatbelastung
während Hämofiltration und nicht während der Dialyse zu erwarten.

Ritz: Herr Koch, Ihre zentrale Aussage ist, daß bei Azetatdialyse trotz
Vasodilatation, d.h. Abfall des TRP, die Sympathikusfunktion, als deren Index sie die Plasmanoradrenalinkonzentration nehmen, nicht ansteigt. Es gibt
aber klinisch unter Azetatdialyse Hinweise für eine gesteigerte Sympathikus-
aktivität: Tachykardie, die allerdings durch Vagusentzug gedeutet werden
könnte, und Kaltschweißigkeit etc. Ich muß daher fragen, wie gut Plasmanoradrenalin die Sympathikusfunktion widerspiegelt. Daher zwei Fragen. Zum ersten, stört Azetat im radioenzymatischen Assay nach Da Prada die Noradrena-
linbestimmung? Zum zweiten, könnte Azetat reuptake und Metabolisation von
Noradrenalin ändern?

Koch: Zur ersten Frage: In Vorversuchen konnten wir klären, daß Azetatkon-
zentrationen, wie sie überlicherweise bei der Hämodialyse erreicht werden,
in unserem radioenzymatischen Noradrenalinassay nach Da Prada nicht stören.
Im übrigen haben wir mit der älteren fluorometrischen Methode in weiter
zurückliegenden Untersuchungen ebenfalls nachweisen können, daß die Plasmanoradrenalinkonzentration während Azetathämodialyse bei Volumenentzug nicht
ansteigt. Zur zweiten Frage: Ich kann Ihnen nicht beantworten, ob Azetat
die Metabolisierung und den reuptake von Noradrenalin beeinflußt. Aus unseren Befunden bei Hämofiltration mit Azetat im Infusat möchte ich schließen,
daß ein derartiger Mechanismus keine Rolle spielt. Dabei gehe ich davon
aus, daß die Azetat-load unter unseren Versuchsbedingungen bei Hämodialyse
und Hämofiltration vergleichbar war.

Graefe: Waren die Patienten in bezug auf die Gewichtszunahmen vergleichbar.
Wurde in allen Fällen das sog. Trockengewicht erreicht?

Koch: Alle Patienten wurden so geführt, daß sie im Zeitraum zwischen letz-
ter Routinebehandlung und nachfolgender experimenteller Behandlung 3 kg
zunahmen. Durch Abnahme um 3 kg während der jeweiligen experimentellen Behandlung wurde an deren Ende das Routineendgewicht erreicht. Dieses Routineendgewicht kann ich als das sog. Trockengewicht bezeichnen, wie schwer auch
immer dieser Begriff zu definieren ist.

Einfluß des Säure-Basen-Status
auf die Kreislaufstabilität
während der Azetat- und Bikarbonathämodialyse

H. Hampl

Zusammenfassung

Wir haben in vorangehenden Kreislaufstudien (9,10,11,12) bei
unseren Patienten nachweisen können, daß während der Azetatdialyse (HDA) die Kreislaufinsuffizienz aus der inadäquaten
Antwort des totalen peripheren Gefäßwiderstandes (TPR) auf den
Volumenentzug resultiert. Von diesen vorangehend studierten
Patienten suchten wir sechs mit häufigen Episoden symptomatischer Hypotension während HDA aus, behandelten sie mit Bikarbonatdialyse (HDB) und fanden eine gute Toleranz zur Behandlung
ohne symptomatische Hypotension trotz gleichen Volumenentzugs.
Wir untersuchten invasiv die Kreislaufparameter während HDB und
fanden bei allen sechs Patienten eine Kreislaufstabilität infolge signifikanten Anstiegs des TPR.

Zusätzlich untersuchten wir im intraindividuellen Vergleich bei
den sechs Patienten während je fünf Behandlungen mit HDA und
HDB die arteriellen Säure-Basen-Status bei gleichzeitiger Blut-
druck- und Herzfrequenzmessung. Arterielles PCO_2, Base Excess
und Standardbikarbonat waren signifikant höher während HDB
als bei HDA. Demgegenüber fanden wir unter HDB keine über den
Behandlungszeitraum anhaltenden signifikanten PO_2-, O_2-Sätti-
gungs- und pH-Wertänderungen

Wir folgerten daraus, daß die adäquate Adaptation des vaskulä-
ren TPR auf den Volumenentzug während HDB auf eine genügende
Korrektur der metabolischen Acidose zu beziehen ist, insbesondere auf die Normalisierung des arteriellen PCO_2.

Einleitung

Es ist bekannt, daß während Azetatdialyse plötzliche Hypotensionen auftreten können, die nicht in Relation zum Volumenentzug zu sehen sind. Die Pathogenese dieser hypotensiven Episoden oder Symptome wie Übelkeit, Erbrechen, Kopfschmerzen und
motorische Unruhe blieben ungeklärt. Teilweise wurden sie als
durch Ultrafiltration induzierte Hypovolämie angesehen (15).
Die Möglichkeit, daß die ultrafiltrationsinduzierte Hypotonie
nicht der einzige und alleinige Grund für die beobachtete Hypotension sein kann, hat durch die nicht erwarteten Befunde, daß
Patienten die alleinige Ultrafiltration (1) und die Hämofiltration (21) sowie die Rezirkulationsdialyse (11) ohne symptomatische Hypotension trotz hohen Volumenentzugs tolerieren,
Unterstützung gefunden.

Es muß jedoch betont werden, daß die Mehrheit der Patienten
einen unkomplizierten Dialyseverlauf während HDA hat, weil die
Kreislaufstabilität durch eine adäquate Herzfrequenzsteigerung
trotz unangemessenem TPR aufrecht erhalten werden kann (11,13).

Im Gegensatz zur Azetatdialyse ist die Kreislaufstabilität
während alleiniger Ultrafiltration, Hämofiltration oder auch
Rezirkulationsdialyse (10,11,13) durch einen signifikanten Anstieg des TPR erklärbar. Bis heute jedoch ist es ungeklärt,
weshalb bei den letzteren Verfahren die Kreislaufkompensation
über die periphere Vasokonstriktion adäquat dem Volumenentzug
erhalten bleibt. Andererseits ist zu untersuchen, warum eine
Gruppe von Dialysepatienten während des Volumenentzugs nicht
durch die klassischen Kreislaufkompensationsmechanismen vor
symptomatischer Hypotension zu bewahren ist.

In vorangehenden Untersuchungen fanden wir eine Korrelation
zwischen ungenügend korrigierter metabolischer Acidose und
dem Auftreten von symptomatischer Hypotension (10).

<u>Korrektur der metabolischen Acidose unter Hämodialysebehandlung.
Theoretische Grundlagen und Problemstellung</u>

Eine der wichtigsten Aufgaben der intermittierenden Dialysebehandlung ist die Korrektur der metabolischen Acidose, die bei
Dialysepatienten unterschiedlichen Grades ausgeprägt sein kann.

Als in den Anfängen der Dauerbehandlung frisch hergestelltes
bikarbonathaltiges Dialysat verwendet wurde, wurde es mit dem
Aufkommen von Proportionierungssystemen nötig, Azetat als Puffersubstanz (18) einzuführen. Bei Durchführung konventioneller
Dialysen (6-8 h; 1,0 m^2 Dialysatoren) hatte sich der Gebrauch
von Azetat als Puffersubstanz generell bewährt, so daß Bikarbonat praktisch nicht mehr verwendet wurde.

Azetat wird in der Leber 1:1 zu Bikarbonat metabolisiert. Die
maximale Metabolisierungsrate beträgt 300 mval/h (17). Verschiedene Arbeitsgruppen (3,4,16) weisen daraufhin, daß bei Anwendung von 35-40 mval/l Azetat im Dialysat das Serum-Bikarbonat
während einer Dialysebehandlung ansteige. Mit der Einführung
hocheffizienter Dialysatoren mit vergrößerter Membranoberfläche
(8), aber auch bei einigen Patienten unter konventioneller Dialyse, fiel auf, daß die metabolische Acidose schlechter zu korrigieren war, obwohl ausreichend Puffersubstanz während der
Dialyse in den Patienten hätte transferiert worden sein müssen
(11).

Bei jeder Dialyse gegen bikarbonatfreies Dialysat diffundiert
aufgrund des Konzentrationsgefälles Plasmabikarbonat in das
Dialysat, weshalb es zu einem unerwünschten Bikarbonatverlust
kommt (7). Wenn nun jedoch während einer Dialyse das Plasma-

bikarbonat deutlich abfällt, müßte angenommen werden, daß der
Verlust in das Dialysat die Regeneration von Bikarbonat aus dem
zugeführten Azetat bei weitem übersteigt, oder aber durch den
Patienten selbst wird der kontinuierliche Anstieg des Plasma-
bikarbonats unter Dialyse gestört. Dies könnte z.B. durch eine
Metabolisierungsstörung des Azetats mit nachfolgender Kumulierung von Azetat im Blut sein.

Zusätzlich wird diskutiert, ob durch das Einströmen reichhalti-
ger Mengen von Azetat durch großflächige Dialysatoren, von
Gonzales et al. (7) mit 22,7 mmol/l angegeben, eine ungünstige
Wirkung auf die Kreislaufregulation ausgeübt wird. Nach Gonzales et al.(7) überschreiten die während einer Dialyse verabfolg-
ten Azetatmengen den Bikarbonatverlust um 1,2 mmol/l. Jedoch
fand er, nimmt man eine äquivalente Umbildung von Azetat im
Bikarbonat an, trotz rechnerischen Azetatüberschusses von 430
mmol, bei seinen Patienten keine signifikanten HCO_3-Anstiege,
woraus er auf mehrere Wege der Azetatumbildung schloß.

Harper et al. (14) wiesen darauf hin, daß die Azetatumbildung
bei diabetischen und leberinsuffizienten Tieren beeinträchtigt
sei. Dies deutet an, daß möglicherweise beim Patienten selbst
die Ursache für die ungenügende Korrektur der metabolischen
Acidose zu suchen ist.

Die maximalen Mengen von freiem Azetat, welche vom menschlichen
Organismus metabolisiert werden können, sind mit 5 mmol/min
angenommen worden (17). Dies entspricht der Menge, die während
einer durchschnittlichen Dialyse verabfolgt wird.

Auch Novello et al. (19) bestätigten, daß bei keinem ihrer Patienten gegen Dialyseende normale Spiegel von Plasmabikarbonat
erreicht wurden. Hier muß jedoch angemerkt werden, daß bei den
diskutierten, kritischen Patienten, 2 Kindern mit 30 kg KG und
einem Erwachsenen, ein 1,5 m^2 Dialysator eingesetzt wurde, woraus a) eine große Kreislaufbelastung und b) ein hoher HCO_3-
Verlust resultieren mußten. Novello (19) bezog die bei Kindern
eingetretenen Hypotensionen auf eine Azetatintoleranz. Jedoch
wurden die üblichen Azetatspiegel von 5-6 mval/l zum Zeitpunkt
der Hypotensionen gemessen, erst danach folgte ein exzessiver
sprunghafter Anstieg auf 22,5 mval/l, was den dringenden Verdacht einer Kreislaufinsuffizienz unklarer Genese mit daraus
resultierender, verschlechterter Azetatverstoffwechselung aufkommen läßt.

Von Interesse sind die Studien von Bosch et al. (2) und Shaldon
et al. (23) die Hämodialyse mit Hämofiltration unter Azetat verglichen und eine gute Kreislaufstabilität infolge von hohem TPR
feststellten, was gegen den ursächlichen Zusammenhang von Aze-
tateinstrom und Kreislaufinsuffizienz spricht. Auch die Ergebnisse von Tolchin et al. (24) zeigten, daß die präexistente
Acidose der Patienten unter HDA infolge CO_2- und HCO_2-Verlustes
noch verschlechtert wurde.

Nach Sargent et al. (22) sind die bis heute berichteten HCO_3-
Studien von fraglicher Richtigkeit, da diese unter Vernach-

lässigung der HCO_3-Massenbalance über die Dialysemembran basierten. Bikarbonat ist ein Teil des totalen CO_2-Systems, welches den Transport des gelösten CO_2 in Verbindung zu Bikarbonat einschließt:

$$CO_2 + H_2O \rightleftharpoons H_2CO_3 \rightleftharpoons H^+ + HCO_3$$

Die Produktion von CO_2 aus metabolischen Reaktionen liegt in der Größe von 11,0 ± 3,0 mmol/min. Der HCO_3-Ausstrom liegt bei 2,5-3,0 mmol/min. Da im Körper die Zufuhr von CO_2 unerschöpflich ist, wird die Gleichung nach rechts verschoben, solange HCO_3 entfernt wird. Der direkte Effekt hieraus wird die Ausscheidung von CO_2 und die Generation äquivalenter Mengen von H^+-Ionen sein.

Die von Tolchin et al. (24) gezogene Schlußfolgerung, daß das durch die Dialyse entfernte CO_2 eine signifikante Rolle in den gemessenen arteriellen PCO_2-Werten während der Dialyse spielt, ist nach Sargent et al. nicht haltbar. Sie fanden den CO_2-Verlust gering. Im Gegenteil dazu kann der HCO_3-Verlust eine große Einwirkung auf das P_aCO_2 haben, da er 30-40 % der totalen CO_2-Generation betragen kann. Die Quelle des HCO_3-Verlustes über den Dialysator während HDA ist zu guter Letzt CO_2, entstanden in dem Trikarbonsäurezyklus, aber in Form des HCO_3-Ions, das durch Azidität (H^+-Ionen) gebunden wird.

Der CO_2-Verteilungsraum wird beträchtlich vergrößert, da die Erythrozyten am CO_2-Transport beteiligt werden a) durch ihre Teilnahme an der H^+-Ionen-Pufferung (wie aus der Gleichung ersichtlich) und b) durch ihre Bildung von Carbaminoverbindungen durch direkte Reaktion von CO_2 und intrazellulären Proteinen. In beiden Fällen wirken die Erythrozyten wie eine CO_2-Quelle, solange CO_2 das Plasma verläßt (Azetatdialyse). Dieser Vorgang ist für Bikarbonatdialyse umgekehrt vorstellbar.

Die von Sargent et al. (22) erstellten Massenbalancen von CO_2 und HCO_3 während HDA können in der Betrachtung unserer Kreislaufstudien, die sich mit der Kreislaufstabilität während Behandlung in Abhängigkeit mit den jeweils bei den Patienten herrschenden arteriellen Säure-Basen-Verhältnissen befassen, hilfreich sein.

Methodik

Wir wählten 6 Patienten aus, die häufige Episoden symptomatischer Hypotension während HDA zeigten. Diese Patienten behandelten wir mit HDB und untersuchten die kardialen Fluß- und Druckwerte des Herzens während HDB.

Zusätzlich studierten wir im intraindividuellen Vergleich den arteriellen Säure-Basen-Status während je 5 Behandlungen HDA und HDB bei jedem der 6 Patienten. Gleichzeitig wurden Blutdruck (BP), Herzfrequenz (HR) und Gewichtsverlust (BW) gemessen und verglichen (HDA/HDB). Zusätzlich werden zwei Behandlungsverläufe bei einem 66jährigen Patienten besprochen, der durch Kreislaufinstabilität infolge Rhythmusstörungen auffiel.

Patientendaten: Die Patienten waren im Alter von 48 bis 74
Jahren; alle weiblich. Drei Patienten waren an chronischer Glo-
merulonephritis, drei an chronischer Pyelonephritis erkrankt.
Es handelte sich um sechs langjährige Dialysepatienten mit
röntgenologisch nachweisbaren Gefäßerkrankungen (Aorten-, Pul-
monalarterien, - oder generalisierter Sklerose der Gefäße).
Drei von ihnen benötigten Digitalis, ein Patient wurde antihy-
pertensiv behandelt.

Dialyseanordnung: Es wurde vergleichbar mit HDA und HDB dialysiert: Dauer 3 x 4 h/Woche; Kapillare 1,8 m^2 C-DAK (Cordis Dow),
Blutfluß 200 ml/min, Dialysatfluß 500 ml/min. Bei Umstellung
vom einen zum anderen Verfahren wurde eine Woche Anpassungszeit
gewährt. Der Anschluß erfolgte stets mit NaCl (0,9 %ig) vorge-
fülltem extrakorporalen Volumen.

Dialysatzusammensetzung: HDA (in mEq/l): Na 138,0, K 2,0, Ca
3,5, Mg 2,0, Cl 104,5, Azetat 35,0, pH des Dialysates 7,35-7,4,
PCO_2 = 16 mmHg.

HDB (in mEq/l): Na 105,5, K 2,0, Ca 3,5, Mg 1,0, Cl 115,5,
Azetat 2,1. Zusätzlich fügten wir 38 mmol/l $NaHCO_3$ (8,4 % uni-
molar) hinzu, woraus im Enddialysat eine Na-Konzentration von
138,0 mEq/l, ein pH von 7,4, PCO_2 von 40 mmHg, ein HCO_3 von
27,0 mEq/l entstand (Bikarbonatproportionierungssystem von BCD
1; Hämodialysesystem DMS, Fa. Salvia).

Hämodynamische Meßanordnung: Invasive Messung erfolgte über V.
femoralis mittels Swan-Ganz-Thermodilutionkatheter in der A.
pulmonalis unter Röntgenkontrolle. Gemessen wurden: Pulmonal-
arterien (PAP)-, Pulmonalkapillar (PWP), zentral venöser Druck
(CVP). Herzminutenvolumen (CO; l/min) wurde durch Thermodilution bestimmt. Schlagvolumen (SV; ml) und peripherer Gefäßwiderstand (TPR; dyn · cm · s -5) wurden errechnet.

Messung des Säure-Basen-Status: Heparinisiertes Blut (arterielle Blutleine) wurde eisgekühlt und sofort mit pH, PCO_2, PO_2-
Elektroden und mittels Hämoglobinmessung des Radiometers (ÅBL)
gemessen.

Statistische Auswertung: Anwendung des Students-gepaarten t-
Tests (Kreislaufwerte) und ungepaarten t-Tests (Säure-Basen-
Werte), die Werte von HDA und HDB vergleichend.

Ergebnisse

Aus der Abb. 1 ersichtlich sind die Mittelwerte mit Standardabweichungen von 6 Patienten, ausgedrückt als prozentuale Abweichung vom Ausgangswert, für die Fluß- und Druckwerte des Herzens während HDB. In enger Beziehung zur Ultrafiltration läßt
sich ein langsamer, annähernd linearer Abfall der Fluß- und
Druckwerte des Herzens beobachten (Beginn zu 240 min: CO p
< 0,005, SV p < 0,005, PAP p < 0,00025, PWP p < 0,0025, CVP p
< 0,0025). Bei stabiler Herzfrequenz (HR N.S.) steigt der tota-
le periphere Gefäßwiderstand (TPR p 0,0005) signifikant an.
Es besteht ein stabiler Blutdruck (BP N.S.).

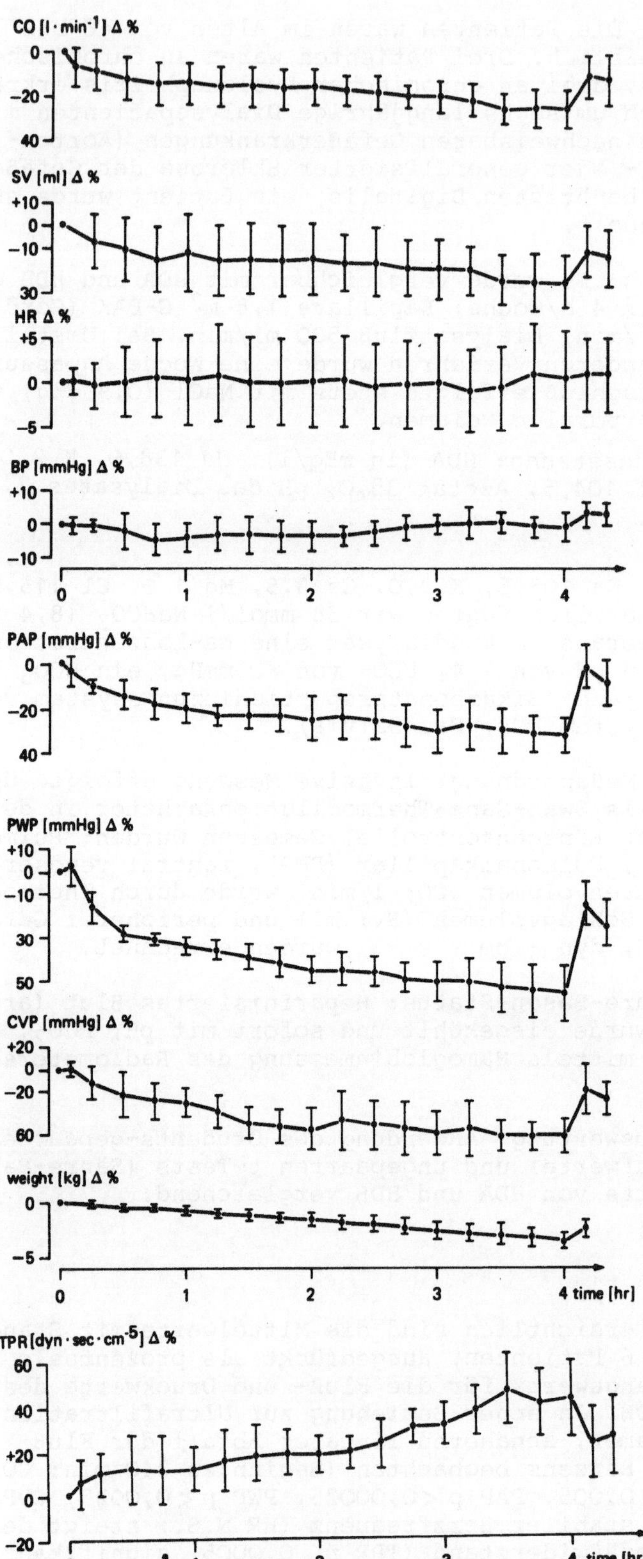

Average values and standard deviation of the hemodynamic parameters during single pass-bicarbonate dialysis (n = 6)

Tabelle 1 zeigt das Kreislaufverhalten der 6 Patienten während
des intraindividuellen Vergleichs der Säure-Basen-Studien
während HDA und HDB. Vier von sechs Patienten zeigten
einen signifikanten Abfall des systolischen und diastolischen
BP, begleitet von typischen Dialysesymptomen während HDA. Alle
6 Patienten zeigten während HDB einen stabilen systolischen BP,
der diastolische BP war nur bei einem Patienten signifikant ab-
gefallen. Die Patienten blieben symptomfrei.

Die Herzfrequenz zeigte während HDA nur bei 2 Patienten einen
signifikanten Anstieg. Keine HR-Anstiege fanden sich bei den
übrigen 4 Patienten, jedoch fielen bei ihnen Rhythmusstörungen
auf. Während HDB zeigten auch 2 Patienten HR-Anstiege, jedoch
im Gegensatz zu HDA zeigten die übrigen 4 Patienten stabile
Herzfrequenzen ohne Störungen der Herzrhythmen.

Die Ergebnisse des intraindividuellen Vergleichs der Säure-Basen-Werte während HDA/HDB können am Beispiel von 2 der 6 Patienten demonstriert werden (Abb 2 und 3). Eine Korrektur der metabolischen Acidose erfolgte bei allen 6 Patienten während HDB.
Arterielles PCO_2, Standardbikarbonat (SBC) und Base Excess
(BE) waren signifikant höher während HDB als bei HDA. Die metabolische Acidose war während HDA ungenügend korrigiert.

Das arterielle PCO_2 normalisierte sich während HDB; während
HDA war es signifikant erniedrigt. Der P_aCO_2-Abfall während
HDA war besonders auffallend zur dritten Dialysestunde.

Das arterielle SBC und BE zeigten lineare Anstiege bis zur Normalisierung bei allen 6 Patienten während HDB. Die gleichen
Patienten zeigten jedoch keine oder nur geringe Anstiege während HDA; folglich normalisierten sich SBC und BE nicht. Für
arterielles PO_2, O_2-Sättigung und pH fanden sich keine signifikanten Differenzen zwischen HDA und HDB.

In den Abb. 4 und 5 demonstrieren wir den Behandlungsverlauf
eines 66jährigen kardial vorgeschädigten Patienten unter HDA,
der durch regelmäßiges Auftreten von bedrohlichen Herzrhythmusstörungen und durch eine extrem ungenügend korrigierte metabolische Acidose auffiel. Wegen kritischer PO_2-Abfälle (von 75 auf
55 mmHg) nach Anschluß trotz kleinsten, vorgefüllten extrakorporalen Volumens wurden über O_2-Nasensonde 2-3 l O_2 während
HDA zugeführt. Die Abb. 4 demonstriert in zeitlichem Zusammenhang einen kritischen P_aCO_2-, BE- und pH-Abfall und das Auftreten von bedrohlichen Rhythmusstörungen, weshalb eine einmalige
Gabe von $NaHCO_3$ (72 mval) erfolgte. Abbildung 5 zeigt den nachfolgenden Verlauf unter sonst unveränderten Dialysebedingungen,
jedoch zusätzlicher, prophylaktischer, kontinuierlicher Pufferung mit $NaHCO_3$ (2 g per os/h). Seither zeigte sich die metabolische Acidose durch die Behandlung mit zusätzlicher Pufferung
korrigiert. Herzrhythmusstörungen traten nicht mehr auf. Die
Verträglichkeit der Behandlung war deutlich besser.

Abb. 1. Mittelwerte und Standardabweichungen der hämodynamischen Parameter
◄ während single pass-Bikarbonatdialyse; ausgedrückt als prozentuale Abweichung der Ausgangswerte

Tabelle 1. Mittelwerte, Standardabweichungen und statistische Auswertung von Blutdruck, Herzfrequenz und Gewichtsverlust bei 6 Patienten, behandelt mit Azetat- und Bikarbonat-Dialyse

	Zeit Behandlung	Patient K		Patient D	
		HDB	HDA	HDB	HDA
Systolischer arterieller BP, mmHg	5 min 240 min	180,0±21,91 187,0±26,36	186,25±20,56 168,75±13,15	111,0±12,45 104,0± 5,48	117,0± 4,47 83,0±22,80
Statistische Auswertung, gepaarter t-Test	5 min 240 min	NS	NS	NS	$p < 0,0025$
Diastolischer arterieller BP, mmHg	5 min 240 min	76,0±10,84 71,0±12,45	83,75±11,09 75,00±10,00	71,0± 8,94 64,0± 5,48	78,0± 2,74 55,0±14,14
Statistische Auswertung, gepaarter t-Test	5 min 240 min	NS	NS	NS	$p < 0,025$
Herzfrequenz, Schläge/min	5 min 240 min	67,6± 2,7 76,0± 8,46	66,33± 4,93 78,50± 6,40	68,2± 5,17 76,6± 7,16	66,0± 2,0 82,25±5,56
Statistische Auswertung, gepaarter t-Test	5 min 240 min	NS	$p < 0,05$	$p < 0,0025$	$p < 0,005$
Gewichtsverlust, g	5 min 240 min	2430,00 ± 468,51	2062,50 ± 645,98	2512,00 ± 493,93	2919,00 ± 543,65
Statistische Auswertung, gepaarter t-Test	5 min 240 min	$P < 0,0005$	$p < 0,0005$	$p < 0,0005$	$p < 0,0005$

Patient R		Patient W		Patient M		Patient D	
HDB	HDA	HDB	HDA	HDB	HDA	HDB	HDA
159,0$\pm$14,75	172,0$\pm$10,95	162,0$\pm$25,15	170,0 $\pm$14,14	192,0$\pm$ 9,75	177,0$\pm$9,08	166,0$\pm$ 5,48	183,0$\pm$19,24
147,0$\pm$14,83	131,0$\pm$17,1	171,0$\pm$29,87	181,25$\pm$22,50	186,0$\pm$11,4	131,0$\pm$8,95	153,0$\pm$19,87	146,0$\pm$27,07
NS	$p<0,005$	NS	NS	NS	$p<0,05$	NS	$p<0,025$
83,0$\pm$ 9,75	95,0$\pm$ 3,54	89,0$\pm$16,73	90,0 $\pm$ 8,16	89,0$\pm$10,25	76,0$\pm$5,48	86,0$\pm$ 8,94	92,0$\pm$ 9,08
81,0$\pm$ 7,42	80,0$\pm$10,61	90,0$\pm$12,75	93,75$\pm$11,09	82,0$\pm$ 4,47	53,0$\pm$8,37	72,0$\pm$ 5,70	70,0$\pm$13,65
NS	$p<0,0125$	NS	NS	NS	$p<0,005$	$p<0,05$	$p<0,025$
66,6$\pm$ 5,64	72,8$\pm$ 8,67	82,4$\pm$ 7,3	87,5 $\pm$ 6,61	75,2$\pm$ 1,79	72,0$\pm$2,83	73,2$\pm$ 5,07	80,0$\pm$ 2,83
70,6$\pm$ 6,54	81,6$\pm$ 5,55	88,6$\pm$ 5,27	90,75$\pm$ 2,50	86,6$\pm$ 3,44	69,0$\pm$9,84	75,6$\pm$ 6,07	82,4$\pm$ 3,58
NS	NS	NS	NS	$p<0,0025$	NS	NS	NS
1705,00 $\pm$ 486,18	1526,00 $\pm$ 578,69	2100,00 $\pm$ 662,38	1320,00 $\pm$ 154,70	2770,00 $\pm$ 319,37	2718,00 $\pm$ 219,00	1860,00 $\pm$ 364,69	2412,00 $\pm$ 206,20
p 0,0005	$p<0,0005$	$p<0,0005$	$p<0,0005$	$p<0,0005$	$p<0,0005$	$p<0,0005$	$p<0,0005$

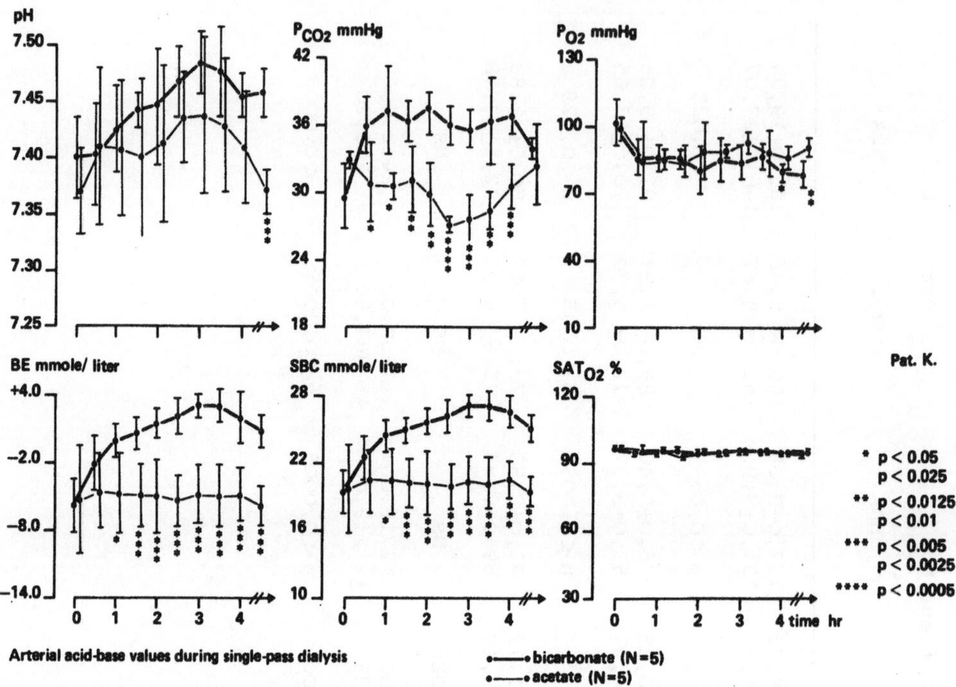

Abb. 2. Arterielle Säure-Basen-Werte während Hämodialyse mit Azetat (N=5) und Bikarbonat (N=5) im intraindividuellen Vergleich bei einem Patienten (Patient K)

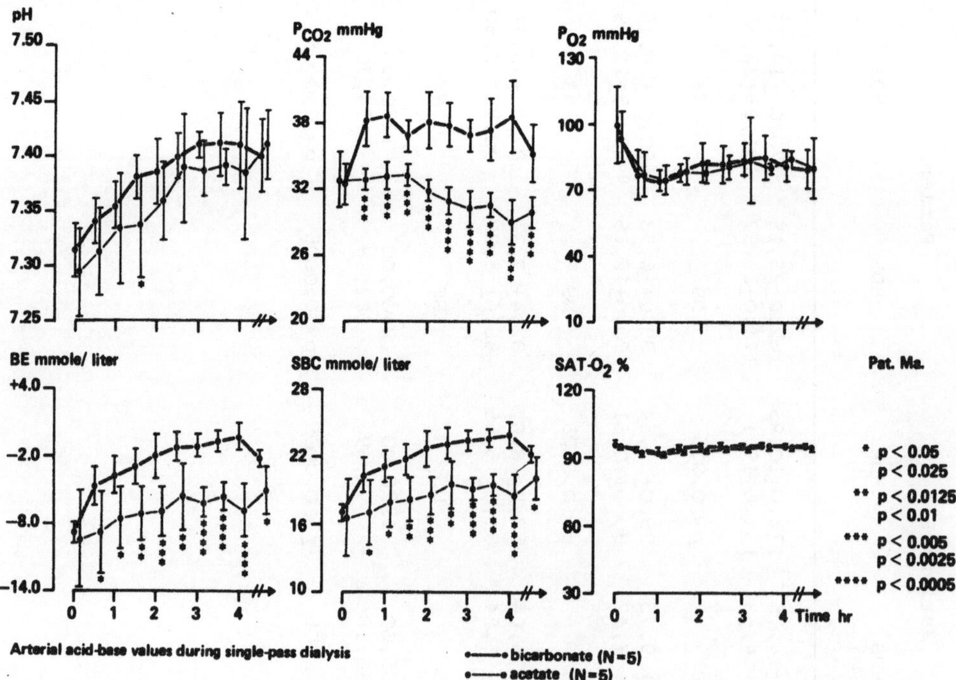

Abb. 3. Arterielle Säure-Basen-Werte während Hämodialyse mit Azetat (N=5) und Bikarbonat (N=5) im intraindividuellen Vergleich bei einem Patienten (Patient M)

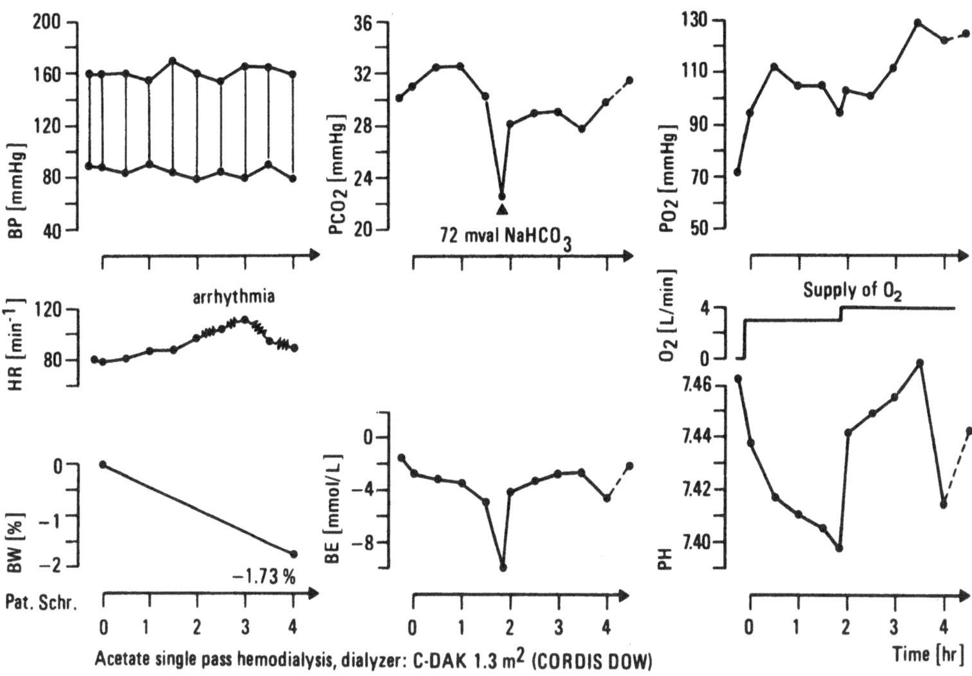

Abb. 4. Behandlungsverlauf eines 66jährigen kardial vorgeschädigten Patienten während Azetatdialyse. In zeitlichem Zusammenhang stehen kritische Abfälle von arteriellem PCO_2, BE, pH und das Auftreten bedrohlicher Rhythmusstörungen

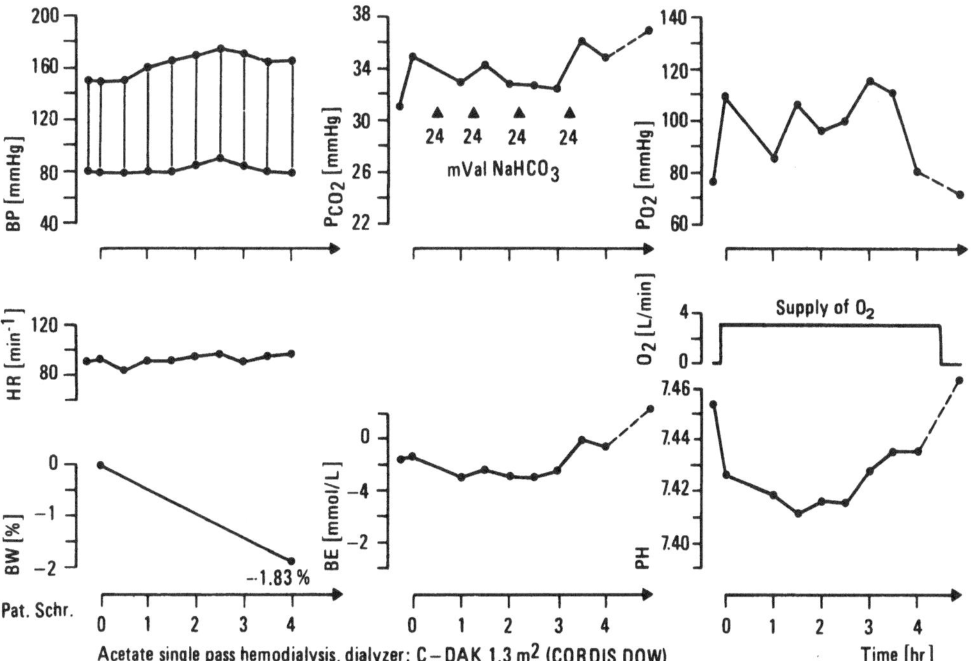

Abb. 5. Behandlungsverlauf unter sonst unveränderten Dialysebedingungen. Es erfolgt während Azetatdialyse prophylaktische, kontinuierliche, zusätzliche Pufferung mit $NaHCO_3$ (24mVal/h). Seither Ausbleiben der Herzrhythmusstörungen

<u>Schlußbetrachtung</u>

Das Ziel unserer Studien war es, mögliche Faktoren herauszufinden, die für die symptomatische Hypotension unter HDA verantwortlich sind. Aus unseren vorangegangenen Studien (9,10,11,12, 13) wurde klar, daß die Kreislaufstabilität unter HDA aus einem nicht adäquaten Anstieg des TPR zum Volumenentzug resultierte. Wir betonten auch, daß die Mehrheit der Patienten einen symptomfreien Verlauf während HDA zeigen, da Kreislaufstabilität durch Kompensation über die Herzfrequenz (HR) erreicht werden kann. Ist letztere jedoch gestört, sind Patienten unter HDA besonders kreislaufgefährdet (13).

Am Beispiel unserer 6 Patienten (Tabelle 1) zeigte sich, daß unter HDA nur 2 Patienten signifikante HR-Anstiege aufbrachten, die anderen 4 Patienten durch symptomatische Hypotensionen, d. h. durch signifikante systolische und diastolische BP-Abfälle, begleitet von Brady- und Arrhythmien, Übelkeit, Erbrechen,Müdigkeit, Kopfschmerzen bis hin zur drohenden Bewußtlosigkeit, auffielen. Die inadäquate kardiale Regulation kann bei diesen Patienten durch Präsenz der Sklerose der arteriellen Gefäße vermutet werden.

Die selben Patienten nun unter HDB behandelt, ließen diese Kreislaufinsuffizienzen mit den bedrohlichen Begleitsymptomen vermissen, obwohl auch nur 2 Patienten signifikante HR-Anstiege zeigten. Aus den invasiven hämodynamischen Messungen (Abb. 1) erklärt sich diese Kreislaufstabilität durch einen auf den Volumenentzug adäquaten Anstieg des TPR (p 0,0005).

Es stellt sich nun die Frage, warum die gleichen Patienten unter HDB gegenüber HDA in der Lage sind, auf den gleichen Volumenentzug mit einer angemessenen peripheren Vasokonstriktion zu reagieren. Da das Dialyseregime, die Dialysatzusammensetzung, insbesondere das Dialysat-Na (138,0 mval/l) bis auf die Puffersubstanzen unter HDA und HDB gleich blieben, konzentrierte sich unser Interesse auf einen möglichen Zusammenhang von signifikanten Unterschieden der Säure-Basen-Veränderungen und dem Kreislaufverhalten.

Im Vergleich der arteriellen Säure-Basen-Werte zwischen HDA und HDB zeigte sich die metabolische Acidose bei allen 6 Patienten unter HDB korrigiert, blieb jedoch unter HDA unkorrigiert. Von besonderer Bedeutung schien uns die Normalisierung des P_aCO_2 während HDB, im Gegensatz zum signifikanten Abfall des P_aCO_2 während HDA.

Der Verlust von HCO_3, weniger von CO_2 (22), während HDA wird durch Anwesenheit von HCO_3 (27 mval/l) und PCO_2 (40 mmHg) im Dialysat während HDB verhindert. Zusätzlich kann ein sprunghafter Abfall des arteriellen PCO_2 (während HDA und HDB) durch Kreislaufkompensationsmechanismen ausgelöst werden. Bei Überschreiten eines bestimmten Volumenentzugs kommt es zur Verminderung des intravasalen Volumens mit verschlechterter Gewebsperfusion.

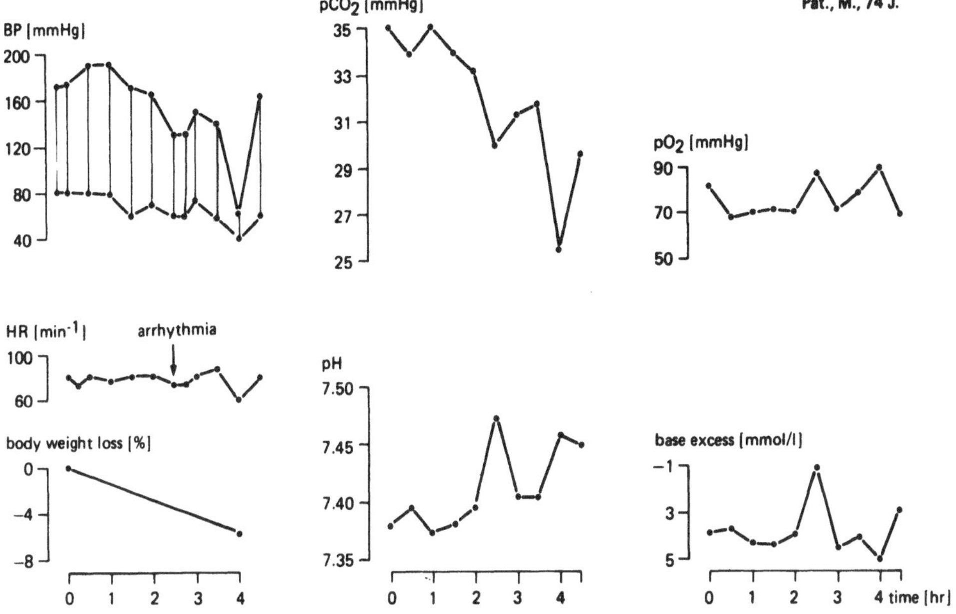

Abb. 6. Säure-Basen-Werte bei einem Patienten während Azetatdialyse. Verminderte P_aCO_2-Werte wegen HCO_3-Verlustes über den Dialysator kombiniert durch zusätzlichen Abfall des P_aCO_2 mit korrespondierendem P_aO_2 - und pH-Anstiegen infolge Kreislaufkompensationsmechanismus. Gleichzeitig können Kreislaufinsuffizienz, Arrhythmie und Bradykardie demonstriert werden

Ein resultierender PO_2-Abfall induziert Hyperventilation (bei Dialysekindern bis 40 Atemzüge/min) mit nachfolgendem sprunghaftem P_aO_2-Anstieg, kritischem Abfall des P_aCO_2 und plötzlichem pH-Anstieg (Abb. 6). Im Kontrast zu HDB mit rascher Normalisierung von P_aCO_2 wird ein kritischer P_aCO_2-Abfall während HDA entstehen, da der Kreislaufkompensationsmechanismus bei bereits erniedrigten P_aCO_2-Werten startet.

Die arteriellen Chemorezeptoren werden hauptsächlich durch PO_2-Abfälle, aber auch durch pH- und PCO_2-Veränderungen erregt. PO_2-Abfälle induzieren Hyperventilation und Sympathikusaktivierung. Der Effekt der Chemorezeptoren auf das Herz ist nicht uniform; beides, Tachykardie und Bradykardie können daraus resultieren (6).

Im Gegensatz zu HDB ist der Kreislaufkompensationsmechanismus durch bereits erniedrigte P_aCO_2-Werte während HDA begrenzt, da eine strenge Korrelation zwischen arteriellem PCO_2 und zerebralem Blutfluß besteht (25). Ein kritischer P_aCO_2-Abfall (25 mmHg) resultiert in rapider Abnahme des zerebralen Blutflusses infolge Anstiegs des zerebralen Gefäßwiderstandes. Ein P_aCO_2-Abfall auf etwa 25 mmHg ist während HDA möglich und wird von typischen dialyseinduzierten Symptomen begleitet. Diese hohe Sensibilität der zerebralen Gefäße auf Änderungen des arteriellen PCO_2 könnte für die bekannten Symptome, wie Kopfschmerzen, Müdigkeit, veränderte Bewußtseinslage u. a., verantwortlich sein.

Plötzliche Säure-Basen-Änderungen haben physiologische Konsequenzen auf das kardiovaskuläre System mit Einwirkung auf die Kreislaufstabilität.

Die direkte Aktion der meisten Gefäße auf die metabolische Acidose ist die Erweiterung, woraus ein Abfall des TPR erfolgt. Zusätzlich werden unter Acidose indirekte Aktionen über das sympathoadrenale System vermittelt (20).

Acidose bewirkt an den venösen Gefäßen Vasokonstriktion (5), woraus eine bemerkenswerte Blutumverteilung resultieren kann, da das venöse Gefäßbett groß ist. Bei Anwesenheit von metabolischer Acidose kann durch Venokonstriktion und Relaxation der meisten arteriellen Gefäße eine schlechte Verteilung des Blutes in bezug zum Intravasalraum verursacht werden. Dies könnte ein bedeutender Aspekt in der Pathogenese der Kreislaufinstabilität während HDA sein.

Schlußfolgerung

Der Vorteil der Bikarbonatdialyse liegt in der Stabilität des Kreislaufs als Resultat einer adäquaten Vasokonstriktion zum Volumenentzug in Anwesenheit gut ausgeglichener Säure-Basen-Werte. Folglich sollte diese Behandlung vorrangig für Patienten mit symptomatischer Hypotension während Azetatdialyse mit kardiovaskulären oder zerebrovaskulären Komplikationen oder Patienten mit klinischen Zuständen, die mit Hypokapnie verbunden sind, angewendet werden.

Literatur

1. Bergström J (1978) Ultrafiltration without dialysis for removal of fluid and solutes in uremia. Clin Nephrol 9:156
2. Bosch JP, Glabman S, v Albertini B, Geronemus R, Kahn T, Goldstein MH, Kupfer S (1979) Comparison of hemofiltration plus hemodialysis to convention hemodialysis. In: 12th annual Contractors Conference-Artificial Kidney, Chronic Uremia Program. National Institutes of Arthritis, Metabolism and Digestive Deseases. U.S. Dept of Health, Education and Welfare. DHEW Publietion No. (NIH) 77-1167
3. Earnest DL, Sadler JH, Ingram RH, Macon EJ (1968) Acid-base balance in chronic hemodialysis. Trans Am Soc Artif Intern Organs 14:434
4. Eliahou HE, Feng PH, Weinberg V, Iaina A, Raisin E (1970) Acetate and bicarbonate in the correction of uraemic acidosis. Br Med J 4:399
5. Fleishman M, Scott J, Haddy FJ (1957) Effect of pH change upon systemic large and small vessel resistance. Circ Res 5:602
6. Gauer OH, Kramer K, Jung R (1972) In: Physiologie des Menschen, Bd. 3, Herz und Kreislauf. Urban Schwarzenberg, München Berlin Wien S
7. Gonzalez FM, Pearson JE, Garbus SB, Holbert RD (1974) On the effects of acetate during hemodialysis. Trans Am Soc Artif Intern Organs 20 A: 169
8. Graefe U, Milutinovich J, Folette WC, Vizzo JE, Babb AL, Scribner BH (1978) Less dialysis - induced morbidity and vascular instability with bicarbonate in dialysate. Ann Intern Med 88:332
9. Hampl H, Paeprer H, Unger V, Gahl G, Horn G, Kessel M (1977) Hämodynamische Probleme der Dialyseverfahren und der Niereninsuffizienz. VI. Sym-

posion Innsbruck, Februar 1977. Bindernagel, Friedberg PV Dittrich,
KF Kopp : 204-224
10. Hampl H, Paeprer H, Unger V, Ryzlewicz Th, Fischer Ch, Cambi V, Kessel
    M (1978) Hemodynamic studies, acid-base status and osmolality in diffe-
    rent hemodialysis procedures. Artif Organs 2:348
11. Hampl H, Paeprer H, Unger V, Kessel M (1979) Hamodynamics during hemo-
    dialysis, sequential ultrafiltration and hemofiltration. J Dial 3:51
12. Hampl H, Fischer Ch, Resa I, Paeprer H, Kessel M (1979) Recirculation
    dialysis (20 to 40 liters of dialysate) with venous bicarbonate buffe-
    ring - an alternative procedure to hemofiltration. Int J Artif Organs
    2:235
13. Hampl H, Paeprer H, Unger V, Fischer Ch, Resa I, Kessel M (1980) Hemo-
    dynamic changes during hemodialysis, sequential ultrafiltration and
    hemofiltration. Kidney Int (Suppl 10) 18:83
14. Harper PVJr, Neal WBJr, Hlavaceck GR (1953) Acetate utilization in the
    dog. Metabolism 2:62
15. Kim KE, Neff M, Cohen B, Sommerstein B, Chinitz J, Oneste G, Schwartz C
    (1970) Blood volume changes and hypotension during hemodialysis. Trans
    Am Soc Artif Intern Organs 16:508
16. Kveim M, Nesbakken R (1975) Utilization of exogenous acetate during he-
    modialysis. Trans Am Soc Artif Intern Organs 21:138
17. Lunquist F (1962) Production and utilization of free acetate in man.
    Nature 193:579
18. Mion CM, Hegström RM, Boen ST, Scribner BH (1964) Substitution of sodium
    acetate for sodium bicarbonate in the bath fluid for hemodialysis.
    Trans Am Soc Artif Intern Organs 10:110
19. Novello A, Kelsch RC, Easterling RE (1976) Acetate intolerance during
    hemodialysis. Clin Nephrol 5:29
20. Price HL (1960) Effects of CO_2 on the cardiovascular system. Anesthe-
    siology 21:652
21. Quellhorst E, Schuenemann B, Doht B (1977) Treatment of severe hypoten-
    sion in chronic renal failure by hemofiltration. Proc Eur Dial Trans-
    plant Axxoc 14:129
22. Sargent JA, Gotch FA (1979) Bicarbonate and carbon dioxide transport
    during hemodialysis. Asaio J 2:61
23. Shaldon S, Bean MC, Deschodt G, Ramparez P, Mion C (1980) Vascular
    stability during hemofiltration. Trans Am Soc Artif Intern Organs 26:391
24. Tolchin N, Roberts J, Hayashi J, Lewis E (1976) Metabolic consequences
    of hemodialysis; acetate and bicarbonate metabolism. Clin Res 24:413
25. Wassermann AJ, Patterson JL (1961) The cerebral vascular response to
    reduction in arterial carbon dioxide tension. J Clin Invest 40:1297

Diskussion

Heinze: Sie erwähnten einen Patienten, den Sie unter kreislaufdestabilisie-
render Azetatdialyse erfolgreich mit 2 g $NaHCO_3$/h peroral rekompensierten.
Haben Sie eine J.v.-Supplementierung mit $HaHCO_2$ versucht, und wenn ja, mit
welchem Effekt und mit welchen Dosen/h?

Hampl: Wir gaben 24 mval $NaHCO_3$/h in diesem Fall. Bei anderen Patienten
100 mval $NaHCO_3$ als Infusion zusätzlich zur Azetatdialyse über 4 h. Es sei
aber betont, daß dies nur bei Patienten geschah, die extrem unkorrigiert
waren, z.B. bei einem Base Excess von -10 pH 7,2, PCO_2 26-28 mmHg, Standardbikarbonat etwa 12-14 mval/l. Wir waren überrascht, daß es gelang, auf diese Weise die Korrektur der metabolischen Acidose zu erreichen. Deshalb diskutieren wir dies hier als einfaches klinisches Beispiel.

Kopp: Zur Frage der Bikarbonatzufuhr während der Dialyse. Wir führen routinemäßig während durchschnittlich 5stündiger Dialyse 250 mval $NaHCO_3$ zu. Klinisch sehen wir jedoch nur eine unwesentliche Verbesserung der Dialysesymptome. Eindeutig ist auch die Normalisierung bzw. Verbesserung des Säure-Basen-Haushalts während des Dialyseintervalls.

Graben: Ich möchte die Beobachtung von Herrn Kopp bestätigen. Wir substituieren in Essen seit etwa 2 Jahren pro Dialyse 150-250 mmol $NaHCO_3$, wobei wir 250 ml einer einmolaren Lösung als Träger für das Heparin benutzen. Der Effekt auf hypotone Phasen während der Dialyse ist, wie Herr Kopp bemerkte, nicht schlecht. Das heißt, die Probleme der Kreislaufstabilität werden keineswegs völlig gelöst, aber befriedigend entschärft. Einzelbeobachtungen über erstaunliche Effekte kleiner oraler Bikarbonatdosen, wie sie Frau Hampl an einem einzelnen Berliner Großvater gemacht hat, sollten jedoch nicht überbewertet werden.

Leber: Wir haben bei Patienten mit Kreislaufproblemen unter Azetatdialyse über längere Zeit während einer 3stündigen Dialyse bis zu 250 mval Natriumbikarbonat i.v. zugeführt, ohne daß merkliche Verbesserungen der Kreislaufsituation eintraten. Ich habe noch einen Kommentar zu einer Bemerkung von Herrn Graefe. Wenn Ihre Patienten nach Bikarbonatzufuhr während der Dialyse zur nächsten Dialyse mit einem normalen Säure-Basen-Haushalt ankommen, müssen sie nach der vorausgegangenen Dialyse eine metabolische Alkalose gehabt haben. Dafür spricht die Tatsache, daß, wie bei uns festgestellt wurde, bei Hämofiltration und Hämodialyse zwar am Ende noch eine metabolische Acidose nachweisbar war, jedoch bereits 60 min später fand sich ein ausgeglichener Säure-Basen-Haushalt, vermutlich durch die noch anhaltende Metabolisierung von Azetat zu Bikarbonat.

Ritz: Frau Hampl, ich habe aus physikochemischen Gründen Schwierigkeiten, Ihnen dahingehend zu folgen, daß die Zufuhr von 25 mmol/h $NaHCO_3$ zu wesentlichen Änderungen des pH führt. Der Verteilungsraum für Bikarbonat ist approximativ 50% des Körpergewichts. Nach der Beziehung $H^+ = 24\ \dfrac{pCO2}{HCO3}$, entsprechend der Formel von Kassirer, muß bei Partialdrücken für CO_2 zwischen 20 und 40 mmHg eine Änderung der Plasmabikarbonatkonzentration unter 2 mmol/l nur vernachlässigbare Einflüsse auf die Wasserstoffionenkonzentration bzw. den pH haben.

Hampl: Wir haben, weil wir selbst überrascht waren, dies bei einigen Patienten , die so ausgeprägte metabolische Acidosen hatten, wiederholt und fanden immer wieder erstaunliche Besserung der metabolischen Acidose und eine gebesserte Behandlungstoleranz. Natürlich können 100 mval Natriumbikarbonat nicht allein nach Henderson-Hasselbalch berechnet die im Moment herrschende metabolische Acidose korrigieren. Wir müssen aber berücksichtigen, daß zusätzlich auch Azetat puffert.

Finke: Abgesehen von den vielfältigen heute beschriebenen biochemischen Veränderungen, wie ist die klinische Wertigkeit der Bikarbonatdialyse bei der Routinedialyse zu definieren? Herr Streicher erklärte mir heute morgen lapidar, die Bikarbonatdialyse sei der größte Fortschritt der Dialysetechnik der letzten Jahre. Wie sind die allgemeinen klinischen Erfahrungen? Ist nur mit Bikarbonat eine adäquate Dialyse zu erreichen?

Klinkmann: Wir sollten uns vielleicht bei den kontroversen Standpunkten am Ende der Diskussion an die Tatsache erinnern, daß wir im Streitgespräch Azetat versus Bikarbonat die Probleme einer Minorität der Dialysepopulation in den Mittelpunkt rücken. Die Langzeitüberlebensrate der mit Azetatdialyse

behandelten Patienten und ihr Anteil an der Dialysepopulation kann wohl von
niemandem in Frage gestellt werden, egal wie er zur Bikarbonatdialyse steht.
Die oralen oder auch intravenösen Dosen von Bikarbonat, die hier angeführt
wurden, sind sicherlich kaum geeignet, schwere metabolische Acidosen zu
korrigieren und dadurch allein eine Kreislaufstabilisierung zu erreichen.
Ungeklärt ist weiterhin die Katecholamindegradation oder Diffusion während
der Dialyse in Abhängigkeit vom verwendeten Verfahren und damit die Elimination vasoaktiver Substanzen. Sicherlich ist es notwendig, für die Problem-
patienten weiterhin nach therapeutischen Korrekturmöglichkeiten zu suchen.
Bei den gegenwärtigen technischen Problemen der Bikarbonatdialyse sehe ich
jedoch unter Berücksichtigung der obengenannten Faktoren keine direkte Ver-
anlassung, eine akute komplexe Umstellung aller Dialyseplätze von Azetat-
auf Bikarbonatdialyse vorzunehmen.

Die Kinetik des Kalziumtransports bei Dialyse und Filtration

H. Schneider

<u>Dialyse</u>

Eines der Hauptprobleme in Verbindung mit langjähriger chronischer Dialysebehandlung ist die Entwicklung und die Beeinflussung der Osteopathie. Diese multifaktorielle Erkrankung weist einerseits außerordentlich große individuelle und geographische Morbiditätsunterschiede auf, andererseits sind meßbare Veränderungen des Vitamin-D- und Parathormonstoffwechsels und der Antwort ihrer Zielorgane bei allen Patienten mit terminaler Niereninsuffizienz gleichermaßen nachweisbar. Im Mittelpunkt des Interesses steht hierbei der Kalziumstoffwechsel, dessen Regulierung beim terminal Nierenkranken durch das Zusammenspiel zwischen enteraler Aufnahme und Sektretion, ossärem Pool und der Dialysebehandlung erfolgt.

Unter diesen Gesichtspunkten ist das Ziel der Dialysebehandlung, eine so positive Kalziumbilanz zu erreichen, daß die enterale Kalziummalabsorption ausgeglichen und eine Suppression des sekundären Hyperparathyreoidismus erreicht wird. Seit Jahren werden deshalb Empfehlungen über eine optimale Dialysatkalziumkonzentration von verschiedenen Autoren abgegeben (1,2,3,4,5,6, 7,8,9,10) (Abb. 1),deren Meßwerte und Untersuchungstechniken jedoch deutliche Unterschiede aufweisen. Übereinstimmend läßt sich jedoch aussagen, daß bei einer Dialysatkalziumkonzentration unter 3 mEq/l mit einer negativen Bilanz, darüber mit einer positiven Bilanz zu rechnen ist, wobei für eine Dialysatkalziumkonzentration von ca. 4 Eq/l die Angaben zwischen 30 mg/ h und 93 mg/h schwanken. Legt man die Messungen der intestinalen Kalziumbilanz von Kaye (11) und Wing (9) zugrunde, die beim Urämiker einen Verlust von etwa 200 mg/Tag berichten, so müßte man bei 3mal wöchentlicher Dialyse pro Behandlung eine positive Bilanz von etwa 470 mg Kalzium erreichen, um einen progredienten Verlust des Gesamtkörperkalziumbestandes zu vermeiden.

Dieses Konzept wird durch Messungen des Gesamtkörperkalziumgehaltes mittels Neutronenaktivierungsanalyse von Asad (5) bestätigt, der für eine Dialysatkalziumkonzentration von 2,5 mEq/l einen progredienten Verlust, bei Verwendung von 3,25 mEq/l eine Konstanz des Kalziumbestandes zeigen konnte. Bei diesen Untersuchungen muß mit berücksichtigt werden, daß der Autor seinen Dialysepatienten zusätzlich oral 2,6-5,2 g/Tag an Kalziumsupplementation verabreichte. Mathematisch gesehen kann der Kalziumnettotransport bei Dialyse als Differenz zweier gegenläufiger Diffusionsbewegungen, vom Dialysat zum Plasma und umgekehrt vom Plasma zum Dialysat, aufgefaßt werden (8).

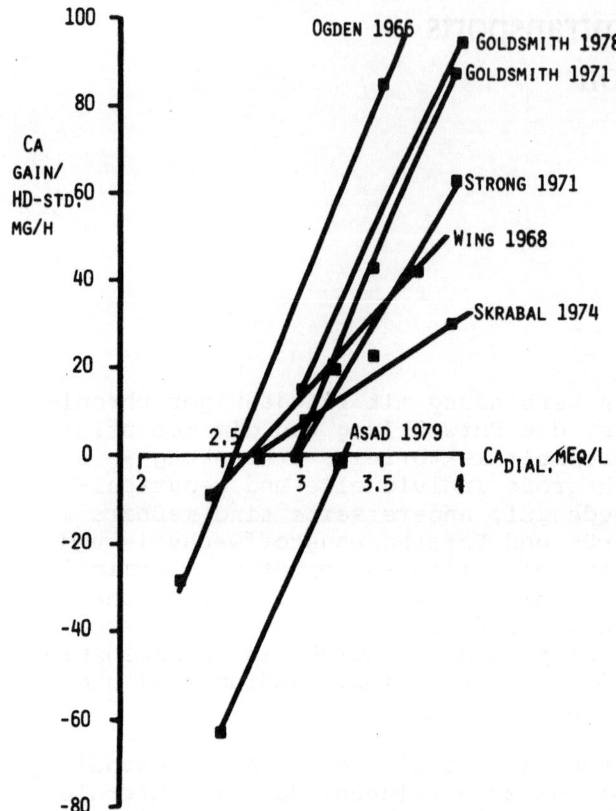

<u>Abb. 1.</u> Angaben über die Kalziumbilanz bei Dialyse mit verschiedenen Dialy-
satkalziumkonzentrationen von 7 Autoren. Zur besseren Vergleichbarkeit wurden die angegebenen Werte in mg/Dialysestunde umgerechnet. Die verwendeten
Dialysatoroberflächen mußten unberücksichtigt bleiben

Für die auftretenden Diffusionsvorgänge lassen sich eine Reihe
von Faktoren als Determinanten differenzieren. Allgemein akzeptiert ist die lineare Beziehung zwischen dem Kalziumgradienten,
d.h. der Differenz aus Dialysatkalziumgehalt und der Höhe des
ultrafiltrierbaren Kalzium mit der Nettokalziumaufnahme während
Dialyse bei ausschließlich diffusiblen Transportbedingungen
(12) (Abb. 2). Diese lineare Beziehung gilt über die gesamte
Dialysezeit, wobei jedoch durch Zunahme der ultrafiltrierbaren
Kalziumfraktion eine Abnahme des Kalziumgradienten und damit
eine Verringerung der Kalziumdiffusion eintritt.

Betrachtet man die Veränderungen der einzelnen Kalziumfraktionen bei Dialysatorpassage (Abb. 3), so fällt auf, daß die Kalziumaufnahme im wesentlichen durch Erhöhung des ionisierten und
des proteingebundenen Kalzium auf Kosten der komplexgebundenen
Kalziumfraktion erfolgt, wogegen für den ultrafiltrierbaren
Kalziumanteil keine signifikanten Unterschiede sichtbar werden.
Die Erhöhung des proteingebundenen Kalziumanteils unter Ultra-
filtrationsbedingungen ist zwar ein Ausdruck der Hämokonzentration, die tatsächliche Zunahme läßt sich jedoch unter reinen
Diffusionsbedingungen messen und beträgt etwa 38% (Abb. 4). Da
es bei Dialysatorpassage durch den stattfindenden Bikarbonat-

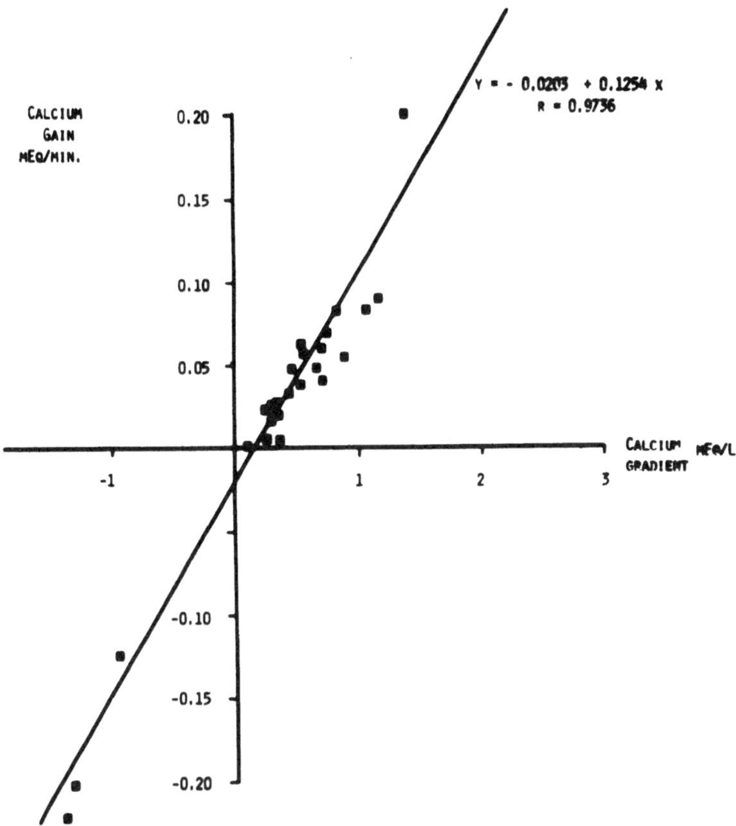

Abb. 2. Signifikante Beziehung der Kalziumaufnahme bei Dialyse (meq/min) in Abhängigkeit vom Kalziumgradienten ($CA_{DIAL.} - CA_{UF}$)

verlust in der Folge auch zu einem Abfall des PCO_2 am Dialysatorauslaß kommt, finden sich nur geringe pH-Veränderungen zwischen Arterie und Vene, die keine Erklärung der Zunahme der Proteinbindung für Kalzium erlauben. Der zeitliche Ablauf der Kalziumaufnahme während der Dialysebehandlung ergibt in der ersten Hälfte eine Zunahme im wesentlichen zugunsten der ionisierten Fraktion (13), wogegen in der zweiten Hälfte der Dialyse eine Begünstigung der proteingebundenen Fraktion erfolgt.

Dies läßt sich möglicherweise dadurch erklären, daß durch das langsame Ansteigen des pH-Wertes während der Dialyse um 0,1 eine interne Verschiebung der Kalziumfraktionen zu ungunsten des ionisierten Kalziums stattfindet (6), andererseits führt die Zunahme der negativen Ladungen der Proteine zu einem vergrößerten Gibbs-Donnan-Effekt, wodurch die Kalziumdiffusion aus dem Dialysat auch ohne Konzentrationsgradienten ermöglicht wird (4). Die Gesamtkalziumkonzentration folgt annähernd parallel der Zunahme der Gesamtproteinkonzentration, wogegen für das komplexgebundene Kalzium keine signifikanten Änderungen eintreten.

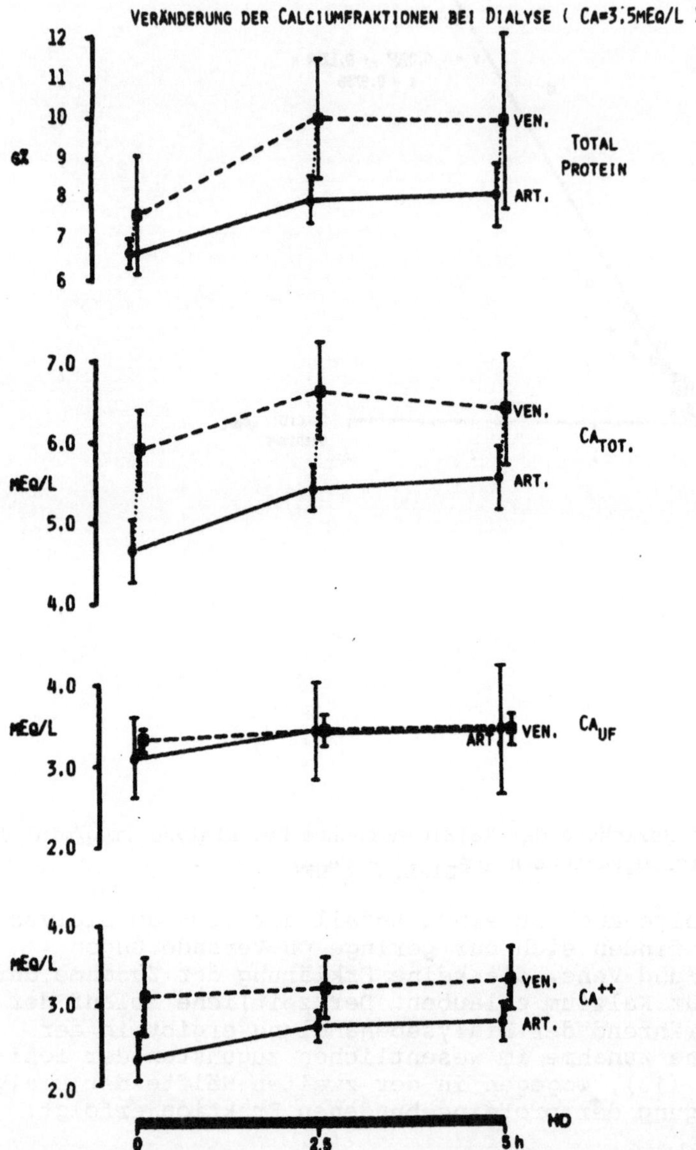

Abb. 3. Veränderungen der Kalziumfraktionen und des Gesamteiweißes während Dialysatorpassage (Art. - Ven.) unter einer 5stündigen Hämodialyse mit 3,5 meq/l Kalzium im Dialysat. Angezeigt sind Mittelwerte ± SD aus N=20 Messungen bei 10 Patienten

Eine von Goldsmith (8) durchgeführte multiple Regressionsanalyse zeigte, daß der Kalziumnettotransport beim Mini-Kiil außerdem vom Plasmaphosphatspiegel des Patienten abhängig ist, wobei diskutiert wird, daß die Phosphatdiffusion, vermutlich aufgrund ihrer negativen Ladung, die entgegengesetzte Diffusionsbewegung der positiv geladenen Kalziumionen durch elektrische Anziehung verringert. Weiterhin könnte die Bildung von Kalziumphosphat-

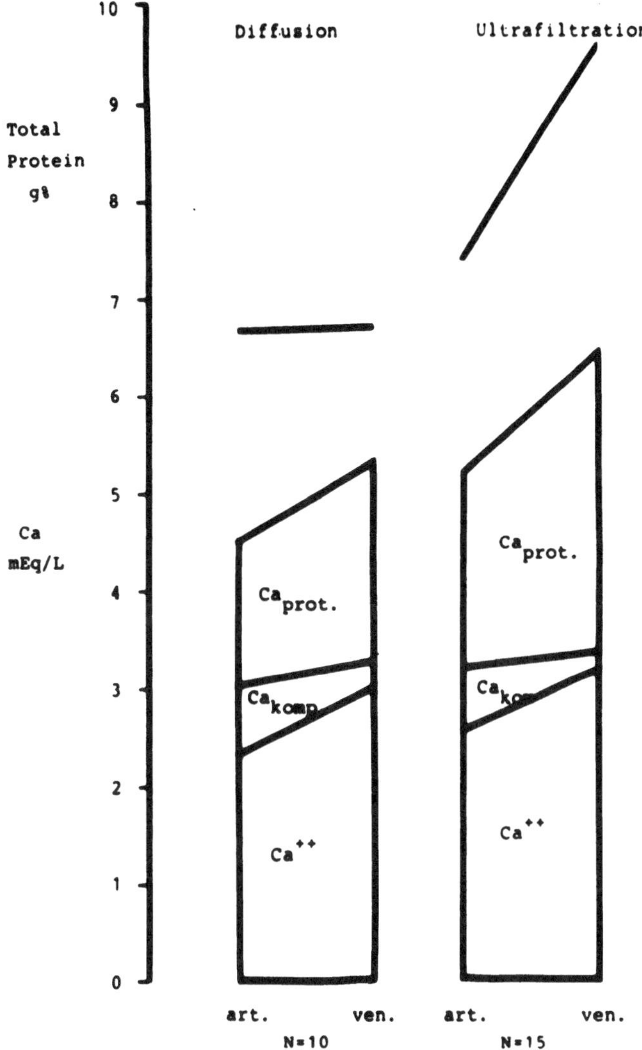

Veränderungen der Calciumfraktionen bei Dialysatorpassage

(Ca$_{dial.}$ = 3.5 mEq/L) unter Diffusions- und Ultrafiltrations-

bedingungen.

<u>Abb. 4.</u> Veränderungen der Kalziumfraktionen bei Dialysatorpassage (CA$_{DIAL.}$ = 3,5 meq/l) unter Diffusions- und Ultrafiltrationsbedingungen

komplexen im Dialysat infolge Zunahme der Molekülgröße den Kalziumfluß in der beschriebenen Weise verringern, wobei dann auch Membraninteraktionen selbst mitbeteiligt sein könnten.

In diese Regressionsanalyse geht auch der extrakorporale Plasmafluß als positiver Parameter der Nettokalziumaufnahme bei Dialyse ein, da eine beschleunigte Blutpassage den Kalziumgradienten zwischen Dialysat und ultrafiltrierbarer Plasmakalziumfraktion, als treibende Diffusionskraft weniger schnell abnehmen läßt.

Schließlich sei noch auf den Einfluß der Ultrafiltration bei
der Betrachtung der erreichbaren Kalziumbilanz bei Dialysebehandlung hingewiesen. Eine Zunahme der Ultrafiltration wirkt
bilanzmäßig der Kalziumdiffusion vom Dialysat zum Plasma entgegen (Abb. 5). Unsere Messungen während Dialyse mit 3,5 mEq/l
Kalzium im Dialysat zeigten, daß bei ca. minus 3 l Ultrafiltration bereits keine Nettokalziumaufnahme mehr erfolgt und bei
noch höherer Ultrafiltration mit einer negativen Kalziumbilanz
zu rechnen ist.

Zusammenfassend wird also die unter Dialyse erreichbare Kalziumaufnahme von folgenden Faktoren unterschiedlich beeinflußt:

1. dem Kalziumgradienten an der Dialysemembran
   (Kalziumgradient = $Ca_{Dial} - Ca_{Uf}$)   positiv
2. dem Plasmafluß im extrakorporalen Kreislauf   positiv
3. dem Plasmaphosphatspiegel   positiv
4. dem Dialysatfluß   negativ
5. der Ultrafiltration   negativ

Für die Praxis läßt sich hiernach unschwer der Schluß ziehen,
daß bei der Routinedialyse unter Anwendung der bei uns üblichen
Dialysatkalziumkonzentration von 3,5 mEq/l kaum mit einer so
positiven Kalziumbilanz zu rechnen ist, daß dadurch die intestinalen Verluste ausgeglichen werden. Die routinemäßige orale
Verabreichung von Kalziumkarbonat aus den Gesichtspunkten ver-
mehrter Kalziumzufuhr, verbesserten Acidoseausgleichs und erhöhter intestinaler Phosphatbindung scheint deshalb ratsam und
auch im Hinblick auf eine Konstanz des Gesamtkörperkalziumbestandes wünschenswert.

Hämofiltration

Im Gegensatz zum diffusiblen Kalziumtransport bei Dialyse besteht bei Hämofiltration keine Korrelation zwischen der Höhe
des Kalziumspiegels in der Substitutionslösung und der Kalziumbilanz; diese ist vielmehr abhängig von der bei der Behandlung
erreichten Flüssigkeitsbilanz, d.h. von der jeweils individuell
verschieden großen Gewichtsabnahme (14,15,16). Die Kalziumbilanz wurde als Differenz der mit der Substitutionslösung zugeführten Kalziummenge und dem gefilterten Kalzium errechnet.

Bei Verwendung einer Kalziumkonzentration von 3,5 mEq/l in der
Substitutionslösung ergab sich eine mittlere Kalziumaufnahme
von 1,9 ± 7,38 mEq/Behandlung (Abb. 6), nach Erhöhung der Kal-

Abb. 5. Gesamtkalziumbilanz bei 5stündiger Hämodialyse gegen eine Kalziumkonzentration von 3,5 meq/l in der Spülflüssigkeit in Abhängigkeit von der ▶
erzielten Ultrafiltration

Abb. 6. Kalziumbilanz bei Hämofiltration unter Verwendung einer Kalziumkonzentration von 3,5 meq/l in der Substitutionslösung in Abhängigkeit von der ▶
erzielten Flüssigkeitsbilanz. Die Punkte entsprechen 20 Meßwerten bei N=10
Patienten

CALCIUM
BILANZ
MEQ / HD
16
14
12
10
8
6
4
2
0
-2
-4
-6
-8
-10
-12
-14
-16
-18
-20
-22
-24
GESAMTCALCIUMBILANZ BEI DIALYSE
$Ca_{DIAL.} = 3,5$ MEQ/L
ULTRAFILTRATION L
-1 -2 -3 -4 -5 -6 -7 -8
Y=11,783813X - 4,113862
R = 0,957186

Abb. 5

Ca
Bilanz
mval
20
15
10
5
0
-5
-10
N = 20
$Ca_{sub} = 3.5$ mval / l
Flüssigkeits-
Bilanz L
-1 -2 -3 -4 -5 -6 -7
y=13.914 - 3.405 x
r= 0.628935

Abb. 6

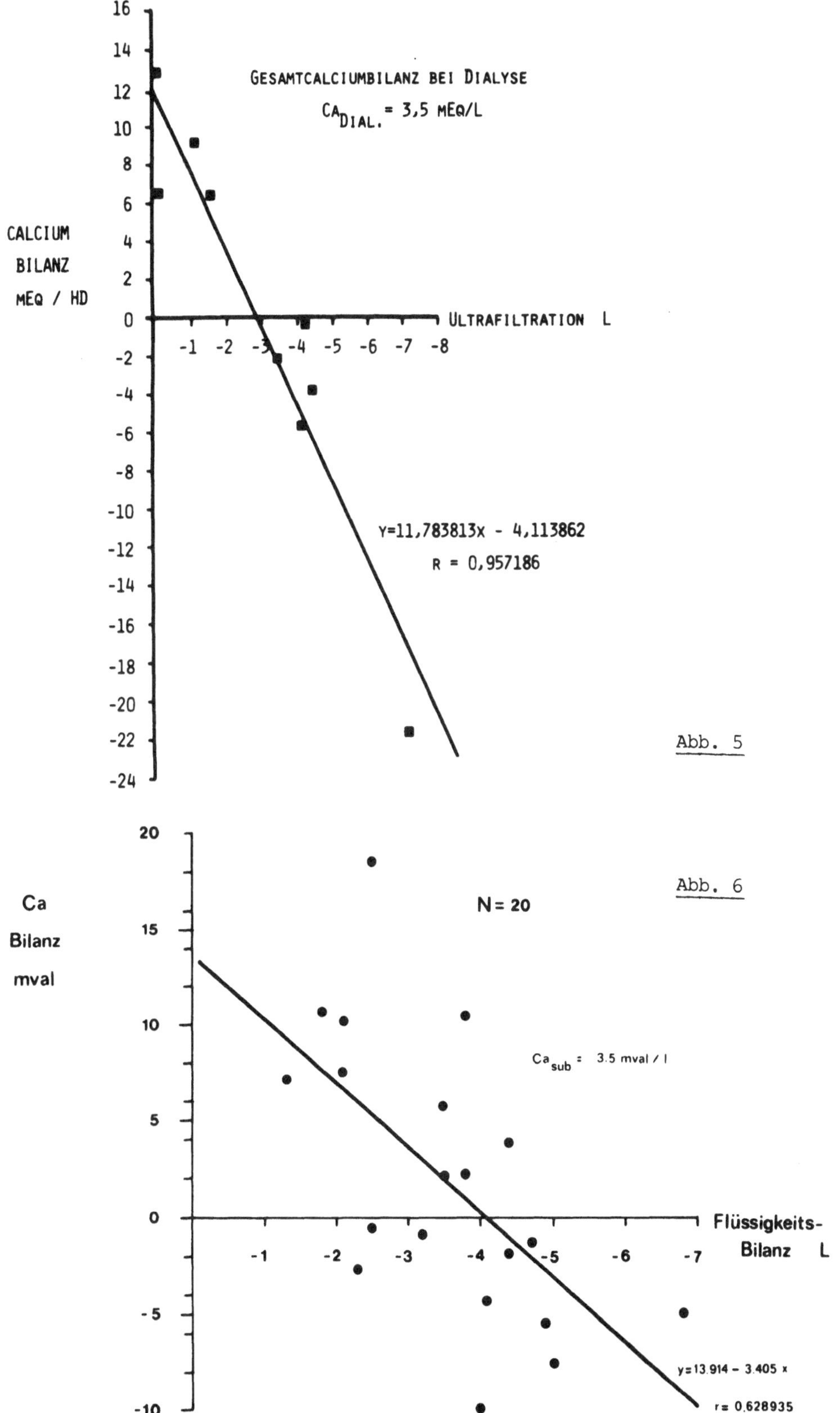

Tabelle 1. Klinisch chemische Einzelparameter von Patienten mit positiver Kalziumbilanz unter chronischer Hämofiltrationsbehandlung (K.G., H.M., B.J.) im Vergleich zu Patienten mit gering positiver oder negativer Kalziumbilanz unter gleichen Behandlungsbedingungen.
* zeigen signifikante Unterschiede der Mittelwerte der beiden Gruppen an

	Flüssigkeit Bilanz L L	Ca Bilanz mval	Hkt %	Gesamt Eiweiß g%	Gesamt Ca mval/l	Ca_{UF} =	Ca^{++} =	intraerythr. Ca =	PTH pmol/l	25-OH-D nmol/l	PO mg%	AP IU/1
K.G.	2,6	17,75	22	7,7	3,92	2,58	1,75	2,27	45	700	4,9	137
H.M.	4,0	12,36	33	6,4	4,31	2,80	2,00	1,29	205	210	5,0	(346)
B.J.	4,7	11,51	23	6,5	3,91	2,46	1,76	1,77	169	160	6,3	89
$\bar{x}$	3,79	13,87	26	6,88	4,05	2,61	1,84	1,78	139	356	5,4	190
$\pm$SD	1,08	3,38	6,0	0,72	0,23	0,17	0,14	0,49	83	298	0,8	136
W.I.	3,1	2,85	22	6,8	5,03	2,80	2,23	2,37	287	170	4,5	88
K.E.	4,0	-0,31	23	7,0	5,36	3,12	2,35	3,23	195	90	6,6	88
V.S.	4,1	-2,65	30	6,5	4,26	2,94	1,84	2,10	249	110	9,9	245
$\bar{x}$	3,76	-0,04	25	6,76	4,88*	2,95*	2,14*	2,57*	243*	123	7,0	140
$\pm$SD	0,58	2,76	4,3	0,31	0,56	0,16	0,27	0,59	46	41	2,7	90

ziumkonzentration der Substitutionslösung auf 4,0 mEq/l konnte
die mittlere Kalziumbilanz auf 6,10 ± 6,17 mEq/Behandlung erhöht werden. Die große Streubreite der gemessenen Werte deutet
daraufhin, daß zusätzliche, patientenspezifische Faktoren als
weitere Determinanten die Kalziumaufnahme während Hämofiltration beeinflussen. Wenn man nun die patientenspezifischen Ein-
zelbilanzen betrachtet (Abb. 7), so ergeben sich trotz vergleichbarer Flüssigkeitsbilanzen erhebliche individuelle Unterschiede,
d.h. die angegebene Regressionsgerade muß patientenspezifisch
nach oben oder unten parallel verschoben werden.

Betrachten wir isoliert die 3 Patienten mit der höchsten mittleren Kalziumaufnahme (K.G., H.M., B.J.) mit den 3 Patienten mit
der niedrigsten mittleren Kalziumaufnahme (W.I., K.E., V.S.),
so sind keine Differenzen in der Flüssigkeitsbilanz zu erkennen.
Auch Gesamtproteinkonzentration und Hämatokritwert sind nicht
different, wogegen sich für Gesamtkalziumkonzentration, ultra-
filtrierbarem Kalzium, ionisiertem Kalzium und intraerythrozy-
tärem Kalzium signifikante Unterschiede erkennen lassen.

Die Phosphatkonzentration zu Beginn der Behandlung ist zwar in
der zweiten Gruppe höher, ein signifikanter Unterschied ergab
sich jedoch nicht, wogegen die mit einem C-terminalen RIA
gemessene Parathormonaktivität signifikante Differenzen aufwies
(Tabelle 1).

Korreliert man nun unabhängig von den erreichten Flüssigkeitsbilanzen die mittlere Konzentration des ultrafiltrierbaren
Kalziums mit der individuell erreichten Kalziumbilanz (Abb. 8),
so findet sich ein signifikanter Zusammenhang. Die Abhängigkeit
der Höhe des ionisierten und damit auch des ultrafiltrierbaren
Kalziums von der intestinalen Kalziumaufnahme ist bekannt (17),
doch müßte andererseits auch die Aktivität der PTH-Sektretion
bei dieser Regulation sichtbar werden. Aus diesem Grund haben
wir individuell die mittlere Kalziumaufnahme/l negativer Flüssigkeitsbilanz gegen die zu Beginn der Behandlung gemessene
PTH-Aktivität aufgetragen (Abb. 9) und finden eine lineare Abnahme mit zunehmender Höhe der Parathormonspiegel.

In Abb. 10 ist der Verlauf einiger Einzelparameter des Kalzium-
stoffwechsels während einer Hämofiltrationsbehandlung mit 4,0
mEq/l Kalzium in der Substitutionslösung aufgetragen. Die Zunahme der Gesamteiweißkonzentration ist Folge der bei der Behandlung auftretenden Hämokonzentration, die Zunahme der Gesamtkalziumkonzentration verläuft nahezu parallel. Ähnlich wie bei
Dialyse findet sich eine Erhöhung der ionisierten und ultrafiltrierbaren Kalziumfraktion praktisch nur während der ersten
Hälfte der Behandlung, wogegen die Zunahme der proteingebundenen Kalziumfraktion überproportional der Gesamteiweißerhöhung
überwiegend in der zweiten Behandlungshälfte folgt. Dies ist
durch den Acidoseausgleich und die damit eintretende Erhöhung
der Bindungskapazität der Proteinfraktion für Kalzium zu erklären.

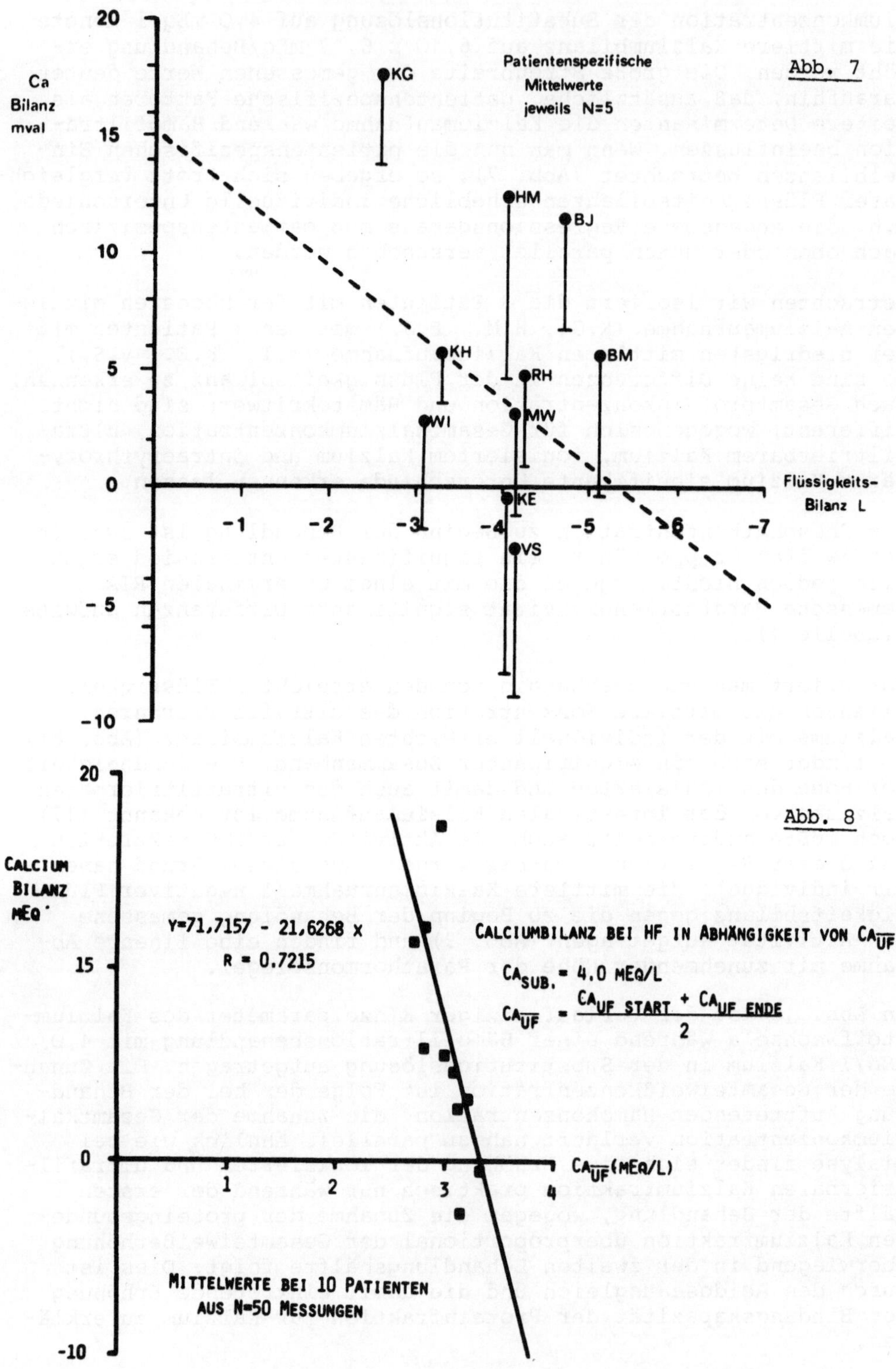
20
Ca
Bilanz
mval
15
Patientenspezifische
Mittelwerte
jeweils N=5
Abb. 7
KG
HM
BJ
10
KH
RH
BM
5
WI
MW
Flüssigkeits-
Bilanz L
0
-1
-2
-3
-4
-5
-6
-7
KE
VS
-5
-10

20
CALCIUM
BILANZ
MEQ
Abb. 8
Y=71,7157 - 21,6268 X
R = 0.7215
CALCIUMBILANZ BEI HF IN ABHÄNGIGKEIT VON CA_UF
CA_SUB. = 4.0 MEQ/L
CA_UF = (CA_UF START + CA_UF ENDE) / 2
15
0
CA_UF (MEQ/L)
1
2
3
4
MITTELWERTE BEI 10 PATIENTEN
AUS N=50 MESSUNGEN
-10

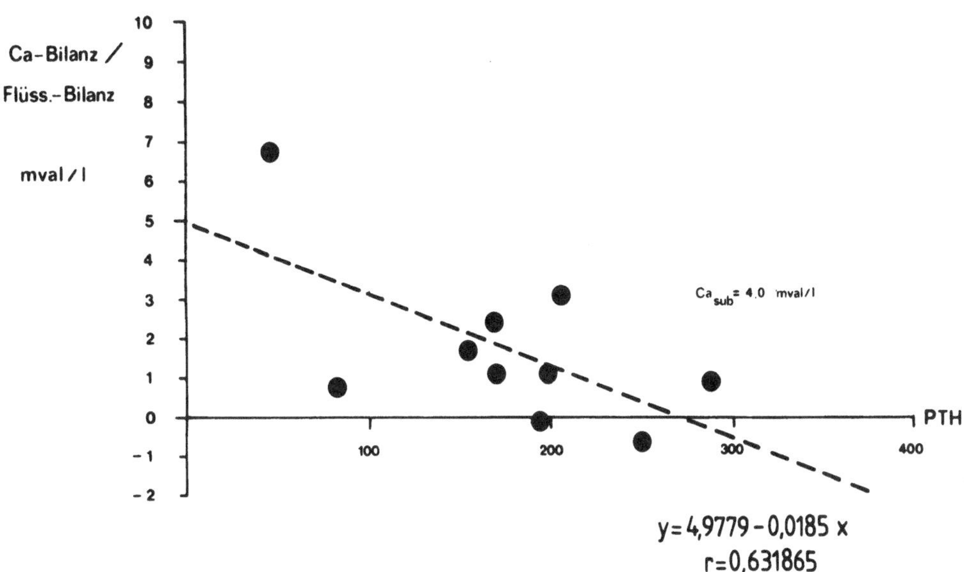

$$y = 4,9779 - 0,0185\ x$$
$$r = 0,631865$$

<u>Abb. 9.</u> Mittlere individuelle Kalziumbilanz pro mittlere negative Flüssig-
keitsbilanz (mval/l) bei Hämofiltrationsbehandlung mit einer Kalziumkonzentration von 4,0 meq/l in der Substitutionslösung in Abhängigkeit der individuellen Parathormonaktivität bei Behandlungsbeginn (pmol/l) bei 10 Patienten

Während der Hämofiltrationsbehandlung findet eine deutliche Erniedrigung der PTH-Spiegel statt (16,18). Dies ist einerseits
als effektive Elimination von PTH und seinen Fragmenten über
die Membran zu erklären (18), andererseits könnte man aufgrund
der deutlichen Erhöhung der ionisierten Kalziumfraktion auch
eine zumindest intermittierende Suppression der Nebenschilddrüse (Abb. 11) diskutieren.

Wenn man den Gesamtkalzium- und Phosphatbestand des Handskeletts mittels Neutronenaktivierung bei chronischer Hämofiltrationsbehandlung mit 4 mEq/l Kalzium in der Substitutionslösung
über längere Zeit verfolgt (Abb. 12), so sind trotz der individuell erheblichen Unterschiede der Kalziumbilanzen bisher keine
signifikanten Änderungen feststellbar. Dies mag einerseits an
der noch zu kurzen Beobachtungszeit oder an der Tatsache liegen,
daß die Neutronenaktivierung des Handskeletts nur einen kleinen
Teil des Gesamtkörperkalziumbestandes erfaßt und somit keine
repräsentative Aussage erlaubt. Andererseits ist für die Entwicklung der renalen Osteopathie die Berücksichtigung der metabolischen Wirkungen des Vitamin-D-Stoffwechsels von so eminen-
ter Bedeutung, daß der Teilaspekt der Kalziumbilanz bei extrakorporaler Blutreinigung nur bedingt ins Gewicht fällt, solange
dafür Sorge getragen ist, daß keine negativen Kalziumbilanzen
den Gesamtkalziumbestand des Patienten kontinuierlich verringern.

<u>Abb. 7.</u> Kalziumbilanz bei Hämofiltration unter Verwendung einer Kalzium-
konzentration von 4,0 meq/l in der Substitutionslösung. Angegeben sind die
◄ patientenspezifischen Mittelwerte ± SD aus jeweils 5 Einzelmessungen gegen
die mittlere erreichte Flüssigkeitsbilanz aufgetragen. Regressionsanalyse
der mittleren Kalziumbilanz (---): Y = 15,15 - 2,906 X, <u>R</u> = 0,638249

<u>Abb. 8.</u> Kalziumbilanz bei Hämofiltration mit einer Kalziumkonzentration von
◄ 4 meq/l in der Substitutionslösung in Abhängigkeit von der Höhe des mittleren individuellen CA_{UF} - Spiegels

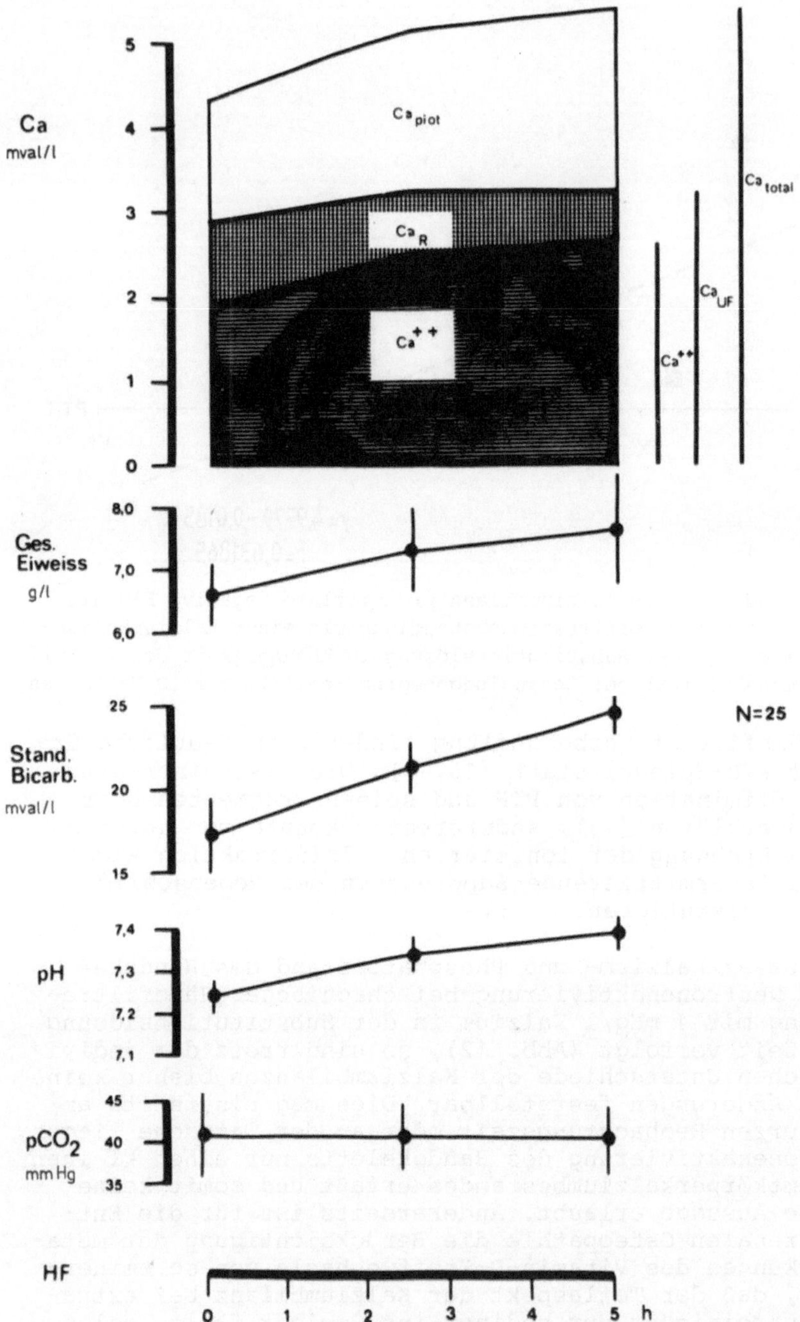

Abb. 10. Verhalten der verschiedenen Kalziumfraktionen (CA_{TOTAL}, CA_{UF}, CA^{++}), der Gesamtproteinkonzentration und der Parameter des Säure-Basen-Haushaltes während Hämofiltration unter Verwendung einer Kalziumkonzentration von 4,0 meq/l in der Substitutionslösung. Angegeben sind Mittelwerte ± SD aus 25 Messungen bei 10 Patienten.

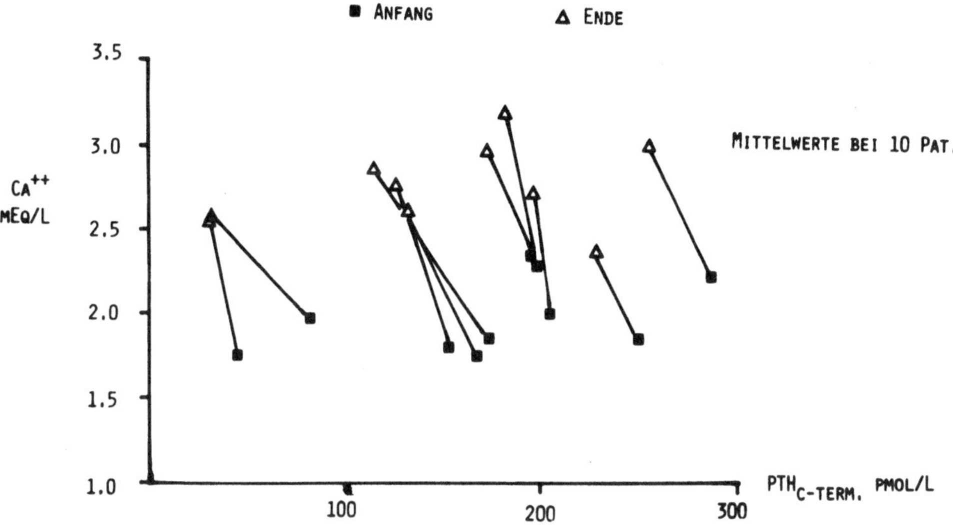

Abb. 11. Anstieg des ionisierten Kalziums während Hämofiltrationsbehandlung mit einer Kalziumkonzentration von 4 meq/l in der Substitutionslösung in Abhängigkeit von den Parathormonspiegeln.

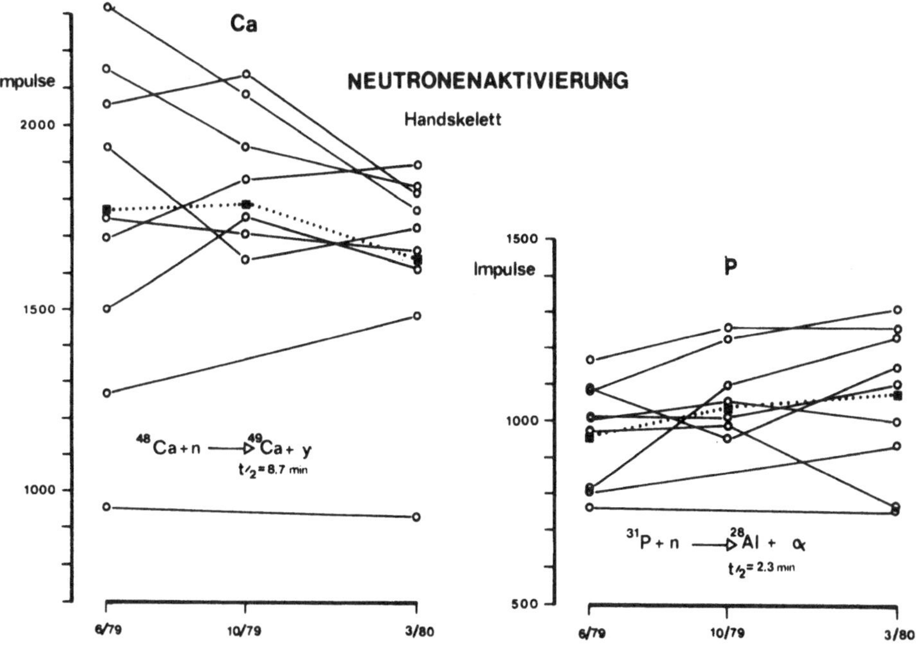

Abb. 12. Neutronenaktivierungsanalyse des Handskeletts (nicht-Fistel-tragender Arm) bei 9 Patienten unter chronischer intermittierender Hämofiltrationsbehandlung (Kalziumkonzentration 4,0 meq/l in der Substitutionslösung)

Literatur

1. Goldsmith RS, Furszyfer J, Johnson WJ, Fournier AE, Arnaud CD (1971) Control of secondary hyperparathyroidism during long-term hemodialysis. Am J Med 50:692–699
2. Skrabal F, Dittrich P, Gabl F (1974) Calcium uptake and phosphate removal during hemodialysis with variing dialysate calcium. Klin Wochenschr 52:266–271
3. Mirahmadi KS, Duffy BS, Shinaberger JH, Jowsey J, Massry SG, Coburn JW (1971) A controlled evaluation of clinical and metabolic effects of dialysate calcium levels during regular hemodialysis. Trans Am Soc Artif Intern Organs 17:118–123
4. Johnson WJ (1976) Optimum dialysate calcium concentration during maintenance hemodialysis. Nephron 17:241–258
5. Asad SN, Ellis KJ, Cohn SH, Letteri JM (1979) Changes in total body calcium on prolonged maintenance hemodialysis with high and low dialysate calcium. Nephron 23:223–227
6. Fuchs Chr, Brasche M, Donath-Wolfram U, Kuboch J, Quellhorst E, Scheler F (1975) Dialysate calcium and plasma calcium fractions during and after haemodialysis. Klin Wochenschr 53:39–42
7. Ogden DA, Holmes JH (1966) Changes in total and ultrafiltrable plasma calcium and magnesium during hemodialysis. Trans Am Soc Artif Intern Organs 12:200–203
8. Goldsmith RS, Furszyfer J, Johnson WJ, Beeler GW Jr, Taylor WF (1978) Calcium flux during hemodialysis. Nephron 20:132–140
9. Wing AJ (1968) Optimum calcium concentration of dialysis fluid for maintenance haemodialysis. Br Med J 4:145–149
10. Strong HE, Schatz BC, Shinaberger JH, Coburn JW (1971) Measurement of dialysance and bi-directional fluxes of calcium in vivo using radiocalcium. Trans Am Soc Artif Intern Organs 17:108–117
11. Kaye M, Mangel R, Neubauer E (1967) Studies in calcium metabolism in patients on chronic haemodialysis. Excerpta Med Int Congr Ser 131,17–23
12. Goldsmith RS, Johnson WJ, Arnaud CD (1974) The hyperparathyroidism of renal failure. Pathophysiology and treatment. Clin Endocrinol Metabol 3:305–321
13. Conceicao S, Hoenich NA, Ward MK, White T, Aljama P, Dewar J, Kerr DNS (1977) Ionised calcium during haemodialysis. Proc Eur Dial Transplant Assoc 14:229–235
14. Schneider H, Streicher E, Knödler U, Schmidt-Gayk H (1978) Electrolyte (Na,K,Ca,Mg) and phosphate balances in long term hemofiltration. Abstr VII Internat Congress of Nephrology: E 4
15. Schneider H, Streicher E, Schmidt-Gayk H, Bosnjacovic S (1978) Does long term hemofiltration provoke secondary hyperparathyroidism. Proc Eur Dial Transplant Assoc 15:532–539
16. Fuchs C, Doht B, Dorn D et al. (1978) Calcium-Phosphat Stoffwechsel und Hämofiltration. Klin Wochenschr 56:1163–1169
17. Kaye M, Cohen GF, Chatterjee G, Mangel R (1969) Regulation of plasma ionized calcium and its therapeutic control in patients treated by regular hemodialysis. Trans Am Soc Artif Intern Organs 15:341–345
18. Schaefer K, v Herrath D, Gullberg CA et al. (1978) Chronic hemofiltration. A critical evaluation of an new method for the treatment of blood. Artif Organs 2 (4):386–393

<u>Diskussion</u>

<u>Hampl:</u> Wenn ich Ihre Daten über die verschiedenen Einflüsse auf den Kalzium-
transport während der Dialyse und Filtration richtig interpretiere, so dürfte es doch unmöglich sein, nur annähernd den individuellen Kalziumtransport
vorauszusagen. Berücksichtigt man außerdem Ihre Angaben über den Kalzium-
verlust durch die zur Gewichtsabnahme notwendige Ultrafiltration während
der Dialyse, so erscheint es auch kaum möglich, durch das Verfahren eine
Positivierung der Kalziumbilanz und damit eine Verhinderung der renalen
Osteopathie zu erreichen.

<u>Schneider:</u> Das ist richtig. Eine Positivierung der Kalziumbilanz ist m.E.
wesentlich besser über eine Erhöhung der intestinalen Kalziumabsorption
im Dialyseintervall durch Kalziumsubstitution oder Vitamin-D-Substitution
zu erreichen, als durch eine Erhöhung der Kalziumkonzentration im Dialysat.

<u>Schaefer:</u> Auch ich bin der Meinung, daß die Kalziumbilanz während der Be-
handlung nur ein Teilaspekt ist. Sie ist allerdings nicht vollkommen zu
vernachlässigen. Ich werde in meinem Referat darauf zurückkommen.

<u>Streicher:</u> Ich schlage vor, wir diskutieren die Probleme der Kalziumbilanz
und der Osteopathie nach dem Vortrag von Herrn Schaefer für beide Vorträge
gemeinsam.

Renale Osteopathie:
Pathogenese und Möglichkeiten der Therapie

K. Schaefer, D. von Herrath und G. Offermann

Einleitung

Störungen des Kalzium- und Phosphatstoffwechsels gehören nicht
zu den typischen Komplikationen einer inadäquaten Hämodialyse,
obwohl diese Behandlung durchaus in der Lage ist, vorhandene
Knochenstoffwechselstörungen zu verschlechtern. Die Entwicklung
der renalen Osteopathie beginnt in der Regel lange vor dem
Hämodialysestadium, so daß davon ausgegangen werden muß, daß
diejenigen Faktoren, die für die Pathogenese der renalen Osteopathie determinierend waren, auch während des Dialysestadiums
die führende Rolle spielen.

Pathogenese der renalen Osteopathie

Als die wesentlichen Faktoren für die Entwicklung der renalen
Osteopathie werden heute eine verminderte Phosphatelimination
durch die Nieren sowie Störungen des Vitamin-D-Metabolismus
angesehen. Es besteht Einmütigkeit darüber, daß bereits bei
einer Verminderung des Glomerulusfiltrates auf ca. 60 ml/min
mit Veränderungen im Knochenstoffwechsel gerechnet werden muß.
So konnte in eigenen Untersuchungen bereits vor 13 Jahren nachgewiesen werden, daß die Ganzkörperretention von Calcium[47] bei
Patienten mit einer Inulinclearance von ca. 50 - 60 ml/min deutlich erniedrigt sein kann (29), Ergebnisse, die einige Jahre
später auch von anderen Untersuchern bestätigt wurden (12,20).
Darüberhinaus konnten Malluche et al. nachweisen, daß bereits
bei diesem geringen Grad der Niereninsuffizienz Mineralisations-
störungen am Knochen vorhanden sind (18).

Hinsichtlich der primären Pathomechanismen, die diesen Störungen zugrunde liegen, besteht allerdings derzeit Uneinigkeit.
Massry vermutet, daß ein effektiver Mangel des Vitamin-D-Hor-
mons 1,25-Dihydroxy-Vitamin D_3 ($1,25(OH)_2D_3$) der initiale Mecha-
nismus ist, wobei er davon ausgeht, daß selbst normale $1,25(OH)_2D_3$-Spiegel, wie sie bei einem Glomerulusfiltrat von ca. 50 ml/
min noch angetroffen werden, nicht ausreichend sind, um eine
azotämisch bedingte Vitamin-D-Resistenz zu überbrücken (21).
Die kompensatorisch notwendige Erhöhung der $1,25(OH)_2D_3$-Spiegel
wird durch die begleitende Phosphatretention inhibiert (21).

Slatopolsky et al. sehen die Frühpathogenese der renalen Osteopathie zunächst Vitamin-D-unabhängig und stellen die Phosphatretention in den Mittelpunkt der Pathogenese (31). In diesem

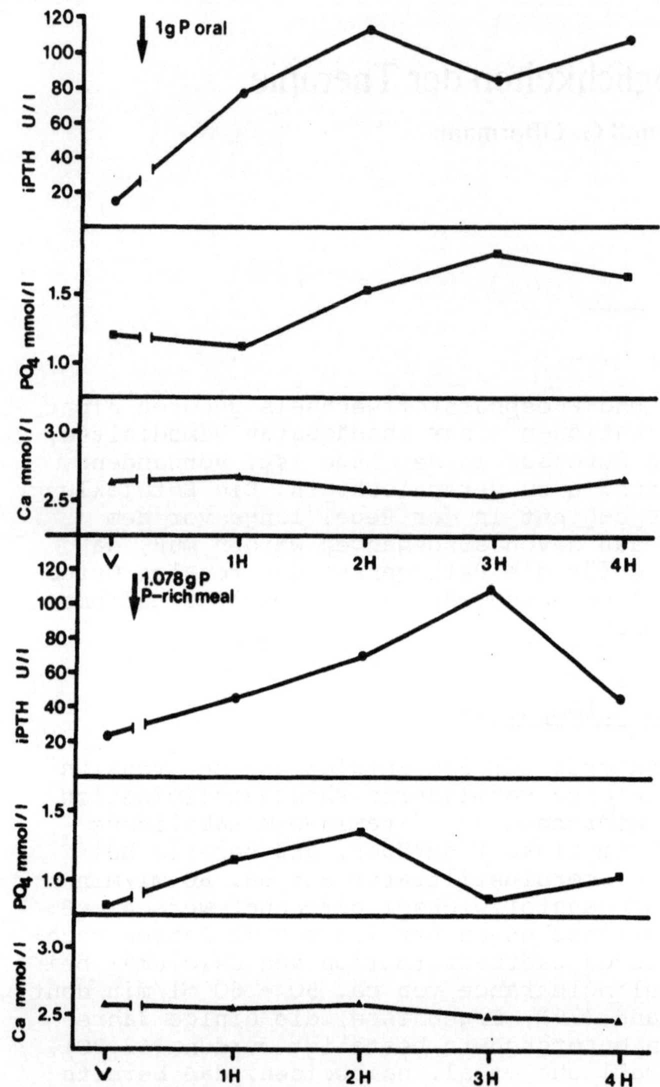

<u>Abb. 1.</u> Effekt einer akuten Phosphatbelastung auf das Verhalten von PTH, Serumkalzium und Serumphosphat

Zusammenhang ist es von Interesse, daß nicht nur tierexperimentell, sondern auch beim nierengesunden Menschen der Nachweis erbracht werden konnte, daß eine akute orale Phosphatbelastung zu einem Anstieg des Parathormons (PTH) führen kann (Abb. 1) (23,31). Kompliziert wird die Pathogenese der renalen Osteopathie zusätzlich durch kürzliche Untersuchungsergebnisse von v. Lilienfeld-Toal et al., die bei Patienten mit mäßiger Niereninsuffizienz (Kreatininclearance 44 ml/min) vollkommen normale Serumphosphatspiegel fanden, obwohl das Serumparathormon einwandfrei erhöht war (17).

Versucht man, die postulierten Pathomechanismen zusammenzufassen, so ergibt sich also zunächst ein noch wenig einheitliches

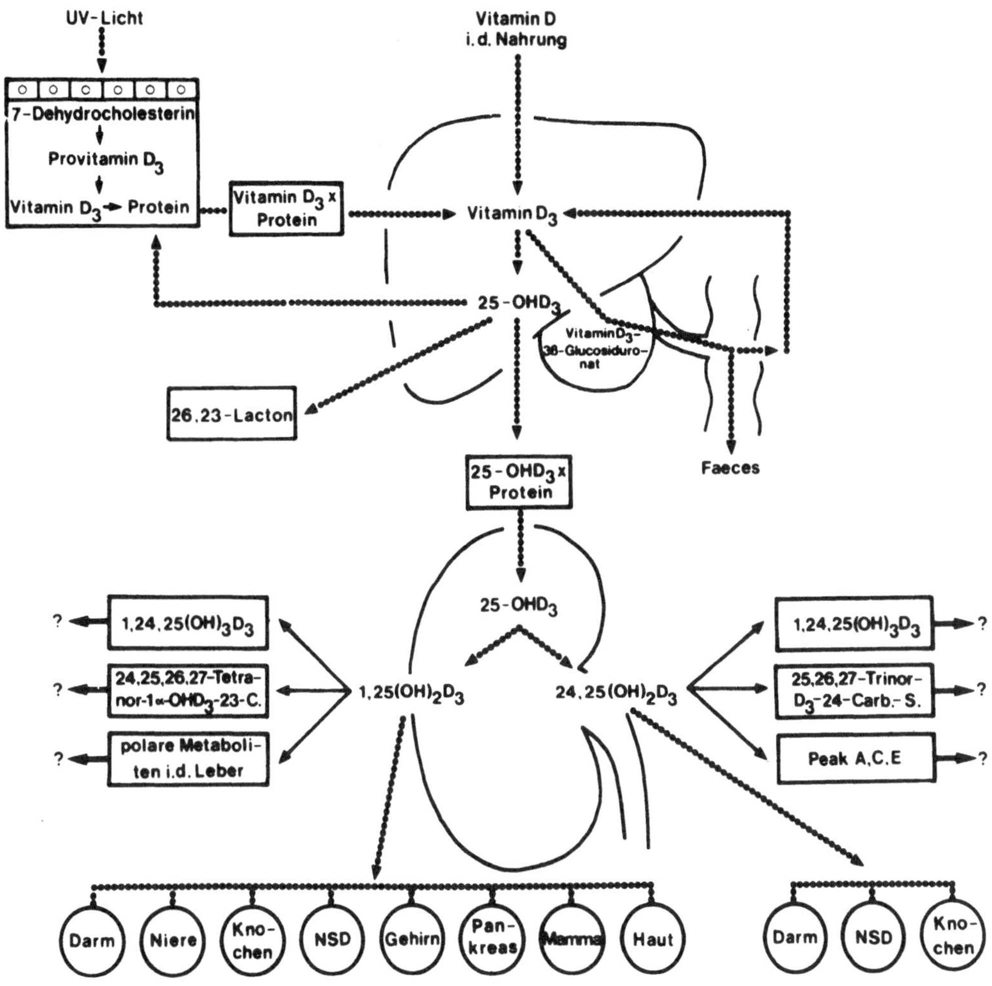

Abb. 2. Flußschema des Vitamin-D-Stoffwechsels unter Einbeziehung der Wirkungsorte der wichtigsten Metaboliten

Bild hinsichtlich der Entwicklung der renalen Osteopathie. Und das um so mehr, da es vermutlich unberechtigt ist, die vermutete Vitamin-D-Stoffwechselstörung ausschließlich auf eine reduzierte Synthese von 1,25(OH)$_2$D$_3$ zu beschränken. Aufgrund des gegenwärtigen Wissenstandes muß nämlich davon ausgegangen werden, daß 25-Hydroxy-Vitamin D$_3$ (25(OH)D$_3$) in zahlreiche andere Stoffwechselprodukte metabolisiert wird, von denen zwar 1,25 (OH)$_2$D$_3$ der biologisch wichtigste Metabolit ist, in der Pathogenese der renalen Osteopathie möglicherweise jedoch nicht den allein entscheidenden Faktor darstellt (Abb. 2). Besonderes Interesse verdient hier insbesondere 24,25-Dihydroxy-Vitamin D$_3$ (24,25(OH)$_2$D$_3$), da es einige dem 1,25(OH)$_2$D$_3$ vergleichbare Zielorgane hat (Abb. 2). Vermutlich infolge von technischen Schwierigkeiten in der Purifikation von 24,25(OH)$_2$D$_3$ sind die Mitteilungen bezüglich der Synthese und der Plasmaspiegel dieses Metaboliten bei Niereninsuffizienz kontrovers (Übersicht bei 27,28).

Dies wird auch durch zwei kürzliche Mitteilungen bestätigt:
Kano et al. (16) zeigten, daß anephrische Patienten noch 36%
des Serumspiegels von 24,25(OH)$_2$D$_3$ aufwiesen wie Gesunde, während Horst et al. (13) bei 8 anephrischen Patienten mit norma-
lem Vitamin-D-Status kein 24,25(OH)$_2$D$_3$ im Plasma nachweisen
konnten. Immerhin konnten diese Untersucher jedoch zeigen, daß
nephrektomierte Schweine mit einem sehr hohen 25(OH)D-Spiegel
von über 400 ng/ml 24,25(OH)$_2$D$_3$ zu synthetisieren vermögen,
wobei allerdings davon auszugehen ist, daß vergleichbare 25(OH)
D-Spiegel bei Menschen nur sehr selten anzutreffen sind (13).

<u>Dialyse und renale Osteopathie</u>

Aufgrund der multifaktoriellen Pathogenese der renalen Osteopathie ist es verständlich, daß selbst eine adäquate Hämodialyse diese urämische Skelettkomplikation nicht kurativ beeinflussen kann. So wird in Anbetracht des fehlenden Nierenparen-
chyms in jedem Fall die bestehende Vitamin-D-Stoffwechselstörung vorhanden bleiben. Auf der anderen Seite erscheint es jedoch plausibel, daß eine inadäquate Hämodialyse zu einer Verschlechterung einer vorhandenen Osteopathie beitragen kann.
Dialyseimmanente Faktoren, die eine vorhandene Knochenerkran-
kung modifizieren könnten, stellen die Kalzium- und Magnesiumkonzentration im Dialysat dar, die notwendige Heparinapplika-
tion, Dialysatbeimischungen wie Aluminium oder ein durch die
Dialyse schlecht korrigierter Säure-Basen-Status.

Kalzium

Die Kalziumkonzentration im Dialysat verdient aus zwei verschiedenen Gesichtspunkten Beachtung:

1. wegen der Möglichkeit, daß es unter Hämodialyse zu einer
   negativen Kalziumbilanz kommt, und
2. wegen eines eventuellen Effekts auf die PTH-Sekretion.

<u>Ad 1</u> Aufgrund der vorliegenden Untersuchungen kann ziemlich
sicher davon ausgegangen werden, daß die Kalziumbilanz immer
dann ausgeglichen gehalten werden kann, wenn die Kalziumkonzentration im Dialysat nicht unter 3 mval/l liegt, wobei einige
Untersucher allerdings erst eine positive Bilanz bei höheren
Kalziumkonzentrationen gefunden haben, ohne daß aus diesen Untersuchungen erkennbar wird, ob diese positive Kalziumbilanz
auch dem Knochen zugute gekommen ist (Übersicht bei 25).

<u>Ad 2</u> Wesentlich kontroverser sind die vorliegenden Ergebnisse
hinsichtlich einer möglichen dauerhaften Supprimierung des
Serum-PTH über ein erhöhtes Dialysatkalzium. Aufgrund der verschiedenen Untersuchungen kann es zwar kaum Zweifel daran geben,
daß das intakte Serum-PTH im Laufe einer Dialysebehandlung abfällt, unsicher erscheint aber, ob diese Suppression von Dauer
ist. Wenn auch, wie erwähnt, eine Kalziumkonzentration von 3
mval/l nicht unterschritten werden sollte, so wird der eventuelle Effekt einer höheren Konzentration auf die PTH-Sekretion be-
zweifelt (25).

Bouillon et al. untersuchten den Einfluß unterschiedlich hoher
Dialysatkalziumkonzentrationen auf die PTH-Sekretion und zeigten, daß eine Anhebung der Kalziumkonzentration von 3,0 mval/l
auf 3,7 mval/l zwar für 3 - 4 Monate den PTH-Spiegel signifikant zu senken vermochte - vermutlich hervorgerufen durch einen
gleichzeitigen Abfall des Serumphosphates und Anstieg des Serumkalziums - daß in der Folge jedoch PTH wieder auf den Ausgangswert zurückkehrte und gleichzeitig ein Abfall des Kalziums und
ein erneuter Anstieg des Phosphats beobachtet wurde (4). Ähnlich negative Ergebnisse teilten Drüeke et al. mit, die in
Gegenwart einer Kalziumkonzentration von 4 mval/l nicht nur eine
unveränderte PTH-Konzentration nachwiesen, sondern teilweise
eine Verschlechterung des zugrundeliegenden sekundären Hyperparathyreoidismus konstatierten (8). Malluche et al. konnten
ebenfalls keinen günstigen Effekt bei Hämodialysepatienten nachweisen, die an einer Ostitis fibrosa litten, obwohl diese bis
zu 16 Monate lang gegen ein Dialysatkalzium von 3,9 mval/l dialysiert wurden (19).

Diese Untersuchungen lassen also zusammenfassend erkennen, daß
eine gesteigerte PTH-Sekretion im urämischen Milieu trotz
scheinbar adäquater Kontrollen des Serumkalziums und Serumphosphats nicht dauerhaft supprimiert werden kann. Ursachen für
diese scheinbare Fehlregulation sind möglicherweise a) eine Zunahme des Nebenschilddrüsengewebes, b) eine urämisch bedingte
veränderte Sensitivität der Parathyreoideazellen durch die
persistierende Hyperkalzämie (geänderter Set point), c) eine
Zunahme ß-adrenerger Katecholamine oder d) eine Störung des
metabolischen Abbaus von intaktem PTH, der sowohl in den Nebenschilddrüsen wie auch in der Niere kalziumabhängig erfolgt und
bei hohem Serumkalzium schneller vonstatten geht, als bei nied-
rigem (10).

Magnesium

Einige Untersuchungsergebnisse schienen darauf hinzudeuten, daß
eine Erhöhung der Magnesiumkonzentration im Dialysat von 1,5
mval/l auf 2,5 mval/l die PTH-Spiegel zu senken vermochte. Neuere Untersuchungen haben jedoch gezeigt, daß keine signifikanten Veränderungen nachweisbar sind, auch wenn das Magnesium
über einen Zeitraum von 6 Monaten im Dialysebad erhöht wurde
(Varghese et al., unveröffentlichte Befunde). Im Gegenteil kann
vermutet werden, daß eine Hypermagnesiämie den Eintritt von
Kalzium in den Knochen erschwert (3).

Aluminium, Heparin, Acidose

Im Rahmen dieser Übersicht soll nicht auf die potentiellen
Nebenwirkungen einer Aluminiumkontamination des Dialysats eingegangen werden, um so mehr, als es sich hierbei um keine
dialyseimmanente Komplikation im engeren Sinne handelt. Hinsichtlich des Heparins verdienen neuere Befunde Interesse, nach
denen Heparin offenbar über eine vermehrte Kalziummobilisation
aus dem Knochen die PTH-Sekretion vermindert und somit theoretisch einen wichtigen Stimulus für die $1,25(OH)_2D_3$-Synthese

inhibiert (1). Es ist klar, daß dieser Mechanismus bei Hämodialysepatienten keine entscheidende Rolle spielen wird, so daß zunächst offenbleiben muß, ob, und wenn ja, über welchen Mechanismus Heparin den Knochenstoffwechsel bei Hämodialysepatienten beeinflussen kann. Größere Bedeutung für eine mögliche Aggravation einer renalen Osteopathie hat vermutlich eine über Jahre persistierende Acidose. Zwar vermag die Acidose nicht die für die renale Osteopathie typischen Knochenveränderungen hervorzurufen, doch haben vorläufige Untersuchungen gezeigt, daß der Kalziumkarbonatgehalt des Knochens unter Azetatdialyse niedriger ist als unter Bikarbonatdialyse (30).

Therapie der renalen Osteopathie im Dialysestadium

Die noch nicht endgültig aufgeklärte Pathogenese der renalen Osteopathie ist vermutlich verantwortlich dafür, daß die Therapie dieser urämischen Komplikation nach wie vor mit relativ vielen Problemen und Fragezeichen behaftet ist. Schwierigkeiten resultieren nicht nur aus der Tatsache, daß trotz Einsatz von $1,25(OH)_2D_3$ die renale Osteopathie unbeeinflußt bleiben kann, sondern auch aus der mangelhaften Kenntnis der Wirkungsweise dieses Hormons. So ist es heute noch ungeklärt, ob dieser Metabolit das Knochenwachstum oder die Mineralisation des Knochens fördert. Unklar ist ebenfalls, welche Wechselbeziehungen zwischen $1,25(OH)_2D_3$ und den Nebenschilddrüsen bestehen. Stimuliert $1,25(OH)_2$ direkt die PTH-Sekretion? Inhibiert das Vitamin-D-Hormon direkt die PTH-Sekretion oder inhibiert es PTH nur über eine Hebung des ionisierten Kalziums oder hat $1,25 (OH)_2D_3$ überhaupt keinen Effekt auf die PTH-Freisetzung? Unter Berücksichtigung dieser Unsicherheiten sollen dennoch einige therapeutische Richtlinien für die Behandlung der renalen Osteopathie bei Dialysepatienten formuliert werden, wobei drei verschiedene Kategorien aufgestellt werden können (Tabelle 1).

Allgemeine Maßnahmen

Wie in Tabelle 1 dargestellt, gehören zu den allgemeinen therapeutischen Maßnahmen eine ausreichende Kalziumkonzentration im Dialysat, die zwischen 3,0 und 3,5 mval/l liegen sollte. In Anbetracht der erwähnten Untersuchungen scheinen höhere Dialysatkalziumkonzentrationen nicht gerechtfertigt, da die alleinige Kalziumsubstitution nicht der komplizierten Pathogenese der renalen Osteopathie Rechnung trägt. In Anbetracht der Möglichkeit, daß $25(OH)D_3$ und seine extrarenal gebildeten Metaboliten eine Rolle spielen könnten für die zugrundeliegende renale Osteopathie, sollte in jedem Fall ein normaler Vitamin-D-Status angestrebt werden. Rechnung getragen werden muß Medikamenten, die den Vitamin-D-Metabolismus verändern.

Spezielle Therapiemaßnahmen

Diese umfassen die Normalisierung des Serumphosphats, den Einsatz von Vitamin D und seinen Metaboliten sowie ggf. die Parathyreoidektomie (Tabelle 1). Während die Gabe von Phosphatbin-

Tabelle 1. Therapeutische Maßnahmen bei Vorliegen einer renalen Osteopathie
im Dialysestadium

Allgemein: ausreichende Kalziumzufuhr (Dialysebadkonzentration nicht unter
3,0 - 3,5 mval/l, orale Kalziumgaben), adäquater Vitamin-D-Status
Ungesichert: Magnesium, Bikarbonatdialyse

Speziell: Phosphatbinder, Therapie mit $1,25(OH)_2D_3$ oder seinen Analogen
$1\text{-}OH\text{-}Vitamin\text{-}D_3/D_2$, $5,6\text{-}trans\text{-}25(OH)D_3$, AT 10. Vitamin D_3?
$25(OH)D_3$?
Parathyreoidektomie

Eventuell: Cimetidin, Propranolol, $24,25(OH)_2D_3$

Ferner: Vermeidung von Noxen: Medikamente, Aluminium usw.

---

dern unbestritten ist, sofern die Serumphosphatwerte dies ermöglichen, bringt die Vitamin-D-Therapie Probleme mit sich,
die bereits bei der Wahl des Vitamin-D-Präparates beginnen. Die
spektakulärsten Therapieerfolge wurden zweifelsohne nach Einsatz von $1,25(OH)_2D_3$ mitgeteilt (7,22), wenn auch zunehmend
über Therapieversager berichtet wird. Hierbei handelt es sich
insbesondere um jene renale Osteopathie, die durch Osteomalazie,
Knochenschmerzen und Frakturen gekennzeichnet ist, bei gleichzeitiger Abwesenheit eines signifikanten Hyperparathyreoidismus
(11,22). Allerdings wurden therapeutische Mißerfolge auch bei
Patienten beobachtet, die eine schwere Ostitis fibrosa mit starker Erhöhung des PTH aufwiesen. Beide Gruppen entwickeln unter
Gabe von $1,25(OH)_2D_3$ rasch eine Hyperkalzämie, die ein Abbrechen
der Therapie erforderlich macht (22).

Die in Tabelle 1 aufgeführten Analoge von $1,25(OH)_2D_3$ sollen
nicht näher besprochen werden, zumal davon ausgegangen werden
kann, daß sie, wenn auch nicht quantitativ, so doch qualitativ
dem $1,25(OH)_2D_3$ ähneln.

In Erprobung befindliche Therapiemaßnahmen

Hierzu gehört die Applikation von $24,25(OH)_2D_3$, Propranolol und
Cimetidin.

$24,25(OH)_2D_3$: Früher geäußerte Vermutungen, nach denen 24,25
$(OH)_2D_3$ keine besondere biologische Bedeutung zukommt, sind
immer schwieriger aufrecht zu erhalten. Verschiedene, erst kürzlich mitgeteilte Untersuchungsbefunde deuten ziemlich sicher
darauf hin, daß $24,25(OH)_2D_3$ sowohl die intestinale Kalziumaufnahme beeinflußt, am Knochen wirkt und schließlich auch die PTH-
Sekretion mitsteuert (Übersicht bei 28).

Zwei Mitteilungen scheinen in diesem Zusammenhang von besonderem Interesse: Canterbury et al. konnten bei urämischen Hunden
den Nachweis führen, daß $24,25(OH)_2D_3$ den PTH-Spiegel entschei-

dend zu senken vermag (5). Finco et al. wiesen ebenfalls bei urämischen Hunden nach, daß die mit 24,25(OH)$_2$D$_3$ behandelten Tiere nach 6 Monaten im Gegensatz zu den unbehandelten Tieren normale Osteoklastenzahlen hatten und gleichzeitig die Knochenbildung deutlich höher lag (9). Im Gegensatz zu Canterbury et al. konnten sie allerdings keinen Effekt auf die PTH-Spiegel zeigen (9).

ß-Blocker: Besonderes Interesse verdienen Untersuchungen, in denen gezeigt werden konnte, daß ß-Blocker in der Lage sind, bei primärem und sekundärem Hyperparathyreoidismus die PTH-Spiegel zu senken. Diese Therapie liegt der bereits erwähnte Umstand zugrunde, daß die Sekretion von PTH durch ß-adrenerge Mechanismen moduliert wird. Caro et al. berichteten 1978 erstmals darüber, daß Propranolol den PTH-Spiegel bei chronischer Niereninsuffizienz zu senken vermag und somit durch ß-Blockade der sekundäre Hyperparathyreoidismus günstig beeinflußt werden konnte (Übersicht bei 24, 26). Ähnliche Ergebnisse wurden von der gleichen Gruppe unlängst auch bei primärem Hyperparathyreoidismus mitgeteilt (6).

Cimetidin: Abschließend sei schließlich auf aktuelle Berichte hingewiesen, nach denen bei urämischen Patienten mit sekundärem Hyperparathyreoidismus durch Cimetidin (600 - 900 mg) die PTH-Spiegel gesenkt werden konnten. Besonders eindrucksvoll sind in diesem Zusammenhang die Ergebnisse von Jacob et al., die nach 6wöchiger Therapie bei 7 Patienten die Ausgangs-PTH-Spiegel um 51% senken konnten (15). Die gleichen Autoren teilten unlängst mit, daß bei urämischen Hunden, denen für 20 Wochen Cimetidin gegeben wurde, die PTH-Spiegel von 536 auf 157 µlEq/ml gesenkt wurden (14). Die vorher negative Kalziumbilanz wurde unter der Therapie positiv und gleichzeitig kam es zu einer signifikanten Senkung des Serumphosphats. Mittels verschiedener Antiseren konnten die Untersucher darüberhinaus feststellen, daß der PTH-Abfall nicht nur durch eine Senkung der Fragmente bedingt war, sondern durch eine gleichzeitige Reduktion des intakten PTH. Interessanterweise kam es ebenfalls zu einem Anstieg von 1,25(OH)$_2$D3, sowie zu einem gleichzeitigen Abfall von 24,25(OH)$_2$D$_3$ (14).

Zusammenfassend wird von den Autoren vermutet, daß Cimetidin direkt die PTH-Sekretion inhibiert, als Konsequenz weniger Phosphat aus dem Knochen freigegeben wird und somit die Serumspiegel absinken. Daraus resultiert eine vermehrte Synthese von 1,25(OH)$_2$D$_3$, das wiederum die intestinale Kalziumabsorption anhebt (14). Es ist anzumerken, daß dieser postulierte Mechanismus in voller Ausprägung nur dann zum Tragen kommen kann, wenn noch soviel intaktes Nierenparenchym vorhanden ist, daß 1,25 (OH)$_2$D$_3$ gebildet werden kann, es sei denn, man nimmt postulierte extrarenale Syntheseorte für das Vitamin-D-Hormon an.

Positive Effekte einer Cimetidintherapie beobachteten ebenfalls Beehler et al. (2), die 12 Dialysepatienten für 6 Wochen mit jeweils 600 mg Cimetidin behandelten. Bereits 3 Wochen nach Beginn der Therapie kam es zu einem Abfall des Serum-PTH um 75%, nach weiteren 3 Wochen kam es jedoch zu einem erneuten Anstieg auf 65% des Ausgangswertes. Einen Monat nach Beendigung der

Therapie hatten die PTH-Spiegel wieder ihren Ausgangswert erreicht. Die Autoren vermuten, daß der Cimetidineffekt über eine Inhibition des zyklischen AMP abläuft, da nicht nur die PTH-
Spiegel abfallen, sondern unter Cimetidin ein Abfall der Testo-
steronkonzentration beobachtet wurde, dessen Sekretion entsprechend der des PTH teilweise vom zyklischen AMP kontrolliert
wird (2).

<u>Zusammenfassung</u>

Die endgültige Pathogenese der renalen Osteopathie ist trotz
verschiedener attraktiver Konzepte noch nicht geklärt. Sowohl
die Phosphatretention, obwohl nicht immer nachweisbar, wie auch
ein relatives oder absolutes Defizit an $1,25(OH)_2D_3$ stellen
wichtige Faktoren in der Entwicklung dieser urämischen Skelettkomplikation dar. Es bleibt abzuwarten, welche Bedeutung die
anderen Vitamin-D-Metaboliten haben werden oder ob andere unbe-
kannte Urämietoxine ebenfalls in der Pathogenese eine Rolle
spielen. Aufgrund dieser noch bestehenden Unsicherheit können
therapeutische Empfehlungen nur mit Vorsicht formuliert werden.
Als gesicherte Maßnahmen können eine ausreichende Kalziumzufuhr
während und zwischen den Dialysen, die Aufrechterhaltung eines
normalen Vitamin-D-Status, die Applikation von Phosphatbindern
unter Beachtung des Serumphosphats sowie die Therapie mit 1,25
$(OH)_2D_3$ oder seinen Analogen angesehen werden.

Einen gesicherten Platz in der Therapie der renalen Osteopathie
hat ferner die Parathyreoidektomie, die jedoch erst nach Aus-
schöpfung aller konservativen Maßnahmen in Betracht gezogen
werden sollte. Neuere Therapiemaßnahmen, wie die Applikation
von Propranolol oder Cimetidin sind sehr attraktiv, z.Z. jedoch
nicht ausreichend untersucht, eine Einschränkung, die auch für
$24,25(OH)_2D_3$ gilt.

<u>Literatur</u>

1. Aarskog D, Aksnes L, Lehmann V (1980) Low 1,25-dihydroxy-vitamin D_3 in
   heparin-induced osteopenia. Lancet 2:650-651
2. Beehler CJ, Beckner JR, Rosenquist RC, Shankel SW (1980) Parathyroid
   hormone suppression by cimetidine in the uremic patient. Ann int Med
   93:840-841
3. Binswanger U, Schiffl H, Hüggler M, Becker C (1980) 1,25-Dihydroxychole-
   calciferol treatment of uremic rats after high magnesium feeding. EDTA
   Abstracts 17:10
4. Bouillon R, Verbeckmoes R, DeMoor P (1975) Influence of dialysate calcium concentration and vitamin D on serum parathyroid hormone during
   repetitive dialysis. Kidney Int 7:422-432
5. Canterbury JM, Gauellas G, Bourgoignie JJ, Reiss E (1980) Metabolic
   consequences of oral administration of 24,25-dihydroxycholecalciverol
   to uremic dogs. J Clin Invest 65:571-576
6. Caro JF, Castro JH, Glennon JA (1979) Effect of longerm propranolol
   administration parathyroid hormone and calcium concentration in primary
   hyperparathyroidism. Ann Int Med 91:740-743
7. Coburn JW, Massry SG (1980) Uses and actions of 1,25-dihydroxyvitamin
   D_3 in uremia. Contrib Nephrol 18:

8. Drüeke T, Bordier PJ, Man NK, Jungers P, Marie P (1977) Effects of high dialysate calcium concentration on bone remodelling, serum biochemistry and parathyroid hormone in patients with renal osteodystrophy. Kidney Int 11:267-274

9. Finco D, Olgaard K, Rothstein M, Schwartz J, Korkon A, Teitelbaum S, Klahr S, Slatopolsky E (1981) 24,25(OH)$_2$D$_3$ enhances bone formation in uremia in the abscence of an effect on PTH secretion. Kidney Int 19:110

10. Fischer J (1981) Regulation der Biosynthese, der Sekretion und des Stoffwechsels von Parathormon. 5. Nephrologisches Seminar, Heidelberg 1981

11. Frame B, Sudhaker DR (1980) Calcium-regulating hormones Ann Int Med 93:928-929

12. Hesch R-D, Henning HV, Gerlach W, Scheler F (1971) Früherkennung von Störungen der intestinalen Calciumabsorption bei Niereninsuffizienz. Klin Wochenschr 49:115-120

13. Horst RL, Littledike ET, Gray RW, Napoli JL (1981) Impaired 24,25-dihydroxyvitamin D production in anephric human and pig. J Clin Invest 67:274-280

14. Jacob AI, Lambert PW, Canterbury JM, Gauellas G, Bourgoignie JJ (1980) Further studies with cimetidine in uremic dogs. (Abstr.) Am Soc Nephrol 13

15. Jacob AI, Lanier D, Canterbury J, Bourgoignie JJ (1980) Reduction by cimetidine of serum parathyroid hormone levels in uremic patients. N Eng J Med 302:671-674

16. Kano K, Nonoda A, Yoneshima H, Suda T (1980) Serum concentrations of 25-hydroxyvitamin D in patients with various types of renal disease. Clin Nephrol 14:274-279

17. Lilienfeld-Toal HV, Klehr HU (1980) Secondary hyperparathyroidism in early renal failure. Kidney Int 17:411

18. Malluche HH, Ritz E, Lange HP, Kutschera J, Hodgson M, Seiffert U, Schoeppe W (1976) Bone histology in incipient and advanced renal failure. Kidney Int 9:355-362

19. Malluche HH, Ritz E, Lange HP, Schoeppe W (1976) Changes of bone histology during maintenance hemodialysis at various levels of dialysate calcium concentration. Clin Nephrol 6:440-448

20. Malluche HH, Werner E, Ritz E (1978) Intestinal absorption of calcium in incipient and advanced renal failure. Miner Electrolyte Metab 1:263-270

21. Massry SG (1979) Pathogenesis of secondary hyperparathyroidism in early renal failure: a multifactorial system including phosphate retention, skeletal resistance to PTH , and altered vitamin D metabolism. In: Norman AW, Schaefer K et al. (eds) Vitamin D: Basic research and its clinical application. W. de Gruyter, Berlin New York, pp 1203-1207

22. Massry SG, Goldstein DA, Malluche HH (1980) Current status of the use of 1,25(OH)$_2$D$_3$ in the management of renal osteodystrophy. Kidney Int 18:409-418

23. Pieper R, v Herrath D, Hirsch F-W, Müller B, Offermann G, Rottka H, Schaefer K (In Vorbereitung) Failure to show a beneficial effect of oral calcium supplements in human periodontal disease.

24. Ritz E, Gebest J, Bommer J (1980) Beta-Rezeptorenblocker - eine Therapiemöglichkeit bei renalem sekundärem Hyperparathyreoidismus? Nieren Hochdruckkr 9:176-180

25. Ritz E, Mehls O, Krempien B (1980) Calcium and phosphorus metabolism in maintenance hemodialysis. Adv Nephrol 9:71-108

26. Schaefer K (1980) Die Behandlung der urämischen Osteopathie. Dtsch med Wochenschr 105:1670-1671

27. Schaefer K, v Herrath D (1981) Aktueller Stand des Vitamin D-Stoff-
    wechsels. Nieren Hochdruckkr 4:142-147
28. Schaefer K, v Herrath D (1981) Vitamin D 1980 - Eine Bestandsaufnahme.
    Klin Wochenschr 59:525-534
29. Schaefer K, Schaefer P, Koeppe P, Opitz A, Höffler D (1968) Untersuchun-
    gen zur Frage der urämischen Osteopathie: Störungen der intestinalen
    Calcium-Resorption in Abhängigkeit von der Nierenfunktion. Dtsch Med
    Wochenschr 93:1018-1022
30. Scribner BH (im Druck) Is bicarbonate dialysis really any better than
    acetate dialysis. Controv Nephrol
31. Slatopolsky E, Gray R, Adams ND et al. (1979) The pathogenesis of
    secondary hyperparathyroidism in early renal failure. In: Norman AW,
    Schaefer K et al. (eds) Vitamin D: Basic research and its clinical
    application. W. de Gruyter, Berlin New York, pp 1209-1215

Diskussion

<u>Leber:</u> Wie häufig sehen Sie oder das Gremium klinisch manifeste Osteopathien
bei Dialysepatienten? Handelt es sich wirklich um ein klinisch relevantes
Problem?

<u>Schaefer:</u> Folgt man der EDTA-Statistik, so kann man davon ausgehen, daß ca.
15-20 % der Dialysepatienten an einer manifesten Osteopathie leiden. In
unserem Krankengut erhalten durchschnittlich 8 % der Patie..en eine spezielle Therapie bezüglich der Osteopathie. Insofern muß man davon ausgehen, daß
es sich um ein relevantes Problem handelt. Die zunehmende Kenntnis der
Risikofaktoren ist vermutlich verantwortlich, daß der Prozentsatz nicht
höher liegt.

<u>Ritz:</u> Herr Leber, auch ich kann Ihre Beobachtungen nicht ganz bestätigen.
Wir finden bei uns in etwa 5 % der Fälle schwere schmerzhafte, mit Frakturen und Deformationen einhergehende Knochenerkrankungen bei Dialysepatienten. Es handelt sich in diesen Fällen ausschließlich um "Low-turnover"Mala-
zie. Bei allen Fällen, bei denen ich bislang von Dr. Alfrey in Denver die
Skelettaluminiumspiegel untersuchen ließ, waren diese exzessiv erhöht. Ein
etwa gleichgroßer Prozentsatz von Patienten bedarf der Parathyreoidektomie
wegen nicht kontrollierbarem Hyperparathyreoidismus. Diese Patienten sind
in der Regel klinisch weit weniger symptomatisch, speziell was die Schmerz-
symptomatik betrifft. Im Vergleich zu unseren Untersuchungen vor 10 Jahren
ist die Häufigkeit der symptomatischen Osteopathie jedoch insgesamt sicherlich drastisch zurückgegangen.

<u>Hampl:</u> Die klinische Relevanz der Osteopathie wurde soeben von Herrn Leber
angesprochen. Wir haben schwere Osteopathien bei unseren kleinen Kindern
von 6 bis 8 Jahren gesehen, in Form von Epiphysenlösungen beidseits sowie
Zystenbildungen im Skelett des Beckens, obwohl Kalzium und Phosphat durch
Substitution bzw. Phosphatbinder beeinflußt wurden. Vitamin-D-Metaboliten
führten klinisch zur deutlichen Besserung. Diese Befunde bei den Kindern
bestanden schon bei Dialyseaufnahme. Welche besseren therapeutischen Möglichkeiten können Sie anbieten?

<u>Ritz:</u> Frau Hampl, wir hatten uns speziell mit diesem Problem beschäftigt.
Herr Mehls führte ja seinerzeit eine große Studie an 80 urämischen Kindern
mit und ohne Hämodialyse durch, die wir ja inzwischen auch publiziert haben. Er fand, daß de novo unter Hämodialyse keine Epiphysenlösung auftrat.
Alle Epiphysenlösungen traten im prädialytischen Terminalstadium der Nieren-

insuffizienz auf. Es ist jedoch zu beachten, daß das Auftreten des Epiphy-
sengleitens außerordentlich rasch, innerhalb weniger Wochen erfolgen kann.
Eine Komplikation, die wir inzwischen beobachtet haben und gegenwärtig pub-
lizieren, ist die aseptische Knochennekrose des Hüftkopfes bei dialysierten
Kindern. Selbst ohne Steroidgabe kann es bei hämodialysierten Kindern in
Hüftköpfen zu aseptischen Knochennekrosen kommen. Hierzu scheint besonders
eine Coxa-vara-Stellung der Hüftköpfe zu prädisponieren. In ähnlicher Weise
wurden bei erwachsenen Dialysepatienten von Bailey selbst ohne Steroidgabe
unter Hämodialyse Hüftkopfnekrosen beschrieben.
Hinsichtlich der therapeutischen Möglichkeiten möchte ich auf die Arbeit
von Herrn Mehls und mir in der Klinischen Wochenschrift vor etwa 3 bis 4
Jahren verweisen. Absolut notwendig ist zunächst die Ausheilung der metabolischen Osteopathie durch Vitamin-D-Therapie, ggf. bei therapieresisten-
ter Hyperkalzämie durch subtotale Parathyreoidektomie. Anschließend müssen
dann ggf. zur Prophylaxe der Gelenkarthrose und der Hüftkopfnekrose ortho-
pädisch-chirurgische Korrekturmaßnahmen erfolgen.

<u>Schoeppe:</u> Herr Schaefer, Sie haben darauf hingewiesen, daß die Osteopathie
früh beginnt. Wie ist Ihre Meinung zu der Frage: Wann würden Sie mit der
Therapie beginnen und welches ist das Behandlungsregime?

<u>Schaefer:</u> In Anbetracht der eventuellen Rolle, die vorübergehende Phosphat-
belastungen für die Pathogenese der renalen Osteopathie spielen, würde ich
schon empfehlen, bei einer GFR-Reduktion um 50 % auf die Phosphatspiegel
zu achten, sei es diätetisch oder, wenn notwendig, medikamentös. Ferner
sollte ein normaler Vitamin-D-Status, ca. 200000 IE Vitamin D3/Jahr, angestrebt werden. Eine Therapie mit $1,25(OH)_2D_3$ oder Analogen halte ich dagegen
zu diesem Zeitpunkt für nicht indiziert. Erstens wegen der noch unsicheren
Pathogenese der renalen Osteopathie und zweitens wegen der Risiken, die
Nierenfunktion durch 1,25 Vitamin D3 zu verschlechtern.

<u>Heinze:</u> Sie formulierten eben "angemessene Vitamin-D-Status". Was verstehen
Sie darunter? Was soll wie oft gemessen werden zur Vergewisserung über den
adäquaten Status im Stadium der konservativen bzw. dialysetechnisch behan-
delten Niereninsuffizienz?
Sie empfehlen ebenfalls frühzeitige Phosphatsenkung. Wenn hierzu über Jahre
Aluminium-Hydroxyd-Präparate benötigt werden, könnte dies nicht die von
Herrn Ritz erwähnten ossären Aluminiumablagerungen fördern?

<u>Schaefer:</u> Unter einem angemessenen Vitamin-D-Status verstehe ich adäquate
25-OHD-Spiegel im Serum, die sicher immer im Normbereich sein sollen. Ich
glaube, daß es ausreichend ist, wenn einmal im Jahr die 25-OHD-Spiegel gemessen werden. Die Aufrechterhaltung eines normalen Vitamin-D-Status läßt
sich dann leicht realisieren, sei es durch regelmäßige Vitamin-D-Gabe oder,
wenn möglich, durch Sonnenbehandlung.
Zu Ihrer zweiten Frage: Ich gehe davon aus, daß mindestens im Frühstadium
der Niereninsuffizienz eine Phosphatreduktion auch diätetisch versucht
werden soll. Gelingt es nicht, werden bei geringer Niereninsuffizienz auch
niedrige Phosphatbinderdosen erfolgreich sein, so daß hierdurch vermutlich
keine Aluminiumintoxikation initiiert wird.

<u>Lange:</u> Eine Frage zum Beginn der Therapie der renalen Osteopathie in den
Frühstadien der chronischen Niereninsuffizienz: Nicht selten liegt der
Serum-Phosphat-Spiegel bei einer Kreatininclearance zwischen 40 und 60 ml
nicht oberhalb, sondern unterhalb der Norm. Die tubuläre Phosphatreabsorp-
tion ist dabei erniedrigt und die PTH-Konzentration erhöht. Muß man hier
nicht eine "Vitamin-D3-Insuffizienz" als Ursache der PTH-Erhöhung vermuten
und daher die Behandlung mit Vitamin D3 und Kalziumsubstitution einleiten?

Schaefer: Ich stimme Ihnen vollkommen zu, daß nicht alle Patienten mit
geringgradiger Niereninsuffizienz eine Hyperphosphatämie aufweisen müssen.
Mein Vortrag sollte u.a. dazu dienen, die pathogenetischen Vorstellungen,
die bisher erarbeitet worden sind, zu überdenken. Liegen niedrige Phosphatspiegel vor, kommt selbstverständlich eine Therapie mit Phosphatbindern
nicht in Frage. Allerdings würde ich auch keine Therapie mit 1,25 OH_2D_3
empfehlen. Es ist schließlich sicherlich vernünftig, wie schon erwähnt, auf
gute Vitamin-D-Spiegel zu achten. Ebenso erscheint eine Kalziumsubstitution
sinnvoll.
Unabhängig davon sollte bei sehr niedrigen Phosphatspiegeln auch nach nicht-
renalen Ursachen geforscht werden. Inwieweit eine "Vitamin-D3-Insuffizienz"
als Ursache in Frage kommt, kann heute nicht entschieden werden. Immerhin
kann man sehr ernsthaft darüber diskutieren, daß eine azotämisch bedingte
Vitamin-D-Resistenz besteht, wie sie ja schon vor mehr als 20 Jahren von
Stanbury vermutet wurde.

Scheler: Stimmt es, daß $1,25(OH)_2$ Cholecalciferol vom Bundesgesundheitsamt
nur für die Indikation terminale Niereninsuffizienz zugelassen ist? Eine
2. Frage: Wurden die Beobachtungen von Berlyne aus Bersheva von anderen
Seiten bestätigt? Die 3. Frage: Wir haben den Eindruck, daß die klinische
Bedeutung der renalen Osteopathie abgenommen hat, seitdem wir von Beginn
der Niereninsuffizienz an darauf achten, daß das Phosphat normal gehalten
wird und das Kalzium im oberen Bereich bleibt.

Schaefer: Ich bin nicht genau darüber informiert, wie der Beipackzettel
bei $1,25(OH)_2D_3$ formuliert ist. Unabhängig davon würde ich davon ausgehen,
daß sich viele Ärzte wenig um die Indikation kümmern werden und $1,25(OH)_2D_3$
ungeachtet der eigentlichen Indikation einsetzen, was natürlich sehr schlimm
wäre. Zu Ihrer zweiten Frage kann ich keine Stellung nehmen. Ich bin immer
davon ausgegangen, daß die aus Bersheva veröffentlichten Ergebnisse seriös
sind. Aber vielleicht weiß Herr Ritz mehr dazu.
Ihrer dritten Frage würde ich zustimmen. Immerhin wissen viele von uns, daß
Kalzium- und Phosphatstoffwechselstörungen sich sehr früh entwickeln können,
ein Wissensstand, der sicherlich dem Patienten zugutekommt. Die Patienten,
die heute an die Hämodialyse kommen, werden teilweise schon über Jahre am-
bulant betreut und erfahren somit eine permanente Prävention der renalen
Osteopathie, soweit dies möglich ist. Dies ist vermutlich der Hauptgrund,
daß die renale Osteopathie nicht mehr so ein schwerwiegendes Problem darstellt, obwohl sie meiner Meinung nach nach wie vor zu den folgenschwersten
urämischen Komplikationen gehört.

Leber: Eine Erhöhung des anorganischen Phosphats im Serum stimuliert die
Synthese von 2,3-DPG im Erythrozyten, während die O_2-Affinität des Hämoglo-
bins gesenkt wird und die O_2-Abgabe zum Gewebe sich verbessert. Deshalb
hätte ich Bedenken, das anorganische Phosphat im Serum bei Urämie zu normalisieren.

Schaefer: Ich gehe davon aus, daß die Rolle der Phosphatretention für die
Osteopathie eine größere Rolle spielt als für die Anämie. Immerhin ist es
vielleicht beruhigend für Sie, daß $1,25(OH)_2D_3$ die Synthese von 2,3-DPG
stimuliert. Da eine Senkung des Serumphosphats erhöhte Spiegel von $1,25(OH)_2D_3$
bewirkt, könnte dieser Effekt der Phosphatsenkung auf die 2,3 DPG-Synthese
entgegenwirken.

Koch: Herr Leber, meinen Sie, daß man keine Korrektur der Serum-Phosphat-
Konzentration betreiben soll, um hohes intraerythrozytäres 2,3 DPG und
dadurch eine verbesserte Gewebsoxygenisierung zu erreichen? Ich würde mich

nicht davor fürchten, evtl. auch beim niereninsuffizienten Patienten in der
Regel eine verminderte Gewebsoxygenisierung zu riskieren, da die konsekuti-
ve Steigerung der Erythropoetinproduktion mit einer "Verbesserung" der
Anämie beantwortet werden wird. Ausnahme ist natürlich der bilateral Nephrektomierte.

<u>Leber</u>: Falls die Erythropoetinproduktion bei Urämie wirklich nur von der O_2-
Versorgung der Gewebe abhängt, d.h. daß bei peripherer Hypoxie auch bei
Urämie eine adäquate Stimulation erfolgt und dann trotz Erythropoetinresi-
stenz des Knochenmarks eine entsprechende Verbesserung der Anämie verursacht
wird, stimme ich Ihnen zu.

<u>Kopp</u>: Nach einer Studie von Schweigart liegen die 2,3 DPG-Spiegel im Erythro-
zyten trotz hoher Serum-Phosphat-Spiegel niedrig. Bei Korrektur der Acidose
konnten die 2,3 DPG-Spiegel angehoben werden. Ein zusätzlicher Effekt ist
durch vorsichtig dosierte Gaben von Thyroxin zu erzielen.

<u>Koch</u>: Was ist im Augenblick gesichert über die Zusammenhänge zwischen sekun-
därem Hyperparathyreoidismus und Anämie?

<u>Schaefer</u>: Abgesehen von Untersuchungsergebnissen, nach denen Parathormon
direkt die Erythropoese beeinflussen kann, möchte ich auf die amerikani-
schen Untersuchungen verweisen, die zeigen, daß auch eine direkte Verdrän-
gung im Knochen eine Rolle spielt. Die Markfibrose könnte somit ein addi-
tiver Faktor sein.

Sekundärerkrankungen bei chronischer Niereninsuffizienz: Sind sie durch adäquate Dialyse zu beeinflussen?

H. Klinkmann, B. Osten, M. Holtz, B. Wedler und H.-J. Glawe

Die Simulation physiologischer Organfunktionen durch apparative
Ersatzsysteme ist bisher trotz aller technischen Fortschritte
und Möglichkeiten in der Medizin noch in keinem Falle vollständig gelungen. Auch die apparative Detoxikation des Blutes macht
hier keine Ausnahme. Ihr theoretisches Verständnis ist noch dadurch erschwert, daß klinisch eindeutige therapeutische Erfolge
möglich sind bei einem Erkrankungsbild, der Urämie, dessen Ätiologie, Pathophysiologie und Pathobiochemie auch heute noch als
weitgehend ungeklärt angesehen werden müssen. Eine eindeutige
Zuordnung solcherart klinisch-empirisch gewonnener Daten muß
deshalb immer spekulativ bleiben, deshalb können die folgenden
Ausführungen auch nur einen bewußt auf Widerspruch orientierten
Thesencharakter besitzen und Einzelbeispiele als Illustration
nutzen.

Deshalb sei der eigene theoretische Ansatz als Erklärung für
den hier vertretenen Standpunkt vorausgeschickt: Die in der
terminalen Niereninsuffizienz bestehenden typischen pathophysiologischen und pathobiochemischen Regelvorgänge wie auch
Störungen des Organismus treffen unter den Bedingungen der
Hämodialyse nicht mehr oder nur noch bedingt zu. Der Dialysevor-
gang und die Interaktion Maschine - Patient verursacht teilweise gänzlich neue pathophysiologische Regulationsvorgänge, ja
bedingt meiner Meinung nach eine spezifische Pathophysiologie
und Pathobiochemie des Organismus unter den Gegebenheiten der
apparativen Detoxikation, die sich z.B. grundsätzlich unterscheiden kann von pathophysiologischen Vorgängen bei der konservativ behandelten chronischen Niereninsuffizienz (23,24,27).

Zu dieser unserer Arbeitshypothese gehört die Aufstellung von
4 Hauptregelkreisen (Abb. 1) als Grundlage dieser speziellen
dialysebedingten Pathophysiologie und Pathobiochemie.

Das Bestreben unserer Arbeitsgruppe besteht seit vielen Jahren
darin, durch Aufdeckung spezieller pathophysiologischer dialyse-
bedingter Störungen einerseits zur Kenntnis des Gesamtkomple-
xes der dialysebedingten pathophysiologischen Regulationsstö-
rungen beizutragen und andererseits die bei der Langzeitdialy-
sebehandlung auftretenden Komplikationen in dieser Hinsicht einer Wertung zu unterziehen und sie in ihrer Gesamtheit zu vermindern (28,25).

Nachfolgend möchte ich entsprechend der Fragestellung des Vor-
trages versuchen darzulegen, daß einerseits Sekundärkomplika-

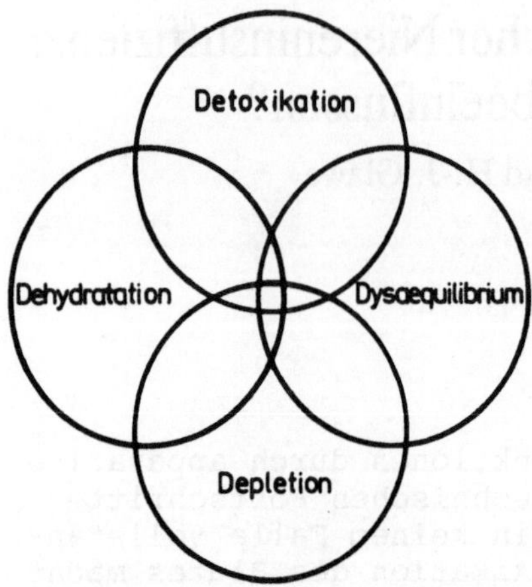

Abb. 1. Vier Problemkreise der Dialysetherapie

Tabelle 1. Sekundäre Komplikationen unter der Dialysetherapie

- Anämie
  Hämorrhagie

- Acidose

- Endokrine Störungen, u.a.:
  Renin-Aldosteron-System
  Hyperparathyreoidismus
  Kohlenhydratstoffwechsel
  Gonaden- und Hypophysenfunktion

- Fettstoffwechselstörungen

- Hyperurikämie

- Immundefekte

- Infektanfälligkeit

- Kardiovaskuläre Komplikationen:
  Hypertonie
  Gefäßsklerose
  Perikarditis
  Kardiomyopathien

- Periphere Neuropathie

- Zentralnervöse Störungen:
  Dialysedemenz
  Dysäquilibrium

tionen in der Urämie durch die Dialyse gebessert werden können
und in einzelnen Fällen ihren Charakter verändern, aber andererseits auch neue, sich klinisch manifestierende Komplikationen
durch die Dialyse selbst bedingt werden und fälschlicherweise
nicht nur mit derselben Nomenklatur versehen werden, sondern
auch therapeutisch gleichsinnig angegangen werden. In Tabelle 1
findet sich eine Zusammenstellung der hauptsächlichen sekundären Komplikationen unter der Dialysetherapie, geordnet nach
Organzugehörigkeit. Einige dieser Störungen seien im folgenden
näher analysiert.

Störungen im Bereich des zentralen und peripheren Nervensystems

Von den in Tabelle 1 aufgeführten möglichen Störungen im Bereich
des Nervensystems ist das Dysäquilibriumsyndrom bereits 1961
das erste publizierte klinische Beispiel dafür, daß der Dialyse-
vorgang entscheidend in den Ablauf pathophysiologischer Regulationsvorgänge im Organismus eingreift. 1970 wurde von uns aufgrund eigener Untersuchungen der Begriff "Regulatorisches Dysäquilibrium" geprägt (24). Dieses vom Organismus als Selbst-
schutzmechanismus in der Urämie benutzte regulatorische Dysäquilibrium wird durch die Dialysetherapie entscheidend gestört.
Die Abb. 2 zeigt ebenso wie die folgenden Abb. 3-5 Mittelwerte
aus einer Versuchsserie an 26 niereninsuffizienten Hunden mit
einer experimentellen Dialysebehandlung (23).

Das klassische Beispiel für diese Theorie ist der Schutzmechanismus unseres ZNS in der Urämie gegen die Flüssigkeitsüberla-
dung durch die Aufrechterhaltung der physiologischen Vertei-
lungsrate von Harnstoff zwischen dem Serum und dem Liquor cerebrospinalis im Verhältnis von 100:80 (Abb. 2). Durch die Dialyse wird diese regulatorische Verteilungsstörung entscheidend
negativ beeinflußt, und es kommt zu einer Umkehr der osmoti-
schen Verhältnisse mit daraus resultierendem Rückstrom von
Flüssigkeit in das ZNS bis hin zum letalen Hirnödem.

In Abb. 3-5 ist derselbe Mechanismus sowohl für das Kalium als
auch für die Parameter des Säure-Basen-Haushalts dargestellt.
Trotz eines exzessiven Anstiegs des Kaliums im Serum und Mus-
kel und seiner Korrektur durch die Dialyse bleibt das Kalium
im Liquor cerebrospinalis während des ganzen Experiments im
Normbereich (Abb. 3). Dadurch kommt es zu einem unterschiedlichen Gefälle in der Konzentration des Ions zwischen den einzelnen Körperkompartimenten während der Dialysebehandlung. Diese
wiederholten Veränderungen in der Kaliumanreicherung in den
unterschiedlichen Körperkompartimenten sind von entscheidender
Bedeutung als Grundlage der energetischen Vorgänge des Zell-
stoffwechsels. Dieselben Verhältnisse finden sich im Verhalten
des pH. Trotz einer schweren metabolischen Acidose in der Urämie ist das ZNS in der Lage, eine relative Alkalose aufrechtzu-
erhalten, die jedoch durch die aktive Korrektur des Serum-pH
mit Hilfe der Dialyse entscheidende Veränderungen erfährt (Abb.
4 u. 5).

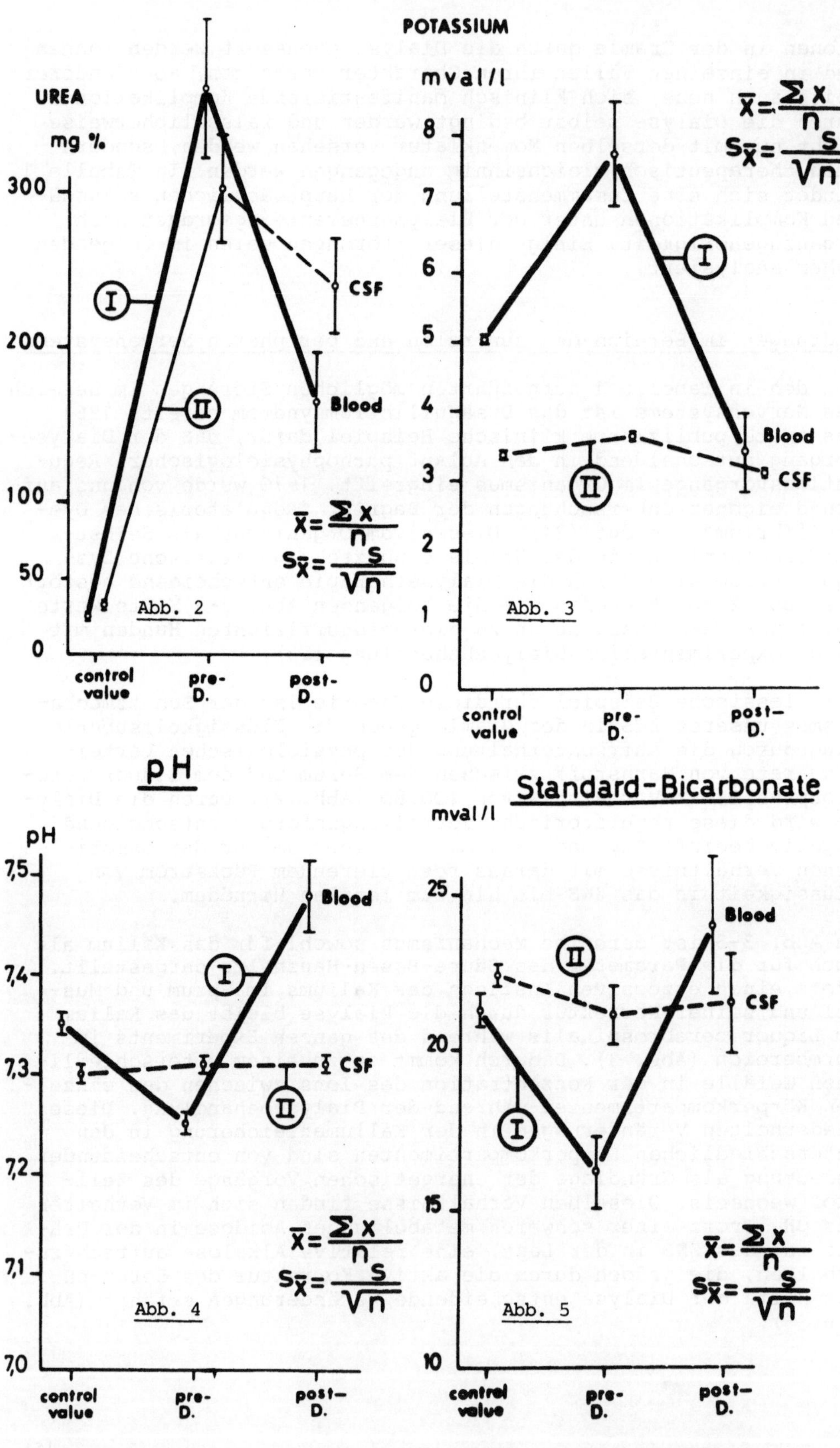

UREA
mg %
POTASSIUM
mval/l
$\bar{x} = \dfrac{\Sigma x}{n}$
$S_{\bar{x}} = \dfrac{s}{\sqrt{n}}$
CSF
Blood
I
II
Abb. 2
Abb. 3
control value
pre-D.
post-D.
Blood
CSF
pH
pH
Standard-Bicarbonate
mval/l
Blood
CSF
I
II
Abb. 4
Abb. 5
control value
pre-D.
post-D.

Diese wenigen Beispiele zeigen, daß durch die Dialyse neue,
künstliche Verteilungsstörungen zwischen den einzelnen Körperkompartimenten verursacht werden. Es ist deshalb theoretisch
durchaus gerechtfertigt anzunehmen, daß laufende dialysebedingte Dysäquilibrierungen in einem Patienten, der über Jahre hin-
durch 2-3mal wöchentlich mit der künstlichen Niere·behandelt
wird, letztlich die grundsätzlichen physiologischen Regelmecha-
nismen der Zelle entscheidend beeinflussen und verändern können.
So ist die Annahme berechtigt, daß die laufenden dialysebedingten Veränderungen zu Störungen der neuromuskulären Erregungsbildung und -übertragung führen können und dadurch zur Entwicklung spezifischer Dialysekomplikationen, wie Polyneuropathie
und Dialysedemenz, beitragen können. Aus dieser Sicht ist die
tägliche Dialyse zur Verhinderung solcher Oszillationen die adä-
quateste Dialyse.

Als dialyseinduzierte Sonderform der Enzephalopathien muß man
die Dialysedemenz ansehen. Wenn auch von den meisten Autoren
die erhöhte Aluminiumapplikation, entweder in Form von Alumi-
niumhydrogel oder durch erhöhten Aluminiumgehalt im Dialysat,
als Ursache der Dialysedemenz angeschuldigt wird, so ist diese
Theorie durchaus nicht ohne Widerspruch geblieben (1,33). Bemerkenswert bleibt, daß im Rahmen der konservativen Therapie
eine langdauernde Applikation von aluminiumhaltigen Phosphatbindern bei Erwachsenen noch niemals eine so schwere Altera-
tion des ZNS verursacht, wie es die Dialysedemenz darstellt.

Erwähnenswert ist hierbei auch der von uns festgestellte kontinuierliche Abfall von für das ZNS spezifisch wirksamen Aminosäuren unter der Dialysetherapie, wie in Abb. 6 am Beispiel
des Glutamins und der Glutaminsäure dargestellt ist (25,26).
Die intensiv untersuchten Verluste von Aminosäure, Vitaminen,
Hormonen, Spurenelementen usw. über die Dialysemembran (2,7,8,
15,19,25,29,37,41,43) richten unsere Aufmerksamkeit auf den
Bereich der endokrinen Störungen und Stoffwechselstörungen.

<u>Endokrine Störungen und Stoffwechselstörungen</u>

Die in der chronischen Urämie auftretenden komplexen endokrinen
Störungen erfahren unter und durch die Dialyse eine weitgehende
Änderung, bzw. eine völlige Neuwertigkeit in ihrer Charakteri-
sierung. Als Ursache hierfür mag die unselektive, lediglich

◄ <u>Abb. 2.</u> Harnstoffmittelwerte im Serum (<u>I</u>) und Liquor cerebrospinalis (<u>II</u>)
bei 26 Hunden mit experimentellem Nierenversagen und Hämodialyse

◄ <u>Abb. 3.</u> Kaliummittelwerte im Serum (<u>I</u>) und Liquor cerebrospinalis (<u>II</u>) bei
26 Hunden mit experimentellem Nierenversagen und Hämodialyse

◄ <u>Abb. 4.</u> pH-Mittelwerte im Serum (<u>I</u>) und Liquor cerebrospinalis (<u>II</u>) bei 26
Hunden mit experimentellem Nierenversagen und Hämodialyse

◄ <u>Abb. 5.</u> Standardbikarbonatmittelwerte im Serum (<u>I</u>)und Liquor cerebrospinalis (<u>II</u>) bei 26 Hunden mit experimentellem Nierenversagen und Hämodialyse

153

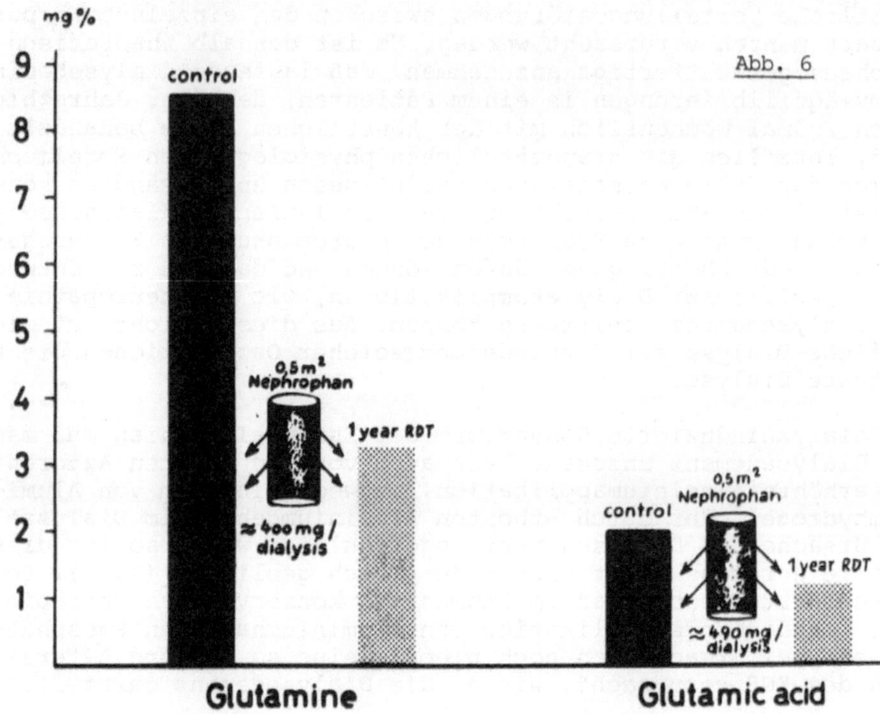

Tabelle 2. Dialyseinduzierte endokrine Störungen

Endokrine Störungen:

- Renin-Aldosteron-System

- Sekundärer Hyperparathyreoidismus

- Cholecalciferolstoffwechsel

- Erythropoietinbildung

- Gonaden- und Hypophysenfunktion

- Kohlenhydratstoffwechsel

- Somatotropin - Somatomedin

- Gastrin

- (Schilddrüsenfunktion)

---

molekulargewichtsabhängige Diffusion von Substanzen durch die
gebräuchlichen Dialysemembranen dienen. Die hierbei auftretende Verlustsymptomatik (Depletion) spiegelt sich im Organismus
häufig laborchemisch sehr viel eher wider, als sie nachher klinisch relevant wird (18,19,27).
Jene endokrinen Störungen, die sowohl in der unbehandelten bzw.
konservativ behandelten terminalen Niereninsuffizienz manifest
werden, als auch später unter den Bedingungen der Dialyse eine
teilweise kontroverse Änderung durchmachen, sind in Tabelle 2
zusammengefaßt (16).

Eine zentrale Stellung in der Regulation des urämischen Organismus scheint das Aldosteron einzunehmen. Seine offensichtliche
verstärkte Produktion in der Urämie ist gedeutet worden als eine Selbstregulation des Organismus gegen die mögliche Kaliumin-
toxikation in der Urämie (12,40,44). Durch Aldosteron wird be-
kanntlich die Sekretion von Kalium in den Darm unterstützt. Dem
Plasmarenin kommt in diesem Stadium weiterhin ein regulativer
Einfluß auf die Aldosteronproduktion zu (19,32).

Als spezielles Regelglied im Rahmen der endokrinen Funktion der
Niere untersuchten wir bei 34 Patienten, die 3mal wöchentlich
dialysiert wurden, im Verlauf von 130 Dialysen das Verhalten des
Serumaldosterons bei einem standardisierten Dialysat, das 130
mval Natrium und 2,3 mval Kalium enthielt.

Aus Abb. 7 geht z.B. hervor, daß die vor der Dialyse nachweis-
bare Korrelation zwischen Serumaldosteron und Serumkalium durch
die Dialyse aufgehoben wird. In der Tabelle 3 ist die Aufhebung
jeglicher Regulationsbeeinflussung des Aldosterons durch die in
der Tabelle aufgeführten Parameter unter der Dialysetherapie am
eindrucksvollsten (32).

Aus dem Verhalten des Serumaldosterons bestätigt sich erneut
unsere Beobachtung, daß die Dialysebehandlung neue pathophysiologische Veränderungen hervorruft und bestehende Regulationsme-
chanismen außer Kraft setzt. Im Falle des Aldosterons sind verschiedene Ursachen zu diskutieren. Es ist möglich, daß der Verlust von Aldosteron durch die Dialysemembran die physiologischen
Ausmaße der Ausscheidung weit übersteigt. Außerdem kann sich
natürlich die metabolische Clearancerate des Aldosterons unter
der Dialyse verändern, und ferner können Heparin und ACTH als
Regulationsfaktoren hier eine entscheidende Rolle spielen.
Letztlich müssen wir auch hier auf die Möglichkeit hinweisen,
daß bisher nicht identifizierte Substanzen in der Regulation
der Plasma-Aldosteron-Spiegel während der Dialyse bestimmend
werden können (12,32,40,43,44).

Ein weiteres Beispiel ist das Verhalten der Wachstumshormone
Somatotropin und Somatomedin. Wachstumshormone sind sehr oft
in gegenüber der Norm erhöhten Werten in der renalen Insuffizienz nachweisbar. Hinzu kommt noch, daß Wachstumshormon in der

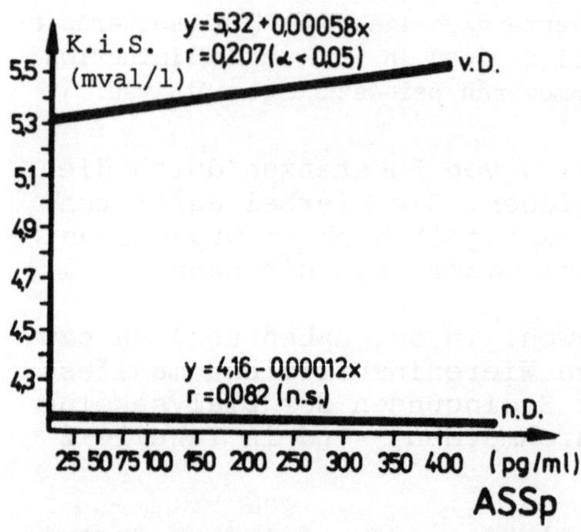

Abb. 7. Korrelation zwischen Serumkalium (K.i.S.) und Serumaldosteronspiegel (ASSp) vor und nach Dialyse

Tabelle 3. Serumaldosteron bei 130 Dialysen an 34 Patienten in Korrelation zu unterschiedlichen Regelgrößen vor und nach Hämodialyse

Das Verhalten einiger Parameter in Beziehung zum Serumaldosteronspiegel unter Hämodialyse

Parameter		Aldosteronspiegel im Serum nach Hämodialyse		
Aldosteron im Serum	v.D.	176	398	149
	n.D.	756 **	96 **	147
Na⁺ im Serum	v.D.	142	143	142
	n.D.	137 **	138 **	138 **
K⁺ im Serum	v.D.	5,42	5,67 **	5,25 **
	n.D.	4,00 **	4,18 **	4,14 **
Na⁺ in Erythrozyten	v.D.	9,73	8,26	9,95
	n.D.	11,27	9,33	10,91
K⁺ in Erythrozyten	v.D.	86,63	87,88	89,05
	n.D.	84,40	83,82	85,33
Gewicht	v.D.	58,88	60,39	59,43
	n.D.	58,03	58,84	58,23
Systolischer Blutdruck	v.D.	170	167	164
	n.D.	162	161	158
Diastolischer Blutdruck	v.D.	107	103	99
	n.D.	90 **	92 **	92
[K⁺] im Dialysat		2,60	2,57	2,57

*) p < 0.05 , **) p < 0.01

Urämie auf eine Hyperglykämie paradoxerweise nicht mit einem Abfall, sondern mit einem Anstieg reagiert. Die Korrektur der urämischen Stoffwechsellage mit Hilfe der Dialysetherapie beeinflußt weder den erhöhten Hormonspiegel im Blut noch die paradoxe Reaktion auf eine Hyperglykämie (6,38).

Der Anstieg der in der chronischen Niereninsuffizienz deutlich
verminderten Testosteron-Plasma-Spiegel unter der Dialysetherapie ist ebenfalls im Hinblick auf seine klinische Bedeutung unklar. Die generell in der Urämie herabgesetzte sexuelle Aktivität zeigt auch als klinisches Korrelat zum Testosteron lange
nicht die erwartete Anstiegsrate in Potenz und Libido, wie sie
von den biochemischen Veränderungen her zu erwarten gewesen
wäre (42).

Wesentlich erscheint mir die nun wohl allgemein gültige Feststellung, daß die Urämie an sich keine Veränderungen in der
Schilddrüsenfunktion verursacht. Plasmathyreotropin (TSH) bleibt
normal und bei den unbehandelten Patienten mit chronischer Niereninsuffizienz ist gegenüber der allgemeinen Population keine
wesentliche Veränderung in der Schilddrüsenfunktion festzustellen. Hier findet sich häufig eine etwas niedrigere 131-Jod-Spei-
cherung, niedrige Thyroxin- und normale Trijodthyroninspiegel
(17,21,34,35). Der unterschiedliche Einfluß der Hämodialyse auf
die Schilddrüsenfunktion mag nur dadurch illustriert werden,
daß - offenbar bedingt durch die Heparinisierung - ein über 12-
24 h signifikanter Anstieg von freiem Thyroxin möglich ist, und
daß dieser Anstieg des freien T4 sich auch in Kreislaufreaktio-
nen bemerkbar machen kann (20).

Ein weiteres Beispiel für unterschiedliche pathophysiologische
und pathobiochemische Regulationsvorgänge in der chronischen
Urämie und unter der Dialyse stellt der Fettstoffwechsel dar.
(4,27).

Fettstoffwechsel

Es ist bekannt, daß der Anteil an Störungen der Plasmalipoproteine unter den Dialysepatienten deutlich höher ist als unter
chronisch niereninsuffizienten Patienten, die nicht dialysiert
werden (3,14,39).

Unsere eigenen Untersuchungen basieren auf Befunden an 101
Patienten mit chronischem Nierenversagen und einer Kontrollgruppe von 22 gesunden Versuchspersonen. Von den 101 niereninsuffizienten Patienten wurden 40 konservativ mit einer eiweiß-
armen Diät behandelt; 61 dieser Patienten waren in unserem Dialyseprogramm und erhielten eine freie Kost. Die in Abb. 8 ge-
zeigten Ergebnisse demonstrieren die bekannte Tatsache, daß
die Triglyzeride generell im chronischen Nierenversagen erhöht
sind. Die Mittelwerte der Dialysepatienten in unserer Gruppe
waren fast doppelt so hoch wie die der Kontrollgruppe. Signifikante Unterschiede im Cholesterol fanden wir zwischen den 3
untersuchten Gruppen nicht.

Die Lipoproteinlipase ist allgemein bei urämischen Patienten
vermindert (5,31) und nimmt offenbar im Verhältnis zur verbleibenden Nierenfunktion ab (Abb. 9). Die freien Fettsäuren hingegen steigen bei konservativ diätetisch behandelten Patienten
an und sind im chronischen Dialyseprogramm dann relativ niedriger.

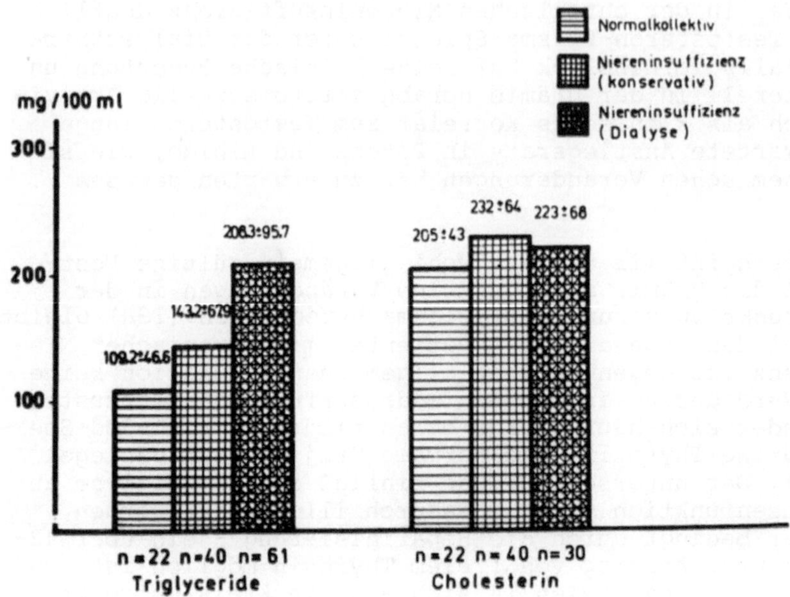

Abb. 8. Triglyzeride und Cholesterol bei Niereninsuffizienz

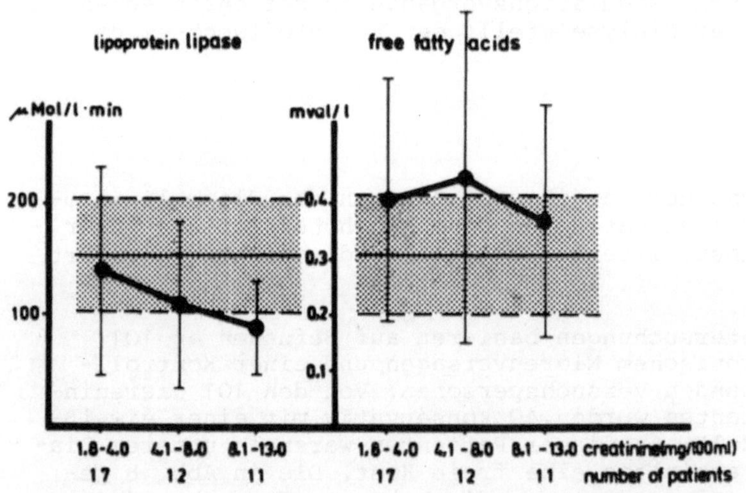

Abb. 9. Lipoproteinlipase und freie Fettsäure in Abhängigkeit vom unterschiedlichen Ausmaß der Niereninsuffizienz

Nur wenige Daten sind in der Literatur über mögliche Geschlechtsunterschiede in den Veränderungen der Plasmalipide erhältlich (Abb. 10). Unsere Ergebnisse zeigen eine geringe Erniedrigung aller Parameter des Fettstoffwechsels bei den Frauen im Verhältnis zu den Männern; ein statistisch sicherer Unterschied ergibt sich jedoch nicht. Eine Zusammenstellung der den Fettstoffwechsel beeinflussenden Faktoren unter der Dialyse und ihre Auswirkungen findet sich in Abb. 11.

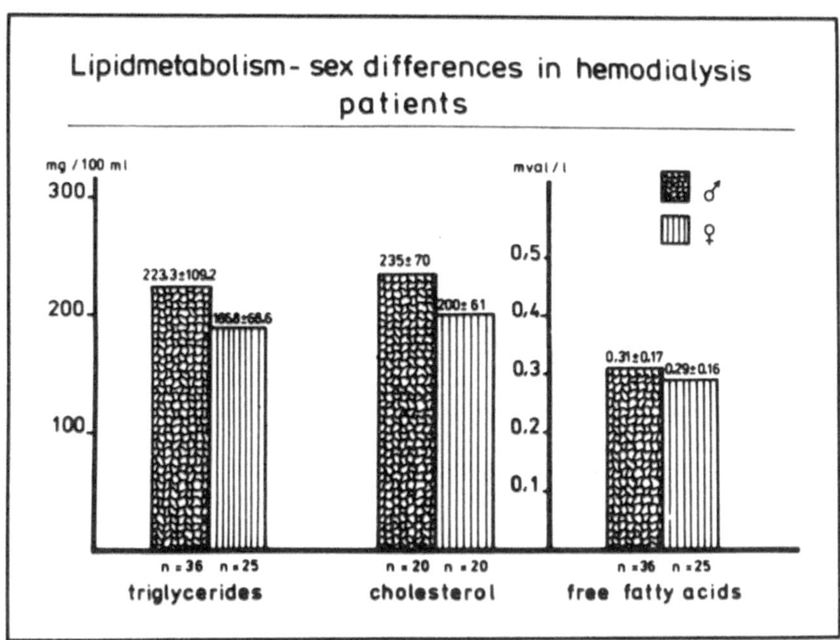

Abb. 10. Fettstoffwechselparameter unterteilt nach Geschlechtern bei chronischen Dialysepatienten

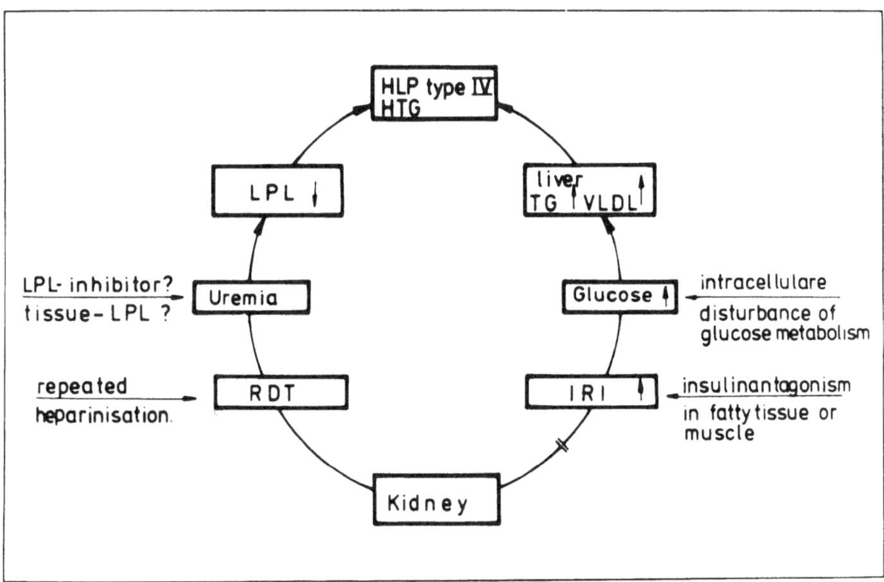

Abb. 11. Pathomechanismus der Fettstoffwechselstörungen in der Urämie und unter Einfluß der Dialyse

Die klinische Bedeutung dieser von vielen Autoren belegten Veränderung im Fettstoffwechsel ist Gegenstand intensiver Diskussionen gewesen; sie hat zum Konzept der "akzelerierten Arteriosklerose" geführt und als Erklärung für den hohen Anteil an
kardiovaskulären Komplikationen bei Dialysepatienten gedient
(10,30).

Kardiovaskuläre Komplikationen

Die kardiovaskulären Komplikationen bei Patienten mit chronischer Niereninsuffizienz stellen nach wie vor den dominieren-
den Anteil unter allen Komplikationen, ja, sie gewinnen mit zunehmender Überlebenszeit von Dialysepatienten noch zusätzlich
an Bedeutung und sind heute ohne Zweifel der limitierende Faktor in der Lebenserwartung von Dialysepatienten (10,22).

Die Diskussion um die Wertigkeit der bekannten Risikofaktoren
(Tabelle 4) hat gerade in neuester Zeit durch die Analyse der
französischen Dialysepopulation erneut an Aktualität gewonnen
(14). So wird hier z.B. das über lange Jahre anerkannte Konzept
der "akzelerierten Arteriosklerose" auf der Basis nachgewiese-
ner Fettstoffwechselstörungen in Frage gestellt, der dominierende Einfluß der Hypertonie jedoch erneut unterstrichen. Nicht
nur, daß die französische Studie bei den untersuchten 1453 Patienten keinerlei Zusammenhang zwischen erhöhten Fettstoffwechselstörungen und Todesursachen aus kardiovaskulären Ursachen
finden konnte, die Ergebnisse geben sogar Hinweise darauf, daß
durch diätetische Maßnahmen erzielte niedrige Werte von Trigly-
zeriden und Cholesterol einen negativen Einfluß auf die Prognose haben könnten.

Die französische Statistik rückt erneut in den Mittelpunkt des
Interesses bei der Bedeutung von Ernährungsfaktoren in der Urämie überhaupt und beim Dialysepatienten im speziellen. In unserer allgemein "diätgläubigen" Zeit sind Befunde aus den Kriegs-
jahren, daß nämlich eine Reduktion in der Eiweiß- und Fettzu-
fuhr tiefgreifende Folgen auch für das kardiovaskuläre System
haben kann, häufig vergessen. Hinzu kommt der von vielen Patienten auch psychologisch nicht verkraftete plötzliche Umschwung
in den diätetischen Gewohnheiten nach der gewollten Restriktion
in der konservativen Behandlung der chronischen Niereninsuffizienz zur gewollten, relativ hoch kalorischen Ernährung unter
der Dialyse. Nimmt man dann noch die in Abhängigkeit von den
unterschiedlichen Dialysatortypen unterschiedliche Verlustrate
für lebensnotwendige Substanzen, wie Aminosäuren, Hormone, Vi-
tamine, hinzu, dann rundet sich das Bild eines bisher nur ungenügend erforschten Gebietes für den Dialysepatienten ab. Ich
wage zu behaupten, daß nicht nur der urämische Katabolismus
allgemein, sondern auch der spezielle, behandlungsinduzierte
Katabolismus des Dialysepatienten von uns zur Zeit nur ungenügend diagnostiziert und in seiner ganzen Auswirkung auf die
Lebenserwartung der Dialysepatienten ungenügend bewertet wird.

Unser gegenwärtiges experimentelles Ernährungskonzept für eine
ausgewählte Gruppe von Patienten ist in Tabelle 5 dargestellt
und sei hier zur Diskussion gestellt. Seine Realisierung setzt

<u>Tabelle 4.</u> Risikofaktoren für die Entstehung der Perikarditis in der Urämie
und unter der Dialyse

Hypertonie

    Hyperlipidämie

    Hyperurikämie

    Glukosestoffwechselstörung

    Hyperparathyreoidismus

    Dialysefaktoren
    Spezifische Urämiefaktoren

<u>Tabelle 5.</u> Experimentelles Ernährungskonzept in Verbindung mit intensivem
körperlichem Trainingsprogramm

Ernährung:

- 35 - 40 kcal/kg KG

- hochwertige Proteine (1,0 - 1,2 g/kg KG)

- keine spezifische Fettreduktion

- Vitaminzusatz

- Elektrolyt- und Spurenelementeausgleich

---

natürlich eine mindestens dreimal wöchentliche Dialysebehandlung voraus. Kombiniert wird diese Ernährungsform mit einem
intensiven, individuell festgelegten körperlichen Trainingsprogramm. Ziel dieser Langzeitstudie ist die Klärung der Frage,
ob durch diese Therapiekombination die Rate der Sekundärerkrankungen bei Dialysepatienten beeinflußt werden kann.

Die Perikarditis mag unter den kardiovaskulären Komplikationen
als Beispiel für die unterschiedliche Pathophysiologie gleich-
artiger Organerkrankungen in der terminalen Niereninsuffizienz
und unter der Dialyse dienen (11,45).

<u>Tabelle 6.</u> Mögliche ätiologische Faktoren und pathomorphologische Veränderungen in der urämischen Perikarditis und der dialyseinduzierten Perikarditis

Urämische Perikarditis

- Aseptische Entzündung

- Fibrinablagerung

- Verdickung des Perikards

- Perikarderguß

Dialyseperikarditis

- Infektion?

- Heparin?

- Ernährungsfaktoren?

- inadäquate Dialyse?

- ???

<u>Tabelle 7.</u> Einfluß der verbesserten Urämietherapie auf die Inzidenzrate der urämischen Perikarditis über 25 Jahre

Chronische Urämie - Perikarditisinzidenz

Wacker und Merril	1954	51 %
Bailey et al.	1968	41 %
Blagg und Scribner	1972	10-15 %
Comty et al.	1975	26 %
Mampel et al.	1977	25 %
Drueke und Jungers	1979	21 %
Eigenes Krankengut	1980	17 %

In der Tabelle 6 sind beide Perikarditisformen, die urämische
Perikarditis und die spezifische Dialyseperikarditis einander
gegenübergestellt, sowohl im Hinblick auf mögliche ätiologi-
sche Faktoren wie auch auf pathomorphologische Veränderungen.
Kann die urämische Perikarditis heute als eine aseptische Entzündung auf der Basis von urämischen Stoffwechselstörungen ziemlich eindeutig klassifiziert werden, so ist die Entstehung der
Dialyseperikarditis durchaus unklar (9,10).

Die urämische Perikarditis ist offenbar durch die Stoffwechsel-
führung des urämischen Patienten beeinflußbar und hat durch die
diätetische konservative Behandlung eine Beeinflussung in ihrer
Inzidenzrate erfahren (Tabelle 7). Durch die Dialyse ist in den
meisten Fällen eine rasche Besserung zu erzielen.

Unklar in der Ätiologie und letztlich auch Pathogenese bleibt
jedoch jene Form der Perikarditis, die sehr oft plötzlich ohne
klinische Vorzeichen während der Dialysebehandlung nach unterschiedlich langem Zeitraum auftritt. Ohne auf die bestehenden
Unterschiede auch im klinischen Verlauf hier näher eingehen zu
können, erscheint es doch sicher berechtigt, beide Perikarditisformen generell voneinander zu unterscheiden. Als mögliche Ursachen für die dialyseinduzierte Perikarditis werden unterschiedliche Faktoren diskutiert, u.a. vordergründig Infektionen,
wobei das Zytomegalievirus in neuerer Zeit eine zentrale Posi-
tion bei diesen Diskussionen einnimmt (10,11). Neben den Problemen der inadäquaten Dialyse überhaupt sowie der Heparingabe
oder häufiger Hyperhydratationszustände treten auch hier Ernährungsfaktoren im Sinne einer Malnutrition verstärkt in den
Vordergrund. Die Fragen spezifischer Urämietoxine evtl. aus dem
Bereich von Mittelmolekülen - bleibt so lange Gegenstand der
Hypothesen, wie deren Existenz nicht eindeutig bewiesen ist.

Die Zeit verbietet es mir, weitere Beispiele für unsere Arbeitshypothese anzuführen; hier sind sicherlich unbedingt noch zu er-
wähnen, die Immundefekte und die damit verbundene Infektanfälligkeit, das große Gebiet der Veränderungen des hämatopoetischen
Systems in der Urämie, seine spezifische Beeinflussung durch
die Dialyse und die Probleme des Hyperparathyreoidismus einschließlich der Knochenerkrankungen.

Schlußfolgerungen

Der urämische Organismus ist in der Lage, bis zu einem gewissen Grade pathophysiologische Schutzmechanismen zu entwickeln,
die erst im urämischen Koma zusammenbrechen. Diese spezifischen
Verteilungsstörungen zum Schutze der vitalen Funktion des Organismus werden von uns "regulatorisches Dysäquilibrium" genannt.
Die Dialysetherapie mit ihren gegenwärtigen technischen Möglichkeiten ruft im Organismus neue Störungen hervor, die ihrerseits
wiederum Einfluß auf die Ausbildung sekundärer Organkomplikationen während einer Langzeitdialysetherapie haben.

Aus unserer Sicht ist eine scharfe Trennung zwischen den durch
die Urämie bedingten Sekundärerkrankungen und ihre Beeinflus-

sung durch die Dialysetherapie einerseits, und der durch die
Dialysetherapie selbst induzierten Organkomplikationen zu ziehen. Da es sich häufig um Manifestationen am gleichen Organ-
system handelt, ist diese für die Behandlung notwendige Trennung klinisch nicht immer leicht erkennbar.

Eine weitere Verbesserung der Lebenserwartung und Lebensquali-
tät der Dialysepatienten wird entscheidend davon abhängen, inwieweit es uns gelingt, die Gesetze des Gesamtsystems Dialysepatient - urämische Stoffwechselstörung - Dialyseapparatur
aufzudecken und zur Grundlage unserer Therapiestrategie der
adäquaten Dialyse zu machen.

Literatur

1. Alfrey AC, LeGendre GR, Kaehny WD (1976) The dialysis encephalopathy
   syndrome possible aluminium intoxication. N Engl J Med 294:184
2. Aviram A, Peters JH, Gulyassy PF (1971) Dialysance of amino acids and
   related substances. Nephron 8:440
3. Bagdade JD, Porte DJr, Bierman EL (1968) Hypertriglyceridemia: a metabolic consequence of chronic renal failure. N Engl J Med 279:181
4. Bagdade J, Casaretto A, Albers J (1976) Effects of chronic uremia,
   hemodialysis and renal transplantation on plasma lipids and lipoproteins in man. J Lab Clin Med 87:37
5. Bagdade JD, Shafrir E, Wilson DE (1976) Mechanism(s) of hyperlipidemia
   in chronic uremia. Trans Am Soc Artif Intern Organs 22:42
6. Bala RM, Ferguson KA, Beck JC (1970) Plasma biological and immunoreac-
   tive human growth hormone-like activity. Endocrinology 87:506
7. Bergström J, Fürst P, Noree L-O, Vinnars E (1972) The effect of peritoneal dialysis on intracellular free amino acids in muscle from
   uraemic patients. Eur Dial Transplant Assoc 9:383
8. Chrysanthakopoulos SG, Kastagir BK, Jubiz W, Kolff WJ (1972) Hypertension in patients on maintenance haemodialysis: evaluation of peripheral
   renin activity and bilateral nephrectomy. Am J Med Sci 264:9
9. Cohen GF, Burgess JH, Kaye M (1970) Peritoneal dialysis for the treatment of pericarditis in patients on chronic hemodialysis. Can Med Assoc
   J 102:1365
10. Comty CM, Wathen R, Shapiro FL (1975) Incidence, mortality and effects
    of treatment on uremic pericarditis. (Abstract) Am Soc Nephrol 8:28
11. Comty ChM, Shapiro FL (1978) Cardiac complications of regular dialysis
    treatment. In: Drukker W, Parsons FM, Maher JF (eds) Replacement of
    renal function by dialysis. Martinus Nijhoff Medical Division The Hague-
    Boston - London p 519
12. Cope CL, Person J (1963) Aldosterone secretion in severe renal failure.
    Clin Sci 25:331
13. Cooke CR, Ruiz-Maza F, Kowarski A, Migeon CJ, Walker WG (1973) Regula-
    tion of plasma aldosterone concentration in anephric man and renal
    transplant recipients. Kidney Int 3:160
14. Degoulet P, Reach I, Aimé F, Rioux P, Jacobs C, Legrain M (1980) Risk
    factors in chronic haemodialysis. Proc Eur Dial Transplant Assoc
    17:149
15. Falkenhagen D, Holtz M, Klinkmann H, Osten B, Wiechert P (1975) Anwen-
    dung eines mathematischen Modells auf die Permeation von Aminosäuren
    durch Dialysemembranen während der chronischen Dialysebehandlung. Z
    Ges Inn Med 30:446

16. Feldman HA, Singer I (1974) Endocrinology and metabolism in uremia and dialysis: a clinical review. Medicine 54:345
17. Gonzales-Barcena D, Kastin AK, Schalch DS, Torres-Zamora M, Perrez-Pasten E, Kato A, Schally AV (1973) Responses to thyrotropin-releasing hormone in patients with renal failure and after infusion in normal men. J Clin Endocrinol Metababol 36:117
18. Gulyassy PF, Aviram A, Peters JH, Bark M (1970) Evaluation of amino acid and protein requirements in chronic uremia. Arch Intern Med 126:855
19. Hecking E, Miladinovic Z, Dörr M, Port FK (1976) Aminosäurenverlust im Dialysat (vorläufige Mitteilung). Nieren Hochdruckkr 5:95
20. Hershman JM, Jones CM, Bailey AL (1972) Reciprocal changes in serum thyrotropin and free thyroxine produced by heparin. J Clin Endocrinol Metabol 34:574
21. Hollander CS, Scott RL, Burgess JA, Rabinowitz D, Merimee JJ, Oppenheimer JH (1967) Free fatty acid: a possible regulator of free thyroid hormone levels in man. J Clin Endocrinol Metabol 27:1219
22. Jacobs C, Brunner FP, Chantler C, Donckerwolcke RA, Gurland HJ, Hathway RA, Selwood NH, Wing AJ (1977) Combined report on regular dialysis and transplantation in Europe VII, 1976. Proc Eur Dial Transplant Assoc 14:2
23. Klinkmann H (1969) Das urämische Dysäquilibrium-Syndrom. Habilitationsschrift, Universität Rostock
24. Klinkmann H (1970) The dysäquilibrium syndrome in experimental hemodialysis. Trans Am Soc Artif Intern Organs 16:523
25. Klinkmann H, Holtz M (1972) The permeation of essential amino acids through different dialysis membranes. Proc Eur Dial Transplant Assoc 9:402
26. Klinkmann H, Holtz M (1973) Comments on haemodialysis. In: Kenedi RM (ed) Perspectives in biomedical engineering. Bioengineering Unit, University of Strathclyde p 49
27. Klinkmann H, Börner H, Holtz M, Kröger E, Osten B, Schmicker R, Wedler B, Dummler W (1978) Metabolic disturbances and hemodialysis treatment-a clinical view. Int J Artif Organs 1:165
28. Klinkmann H, Holtz M, Kröger E, Osten B, Schmicker R, Wedler B, Dummler W (1978) Hämodialyse und Stoffwechselstörungen. Z Ges Inn Med 33:356
29. Kopple JD, Swendseid ME, Shinaberger JH, Umezawa ChT (1973) The free and bound amino acids removed by hemodialysis. Trans Am Soc Artif Intern Organs 19:309
30. Linder A, Charra B, Sherrard DJ, Scribner BH (1974) Accelerated atherosclerosis in prolonged maintenance hemodialysis. N Engl J Med 290:697
31. Murase T, Cattran DC, Rubenstein B, Steiner G (1975) Inhibition of lipoprotein lipase by uremic plasma, a possible cause of hypertriglyceridemia. Metabol Clin Exp 24:1279
32. Osten B, Wedler B (1979) Untersuchungen zur Regulation und Funktion des Aldosterons unter besonderer Berücksichtigung der Nierenfunktion. Med Dissertation B, Wilhelm-Pieck-Universität Rostock
33. Pierides AM, Ward MK, Kerr DNS (1976) Haemodialysis encephalopathy: possible role of phosphate depletion. Lancet 1:1234
34. Ramirez G, Jubiz W, Gutch CF, Bloomer HA, Siegler R, Kolff WJ (1973) Thyroid abnormalities in renal failure. Ann Intern Med 79:500
35. Redding TW, Schally AV (1972) On the half-life of thyrotropin-releasing hormone in patients with renal failure and after infusion in normal men. Neuroendocrinology 9:252
36. Ribot S, Frankel HJ, Gielchinsky I, Gilbert L (1974) Treatment of uremic pericarditis. Clin Nephrol 2:127

37. Rubini ME, Gordon S (1968) Individual plasma-free amino acids in uremics: Effect of hemodialysis. Nephron 5:339
38. Samaan NA, Freeman RM (1970) Growth hormone levels in severe renal failure. Metabolism 19:102
39. Schmicker R, Kröger E, Dabels J, Dummler W, Rohde L (1977) Fettstoffwechselstörungen bei konservativer Therapie und Hämodialysetherapie der chronischen Niereninsuffizienz. Dtsch Gesundhwes 32:1403
40. Schnurr E, Küppers H, Wiesen K, Grabensee B (1976) Verhalten des Plasma-Aldosterons während der Hämodialyse bei terminal niereninsuffizienten Patienten. Dtsch Med Wochenschr 101:1120
41. Spitz I, Rubenstein AH, Bersohn I, Lawrence AM, Kirsteins L (1970) The effect of dialysis on the carbohydrate intolerance of chronic renal failure. Horm Metabol Res 2:86
42. Stewart-Bentley M, Gans D, Horton R (1974) Regulation of gonadal function in uremia. Metabolism 23:1065
43. Vetter W, Zaruba K, Armbruster H, Strebel U, Beckerhoff R, Siegenthaler W (1973) Plasma-aldosterone during hemodialysis in patients with terminal renal failure. Proc Eur Dial Transplant Assoc 10:332
44. Weidmann P, Maxwell MH. Lupu AN (1973) Plasma aldosterone in terminal renal failure. Ann Intern Med 78:13
45. Wray TM, Stone WJ (1976) Uremic pericarditis: a prospective echocardiographic and clinical study. Clin Nephrol 6:295

Diskussion

Streicher: Herr Klinkmann, Sie haben als erstes Beispiel für den labilen Zustand, der durch Dialyse aus der stabilen Urämie entsteht, das Dysäquilibriumsyndrom genannt. Sehen Sie noch andere unerwünschte Veränderungen bei der Dialyse, die einer zu effizienten Dialyse im Wege stehen?

Klinkmann: Ein weiteres Beispiel ist gestern von Frau Hampl genannt worden, der rasche Azetat-Load bei kurzer Dialysezeit mit Dialysatoren großer Oberfläche. Prinzipiell werden die unerwünschten Symptome bei rascher Korrektur dem Wunsch nach immer größerer Effektivität und immer kürzerer Dialysezeit eine Grenze setzen.

Quellhorst: Man kann das Problem ja auch von der anderen Seite her betrachten. Bei der CAPD wird die kontinuierliche tägliche Entschlackung als einer der größten Vorteile gewertet, die ggf. mögliche negative Einwirkungen der höheren Retentionswerte mehr als aufwiegt. Diese Überlegung müßte dann eigentlich auch für alle Dialyseverfahren gelten.

Schneider: In einer Ihrer Abbildungen haben Sie die Einflüsse der chronischen Urämie unter Dialysebehandlung auf den Fettstoffwechsel dargestellt. Nach meinen Erfahrungen müßte man zu den von Ihnen angeführten Faktoren noch die Art des zugeführten Puffers besonders berücksichtigen. Wie wir bei intraindividuellen Langzeituntersuchungen während Hämofiltration finden konnten, sind die Triglyzeridwerte bei Verwendung von Azetat und Laktat als Puffersubstanz höher als bei Verwendung von Bikarbonat.

Klinkmann: Diesem Faktor kommt sicher eine gewisse Rolle zu. Ich glaube jedoch, daß generell bei der Entwicklung der urämischen Fettstoffwechselstörung, die ja in aller Regel schon vor Dialysebehandlung nachweisbar ist, und der Entwicklung der Arteriosklerose die entscheidende Rolle den anderen von mir genannten Faktoren zukommt.

Ritz: Herr Klinkmann, es ist ein Erlebnis für einen Nephrologen, wenn Sie heute ganz klar postulieren, daß die eiweißreduzierte Kost bei der chronischen Niereninsuffizienz schädlich ist. Vor 10 Jahren hätte ein Nephrologe nach einer derartigen Behauptung nicht lebend den Saal verlassen.

Scheler: Herr Ritz, hier muß ich Ihnen widersprechen. Ich habe schon vor 10 Jahren immer wieder öffentlich behauptet, daß alle proteinreduzierten Diätformen auf Dauer gesehen durch den induzierten Katabolismus dem Patienten nur schaden. Ich wurde damals milde belächelt. Die Erfahrung hat aber unserer damaligen Behauptung Recht gegeben. Stellen sich bei einem Niereninsuffizienten urämische Symptome ein, so soll er rechtzeitig der Dialyse zugeführt werden, daß weiterhin ein hoher Kalorien-Intake und ein normaler Protein-Intake beibehalten werden kann. Herr Klinkmann empfiehlt jetzt in seiner gegen Ende des Vortrags vorgestellten Rehabilitationsdiät de facto eine Ernährungsform für einen Schwerarbeiter, die ca. 100 g Eiweiß und über 3000 Kalorien enthält.

Klinkmann: Eine endgültige Aussage über den Effekt dieser Kost, kombiniert mit körperlichem Training, läßt sich zum jetzigen Zeitpunkt noch nicht machen, doch sind die bisher vorliegenden Ergebnisse sehr ermutigend.

Störungen des Fettstoffwechsels und der Glukosetoleranz

E. Ritz

Von den Veranstaltern wurde mir die Aufgabe gestellt, das in
Abb. 1 skizzierte Problem zu diskutieren:
Bei hämodialysierten Patienten besteht eine Störung des Insulin-
und Glucosestoffwechsels. Zusammen mit anderen Mechanismen führt
die Kohlehydratstoffwechselstörung zur Hyperlipoproteinämie. Es
wird derzeit angenommen, daß wegen des gestörten Glucosestoffwechsels und/oder der Hyperlipoproteinämie bei Urämikern die
Entwicklung der Atherosklerose beschleunigt sei. Es drängt sich
daher die Frage auf, ob sich aufgrund des heutigen Wissenstandes bereits therapeutische, d.h. medikamentöse oder diätetische
Konsequenzen für die Behandlung von Dialysepatienten ableiten
lassen.

Da die Zusammenhänge auf diesem Gebiet noch recht unklar sind,
muß sich hier jede Argumentation auf lückenhafte Beweise stüt-
zen. Die Schlußfolgerungen können daher nur vorläufigen Charakter haben. Dennoch soll im Folgenden versucht werden, eine dem
heutigen Wissenstand entsprechende Antwort auf die vorgelegte
Frage zu geben.

**Kann die Hyperlipoproteinämie bei Urämie durch diätetische Maß-
nahmen und Pharmaka beeinflußt werden?**

Es besteht kein Zweifel, daß die Hyperlipoproteinämie des Urämikers diätetischen und pharmakologischen Maßnahmen zugänglich
ist. So belegt die Untersuchung von Sanfelippo et al. (1), daß
die Reduktion des Kohlehydratanteils in der Nahrung und die Erhöhung des P/S-Quotienten (Verhältnis polyungesättigter zu ge-
sättigten Fettsäuren) eine Erniedrigung der basalen und postprandialen Serumtriglyzeridspiegel bewirkt (Abb. 2). Die Beein-
flußbarkeit der Serumlipoproteine niereninsuffizienter Patienten durch Modifikation des Kohlehydrat- und Fettgehaltes der
Nahrung wurde auch von anderen Autoren (2,3) eindeutig bestätigt.

Clofibrat, nach Dosisanpassung wegen verzögerter renaler Elimination der Clofibrinsäure, senkt ebenfalls wirkungsvoll die
Triglyzeridspiegel (4). In jüngster Zeit wurde über einen Abfall der Triglyzeride und Anstieg der HDL-Lipoproteinfraktion
nach Gabe von Carnitin berichtet (5,6).

Obwohl es nun zweifelsohne möglich ist, die Hyperlipoproteinämie
des niereninsuffizienten Patienten diätetisch oder medikamentös

Insulin - Glucose - Stoffwechsel

Hyperlipoproteinämie

Atherosklerose

Therapeutische (medikamentöse?, diätische?) Konsequenzen?

Abb. 1. Pathogenese und mögliche Folgen der Hyperlipidämie bei Dialysepatienten

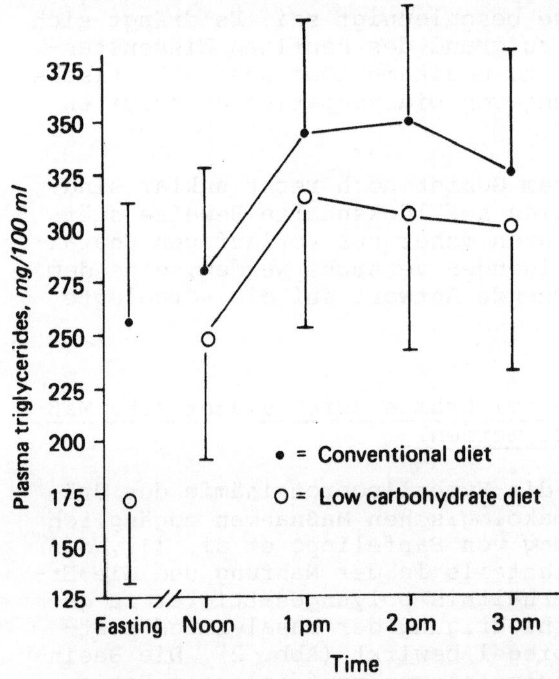

Abb. 2. Plasmatriglyzeridspie-
gel urämischer Patienten unter
konventioneller Kost und koh-
lehydratreduzierter Kost. (1)

zu bessern, stellt sich dennoch die Frage, ob der urämische
Patient tatsächlich auch einen hinreichenden therapeutischen
Gewinn aus derartigen Behandlungsverfahren zieht, die im besten
Fall belästigend und im schlimmsten Fall gefährdend sind.

Um diese Frage befriedigend zu beantworten, soll diskutiert
werden, welches Risiko der gestörte Kohlehydrat- und Fettstoffwechsel für den urämischen Patienten beinhaltet.

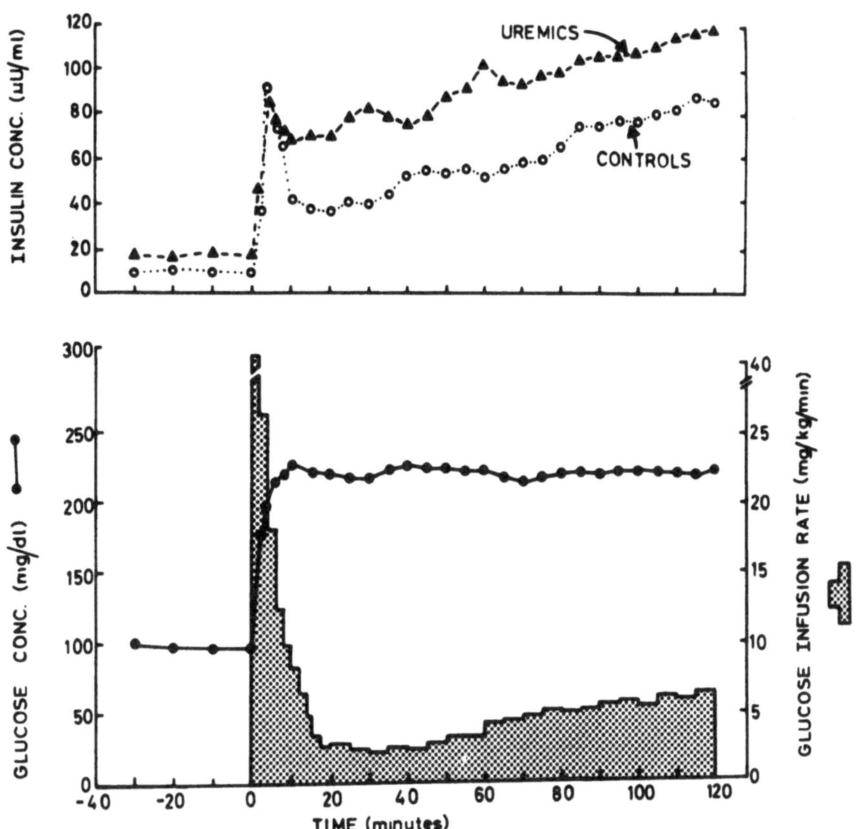

Mean plasma insulin response (▲—▲), plasma glucose concentration (●——●), and glucose infusion rate (▨▨) in uremic subjects predialysis during the hyperglycemic clamp study. The plasma insulin response in control subjects (O···O) is shown for comparison.

<u>Abb. 3.</u> Prinzip der hyperglykämischen Klammer, mit der durch rückkopplungs-
gesteuerte Glucoseinfusion ein konstanter Plasmaglucosespiegel aufrechter-
halten wird, so daß die sekretorische Insulinantwort erfaßt werden kann.
(7)

Glucosestoffwechselstörung bei Niereninsuffizienz

Die bekannte Störung der Glucosetoleranz bei Urämie könnte Ausdruck verminderter Insulinsekretion oder verminderter Insulinempfindlichkeit der Gewebe sein. Untersuchungen von de Fronzo
(7,8) haben diese Frage eindeutig beantwortet. Mit der hyperglykämischen Klammertechnik, deren Prinzip in Abb. 3 illustriert
wird, wird Glucose in einer Menge infundiert, die erlaubt, eine
konstante Hyperglykämie aufrecht zu erhalten. Unter diesen konstant hyperglykämischen Bedingungen ist die Serumkonzentration
des immunreaktiven Insulins (IRI) im Plasma urämischer Patienten erhöht. Nachdem der renale (9) und extrarenale (10) Abbau
von Insulin bei Urämie gestört ist, ist die überhöhte IRI-Kon-
zentration wohl zum Teil als Ausdruck gestörten Insulinkatabo-
lismus zu deuten.

Wie Abb. 4 belegt, ist bei Urämie jedoch auch der insulinindu-
zierte Glucoseverbrauch beeinträchtigt. Diese Störung wird

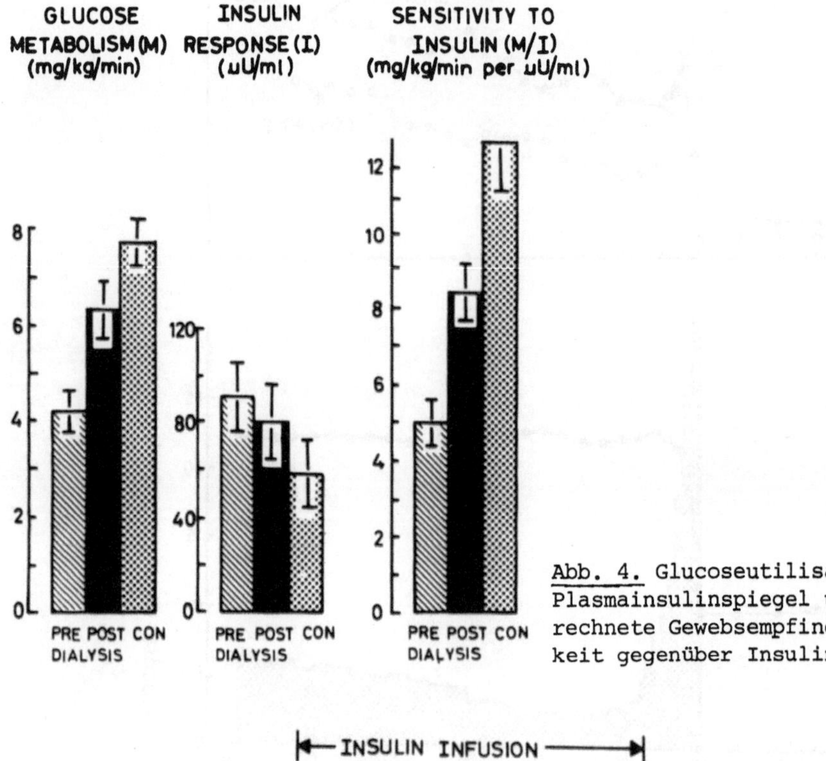

Abb. 4. Glucoseutilisation, Plasmainsulinspiegel und errechnete Gewebsempfindlichkeit gegenüber Insulin. (7)

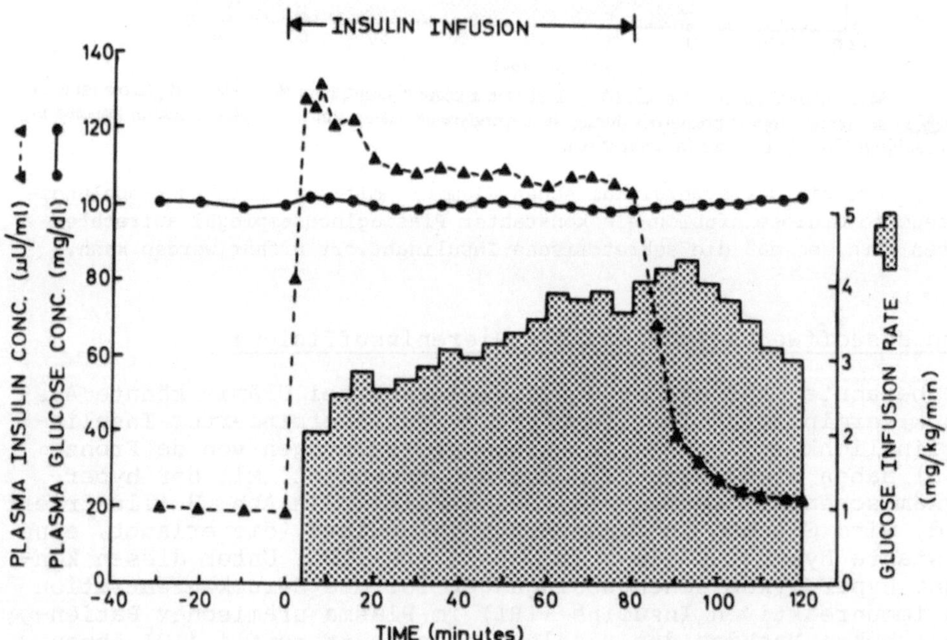

Abb. 5. Euglykämische Insulinklammer. Insulin wird in einer Menge infundiert, die eine Serumkonzentration von 100 uU/ml aufrechterhält. Die Glucosemenge, die zur Aufrechterhaltung einer normalen Plasmaglucosekonzentration (100 mg/dl) notwendig ist, wird durch rückkopplungsgesteuerte Infusionspumpe ermittelt. (7)

durch Dialyse nur partiell beseitigt. Eine verminderte insulin-
induzierte Glucoseutilisation konnte von de Fronzo auch mit der
Technik der euglykämischen Insulinklammer gezeigt werden, deren
Prinzip in Abb. 5 dargestellt ist. Mit dieser Technik wird durch
eine Bolusinjektion von Insulin und anschließende Insulininfu-
sion die Plasmainsulinkonzentration auf etwa 100 uU/ml erhöht
und Glucose in einer Menge infundiert, die ausreicht, die Plasmaglucosekonzentration bei 100 mg/dl konstant zu halten. Auch
mit dieser Technik läßt sich zeigen, daß niereninsuffiziente
Patienten bei vorgegebener Insulinkonzentration weniger Glucose verbrauchen als Nierengesunde.

Die Insulinresistenz des Urämikers könnte theoretisch zurückzuführen sein auf vermehrte hepatische Glucoseproduktion, auf
verminderte hepatische Glucoseaufnahme oder auf verminderte
Glucoseaufnahme durch periphere Gewebe, vor allem Muskel- und
Fettzellen.

Die von de Fronzo et al. (8) durchgeführten Untersuchungen zeigen, daß die hepatische Glucoseaufnahme und die hepatische Glucoseproduktion bei Urämie unverändert sind (Abb. 6). Hingegen
ist unter dem Einfluß von Insulin die Aufnahme von Glucose
durch die Extremität (Muskel- und Fettgewebe) vermindert (Abb.
7).

Diese Befunde legen die Schlußfolgerung nahe, daß die verminderte Glucosetoleranz und Insulinresistenz des Urämikers nicht
eine Folge gestörter hepatischer Glucoseproduktion oder - aufnahme ist, sondern eine Folge verminderter Glucoseaufnahme
durch insulinsensitive periphere Gewebe darstellt.

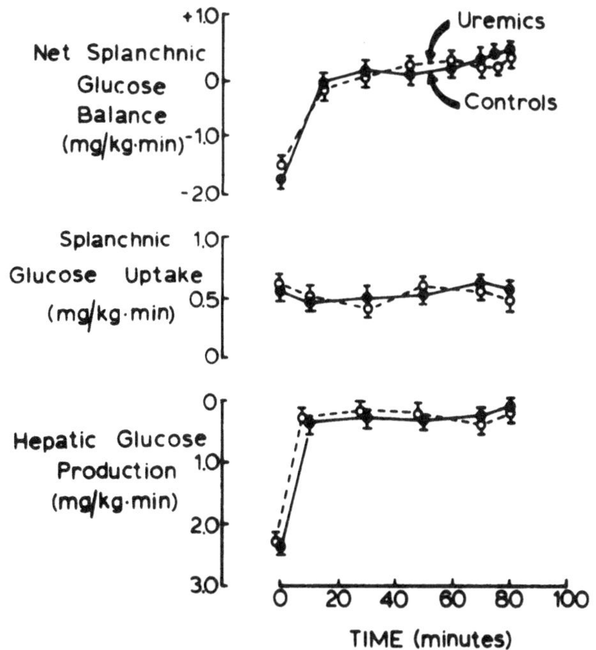

Abb. 6. Die hepatische Glucoseaufnahme und die hepatische Glucoseproduktion
sind bei Urämie unverän-
dert. (8)

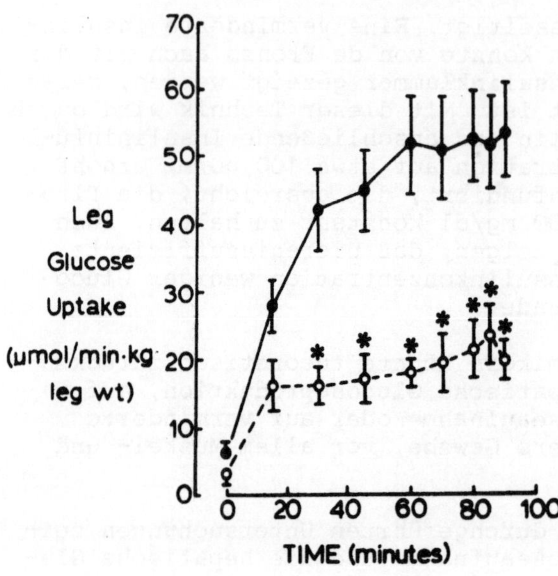

Abb. 7. Glucoseaufnahme in der unteren Extremität bei Kontrollindividuen (•) und urämischen Patienten (O). Nach De Fronzo et al. (8)

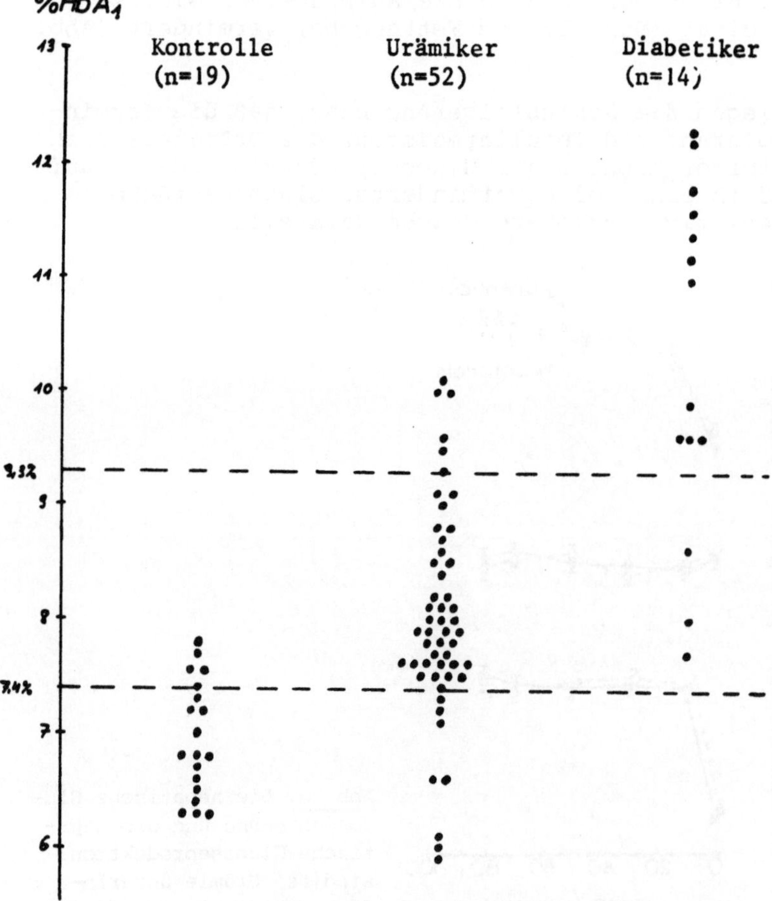

Abb. 8. HbA₁-Konzentration bei urämischen Patienten. (11)

Tabelle 1. Mögliche Ursachen der Hyperlipoproteinämie bei Niereninsuffizienz

---

- Gesteigerte oder inadäquate Bildung von VLDL (= Überproduktion)

- Verminderter Katabolismus von Lipoproteinen (= Abbauhemmung)

Die Insulinresistenz hat insofern auch die klinische Bedeutung,
als die über den Zeitverlauf gemittelten Plasmaglucosespiegel
bei Dialysepatienten eindeutig erhöht sind. Dies konnte an unseren chronisch hämodialysierten Patienten eindeutig dadurch
nachgewiesen werden (11), daß der Anteil der glykosylierten
HbA_{1C} - Fraktion am Gesamthämoglobin bei Dialysepatienten deutlich erhöht war, teilweise auf Werte, wie sie bei Diabetikern
gefunden werden (Abb. 8). Diese Befunde stehen in Übereinstimmung mit anderen Angaben der Literatur, könnten allerdings teilweise durch Auftreten von carbamyliertem Hämoglobin erklärt
werden.

Spielt die Glucosestoffwechselstörung eine Rolle für die Hyper-
lipoproteinämie bei Niereninsuffizienz?

An dieser Stelle erhebt sich die Frage, inwieweit die Hyperlipoproteinämie des niereninsuffizienten Patienten auf eine Störung
des Glucosestoffwechsels zurückzuführen ist. Wie in Tabelle 1
dargestellt, kann die Hyperlipoproteinämie prinzipiell auf eine
(absolute oder relative) Überproduktion von Lipoproteinen, auf
eine Abbauhemmung von Lipoproteinen oder auf eine Kombination
beider Störungen zurückzuführen sein.

Die Abbauhemmung der Lipoproteine durch Mangel an postheparin-
lipolytischer Aktivität, speziell hepatischer Triglyzeridlipase
(12), wurde von zahlreichen Autoren beschrieben (4) und soll
hier nicht weiter diskutiert werden.

In diesem Zusammenhang soll nur geprüft werden, inwieweit ein
möglicher Zusammenhang besteht zwischen der Störung des Kohle-
hydratstoffwechsels und einer absoluten oder relativen Überproduktion von VLDL.

Abbildung 9 zeigt nach einer Untersuchung von Reaven et al. (13),
die Beziehung zwischen hepatischer VLDL-Triglyzerid-Produktion
und Plasmatriglyzeridkonzentration bei Normalpersonen (schraf-
fierter Bereich) und urämischen Patienten. Die Abbildung läßt
erkennen, daß bei gegebener hepatischer Syntheserate die Plas-
matriglyzeridspiegel bei urämischen Patienten höher liegen als
bei Kontrollpersonen. Dieser Befund weist eindeutig auf einen
verminderten Katabolismus der Lipoproteine hin, da durch verminderten Katabolismus bei gegebener Syntheserate höhere Plasmaspiegel auftreten müssen. Von Interesse ist jedoch auch der
Befund, daß die hepatische VLDL-TG-Syntheserate nicht so weit
reduziert wird, daß die Plasma-TG-Spiegel in den Normbereich
gelangen. Es liegt also bei Niereninsuffizienz die hepatische

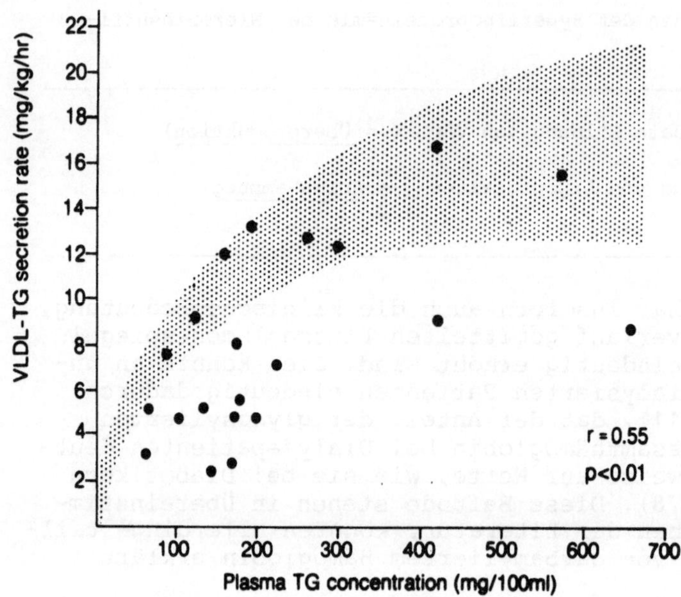

Abb. 9. Beziehung zwischen Plasmatriglyzeridkonzentration und hepatischer
Sekretion von VLDL-Triglyzeriden bei Normalpersonen und urämischen Patienten. Normaler Vertrauensbereich schraffiert; Werte bei urämischen Patienten
●. (13)

VLDL-Syntheserate zwar absolut niedrig im Vergleich zu Normalpersonen, in Relation zur Höhe der Plasma-TG-Spiegel ist sie
jedoch zu hoch.

Sowohl die Untersuchungen von Reaven et al. (13) als auch die
anderer Autoren (14) zeigten, daß eine Beziehung besteht zwischen dem Hyperinsulinismus des niereninsuffizienten Patienten
und der relativ erhöhten hepatischen VLDL-Produktion. In Abb.
10 ist die Beziehung zwischen der Höhe der postprandialen Insulinkonzentration und der Plasmatriglyzeridkonzentration bei
urämischen Patienten unter 2 verschiedenen Kostformen gezeigt.
Die Patienten erhielten zunächst eine Diät mit 50% Kohlehydra-
ten (Kreise) und dann eine isokalorische Diät mit 35% Kohlehy-
dratanteil (Pfeilspitze). Die Abbildung belegt, daß zwischen
postprandialer Insulinantwort und Höhe der Plasmatriglyzerid-
spiegel eine eindeutige Beziehung besteht.

Bestehen Hinweise auf eine akzelerierte Atherogenese bei Niereninsuffizienz?

Argumente für eine akzelerierte Atherogenese

1964 berichtete Lindner aus Seattle, daß von 39 Hämodialysepatienten nach einer mittleren Behandlungsdauer von 6,5 Jahren
nicht weniger als 11 Patienten an einer koronaren Herzerkrankung verstorben waren. Sie extrapolierten, daß im 13. Jahr der
Dialyse nicht weniger als 90 % der Patienten an koronarer Herzkrankheit verstorben sein müßten. Die große Häufigkeit kardio-

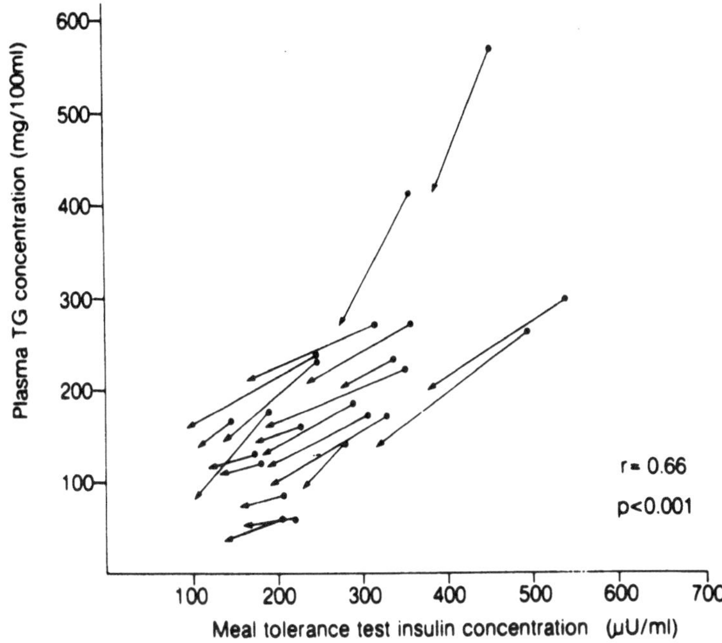

Abb. 10. Beziehung zwischen Höhe der postprandialen Insulinkonzentration und Plasmatriglyzeridkonzentration bei niereninsuffizienten Patienten. (13)

vaskulärer Zwischenfälle bei Hämodialysepatienten wurde von zahlreichen anderen Autoren bestätigt (16-22) und wird auch anschaulich durch die Daten der EDTA illustriert (22). Wie in Tabelle 2 gezeigt, ist in der Altersgruppe zwischen 15 und 34 Jahren bei Dialysepatienten die Inzidenz koronarer Todesfälle im Vergleich zur allgemeinen Bevölkerung etwa 150fach, und in der Altersgruppe zwischen 35 und 54 Jahren noch 20fach gesteigert.

Im Folgenden sollen einige Faktoren diskutiert werden, die eine akzelerierte Atherogenese, wie sie von Lindner et al. (15) postuliert wurde, verständlich machen könnten.

Wie bereits erwähnt, besteht bei niereninsuffizienten Patienten eine Hyperlipämie (23), speziell eine Verminderung des HDL-Lipoproteine, denen eine protektive Rolle bei der Atherogenese zugeschrieben wird.

Die Experimente von Ross u. Glomset (25) zeigten, daß aus den Alphagranula der Thrombozyten eine Substanz freigesetzt wird, welche spezifisch die Proliferation der glatten Gefäßmuskulatur steigert. Diese Proliferation stellt ein Schlüsselereignis bei der Entstehung atherosklerotischer Plaques dar. Es ist deshalb von Interesse, daß Betathromboglobulin, eine Substanz aus den Alphagranula der Thrombozyten, die mit diesem mitogenen Faktor vergesellschaftet oder gar mit ihm identisch ist, im Plasma urämischer Patienten in erhöhter Konzentration vorkommt (Abb. 11) (26). Inwieweit die Konzentration dieser Substanz in

Tabelle 2. Zahl der jährlichen Todesfälle infolge koronarer Herzkrankheit (pro 1000 Individuen). Combined report on regular dialysis and transplantation in Europe IX; 1978

	15-34 Jahre	35-54 Jahre
Allgemeinbevölkerung	0,015	0,5
Urämiker	2,6	10,0

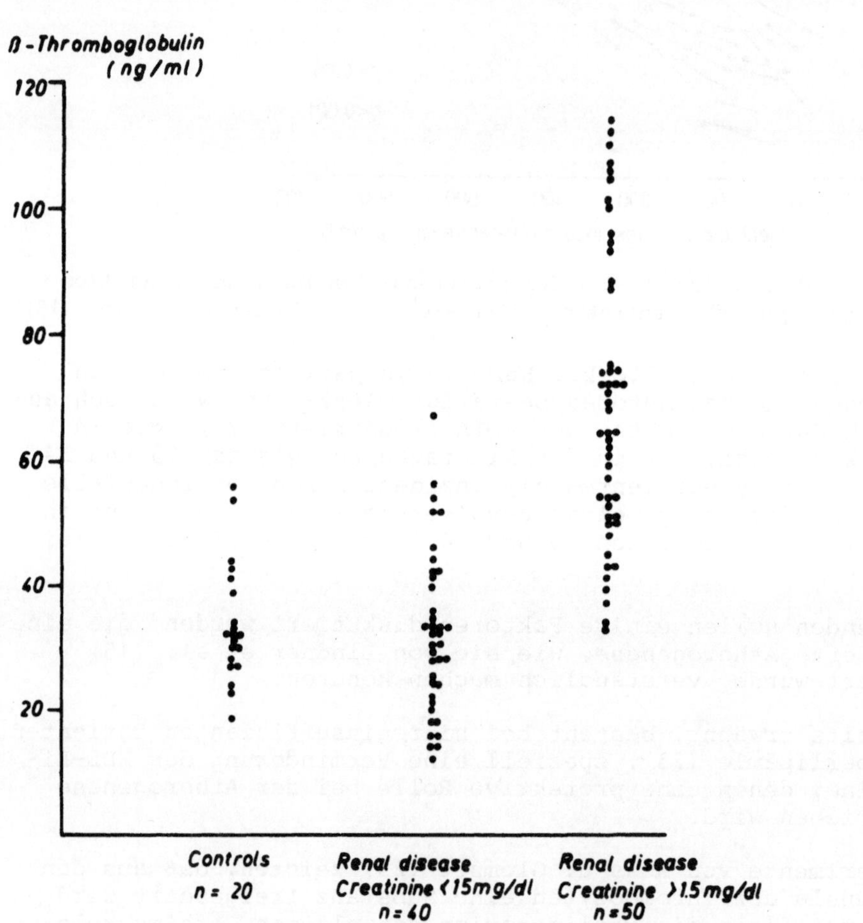

Abb. 11. Betathromboglobulinkonzentration bei niereninsuffizienten Patienten. (26)

der Zirkulation jedoch die Wirkkonzentration am Ort der Intimaschädigung widerspiegelt, sei dahingestellt.

Schließlich legen neuere Untersuchungen nahe, daß bei der experimentellen Fütterungsatherosklerose nicht das chemisch reine
Cholesterin, sondern oxydierte Derivate des Cholesterins für
die Atherogenese verantwortlich sind. Dies wird auf eine Hemmung von Prostacyclinsynthetase in der Gefäßwand zurückgeführt
(27,28). Es erscheint daher von Interesse, daß an Erythrozyten
urämischer Patienten eine verminderte Resistenz gegenüber
oxydativem Streß nachgewiesen wurde (29).

Argumente gegen eine akzelerierte Atherogenese bei Niereninsuffizienz

Im Gegensatz zur ursprünglichen Beobachtung von Lindner et al.
(15) stehen jedoch mehrere neuere klinische Studien (30,31),
die keine akzelerierte Atheroskleroseentwicklung bei Dialysepatienten fanden. Von besonderem Interesse ist die Untersuchung
von Rostand et al. (31), die an einem größeren Patientenkollektiv die Häufigkeit koronarer Ereignisse unter Berücksichtigung
von Zeichen präexistenter koronarer Herzerkrankung und bekannter atherogener Risikofaktoren untersuchten. Patienten, die bei
Dialysebeginn symptomfrei waren und unter Dauerdialyse Koronar-
ereignisse entwickelten, waren im Mittel etwas älter, hatten
höheren systolischen Blutdruck und höhere Lipidkonzentrationen
(Tabelle 3).

Diese Unterschiede waren jedoch statistisch nicht signifikant.
Bei männlichen Hämodialysepatienten der weißen Rasse in der
Altersgruppe zwischen 40 und 59 Jahren betrug über einen Beo-
bachtungszeitraum von 6 Jahren die Inzidenz koronarer Ereignisse etwa 20 % (Abb. 12). Dies entspricht nach der Framingham-
Studie der Häufigkeit in einer gleichaltrigen Gruppe nicht urämischer Individuen mit gleichen Risikofaktoren. Im übrigen läßt
sich auch aus den Daten von Lindner et al. (15) eine alters-
und risikofaktorbereinigte Inzidenz von 26,5 % berechnen. Demnach wäre die außergewöhnliche Häufigkeit des Herzinfarkts in
der ursprünglichen Beobachtung von Lindner erklärbar durch
Alterszusammensetzung und Risikofaktorverteilung in einem kleinen beobachteten Patientenkollektiv.

Gestützt werden diese epidemiologischen Untersuchungen durch
ergänzende anatomische Studien von Vincenti et al. (32). Diese

Tabelle 3. Koronare Risikofaktoren bei Dialysepatienten

Coronary risk factors in patients without evidence of ischemic heart disease (IHD) and in those developing symptomatic IHD
following onset of hemodialysis[a]

| IHD status | Age years | Race, % | | Initial systolic BP mm Hg | Initial diastolic BP mm Hg | Plasma triglyceride concentration mg/dl | LVH % |
		Black	White				
Group 2	47.3 ± 1.6 (39)	38.5	61.5 (39)	173 ± 2 (32)	101 ± 4 (37)	160 ± 13 (34)	51.4 (37)
Group 3	40.5 ± 0.8 (281)	53.2	46.8 (281)	166 ± 2 (272)	99 ± 1 (272)	144 ± 5.2 (164)	43.8 (235)

[a] Values are mean ± SEM except for race and LVH which are percent. LVH is left ventricular hypertrophy. Numbers in parentheses
represent sample size.

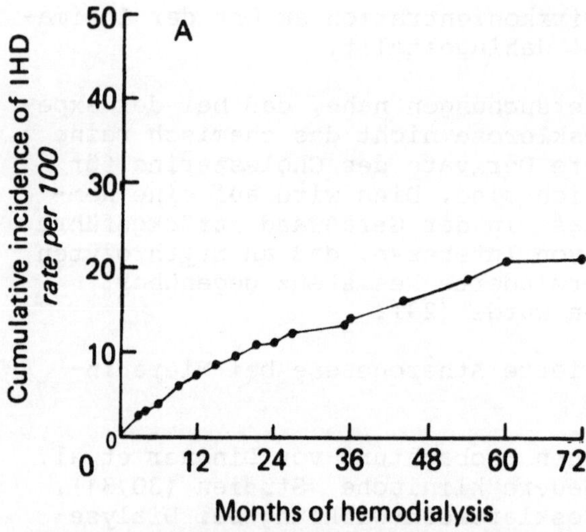

Abb. 12. 6 Jahre Kumulativinzidenz der ischämischen Herzerkrankung bei 320 zu Dialysebeginn asymptomatischen Patienten (31).

Tabelle 4. Iliakale Atherosklerose in 50 nichtdiabetischen Hämodialysepatienten. (Vincenti F, Amend W, Abele J, Feduska N, Salvatierra O (1980) The role of hypertension in hemodialysis associated atherosclerosis. Am J Med 68: 363-369)

	Atherosklerosegrad		
	Minimal	Mäßig	Schwer
	n=19	n=15	n=16
Alter (Jahre)	$28,3{\pm}1,7$	$34,5{\pm}2,8$	$42,9{\pm}2,5$
Raucheranamnese	8/19	8/15	5/16
LVH nach EKG	6/19	6/15	10/16
Cholesterin (mg/dl)	$212{\pm}10$	$215{\pm}14$	$217{\pm}16$

Autoren untersuchten zum Zeitpunkt der Transplantation Iliakalarterien von 50 nichtdiabetischen Hämodialysepatienten. Der Schweregrad der Atherosklerose hing deutlich ab (Tabelle 4) von Lebensalter und Hochdruckanamnese (erfaßt anhand der elektrokardiographischen Zeichen der linksventrikulären Hypertrophie). Keine Beziehung bestand zu den Plasmalipiden.

Noch deutlicher wurde die Beziehung der Atherosklerose zur Hypertonie, wenn lediglich Patienten zwischen 25 und 40 Jahren für die Auswertung herangezogen wurden (Tabelle 5). Es zeigt sich, daß dann bei allen Patienten mit schwerer Atherosklerose eine Hypertonie vorlag und nicht weniger als 6 von 15 wegen nicht beherrschbarer Hypertonie nephrektomiert werden mußten, während dies nur bei 1 von 13 Patienten mit minimaler Atherosklerose der Fall war.

Tabelle 5. Iliakale Atherosklerose in 28 nichtdiabetischen Hämodialysepatienten zwischen 25 und 40 Jahren. (Vincenti F, Amend W, Abele J, Feduska
N, Slavatierra O (1980) The role of hypertension in hemodialysis associated
atherosclerosis. Am J Med 68: 363-369)

	Atherosklerosegrad	
	Minimal	Schwer
	n=13	n=15
Alter	$31,8^{+}_{-}1,4$	$32,3^{+}_{-}1,2$
Hypertonie	7/13	15/15
Nephrektomie wegen Hypertonie	1/13	6/15

Experimentelle Untersuchungen zur Atherogenese bei Niereninsuffizienz und ihre mögliche Deutung

Die Diskrepanz zwischen theoretisch postulierter Akzeleration
der Atherogenese bei Urämie und fehlenden klinischen Beweisen
für eine urämie- und dialysespezifische Akzeleration veranlaß-
ten uns zu folgendem Experiment (Abb. 13):
Bei Ratten wurde durch Meerrettichperoxydase eine immunolo-
gische Intimaschädigung hervorgerufen. Die Tiere wurden anschließend subtotal nephrektomiert bzw. kontrolloperiert und
entweder normal ernährt oder mit einer cholesterinreichen
Kost gefüttert. Wie Tabelle 6 zeigt, führte die Urämie in
bekannter Weise (33) zum Anstieg des Cholesterins in der
LDL- und HDL-Fraktion.
Letzterer Befund steht im Gegensatz zu den Verhältnissen
beim Menschen (24) und limitiert in gewisser Weise die Aus-
sagekraft des experimentellen Modells. Unter cholesterin-
reicher Diät kam es bei Kontrolltieren, ganz besonders ausgeprägt jedoch bei urämischen Tieren, zu einem starken Anstieg des Gesamtcholesterins und des LDL-Cholesterins. Abbildung 14 zeigt den Cholesterin- und Phospholipidgehalt
der Aortenwand. Es bestand kein Unterschied zwischen Kontrolltieren und urämischen Tieren. Zwar lagen unter chole-
sterinreicher Diät Cholesterin- und Phospholipidgehalt der
Aortenwand höher, jedoch betraf dies in gleicher Weise die
Kontrolltiere und die urämischen Tiere. Ergänzende histolo-
gische Untersuchungen, mit denen die Proliferation der glatten Gefäßmuskulatur semiquantitativ erfaßt wurde, zeigten
ebenfalls keinen Unterschied zwischen urämischen und nicht-
urämischen cholesteringefütterten Tieren.
Diese Befunde stehen in Übereinstimmung mit Befunden, die in
der Zwischenzeit von einer anderen Untersuchergruppe (34) an
urämischen Kaninchen berichtet wurden.

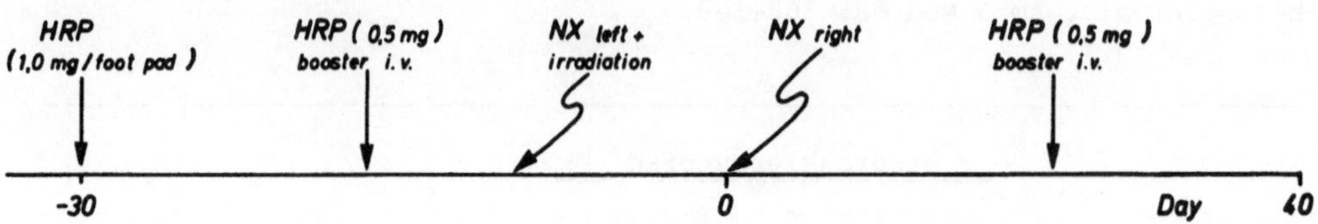

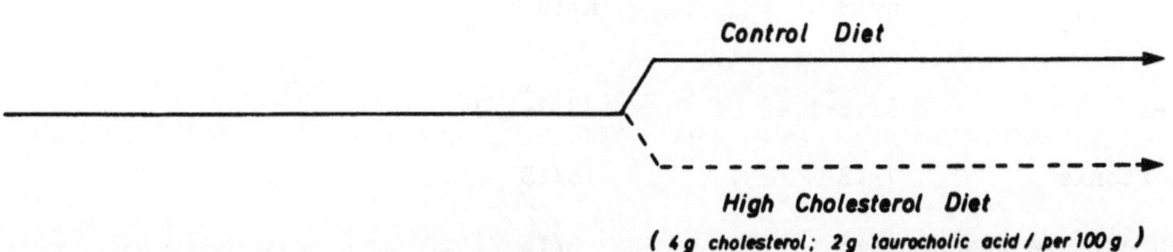

Abb. 13. Modell zur Untersuchung des Einflusses der Urämie auf die Atherogenese bei intimageschädigten Ratten

Tabelle 6. Effekt der Cholesterinfütterung auf Serumlipide bei experimenteller Urämie. (Horsch A, Heuck C, Ritz E (im Druck) Atherogenesis in experimental uremia. Atherosclerosis)

	Gesamt	LDL	HDL
	Cholesterin (mmol/l)		
Kontrolldiät			
Schein-OP,PF	$2,08^{+}_{-}0,09$	$1,30^{+}_{-}0,02$	$0,99^{+}_{-}0,06$
Urämie	$3,74^{+}_{-}0,13$	$1,56^{+}_{-}0,04$	$2,03^{+}_{-}0,02$
Cholesterindiät			
Schein-OP,PF	$5,82^{+}_{-}0,21$	$4,24^{+}_{-}0,13$	$0,57^{+}_{-}0,04$
Urämie	$10,87^{+}_{-}0,31$	$6,37^{+}_{-}0,23$	$2,68^{+}_{-}0,19$

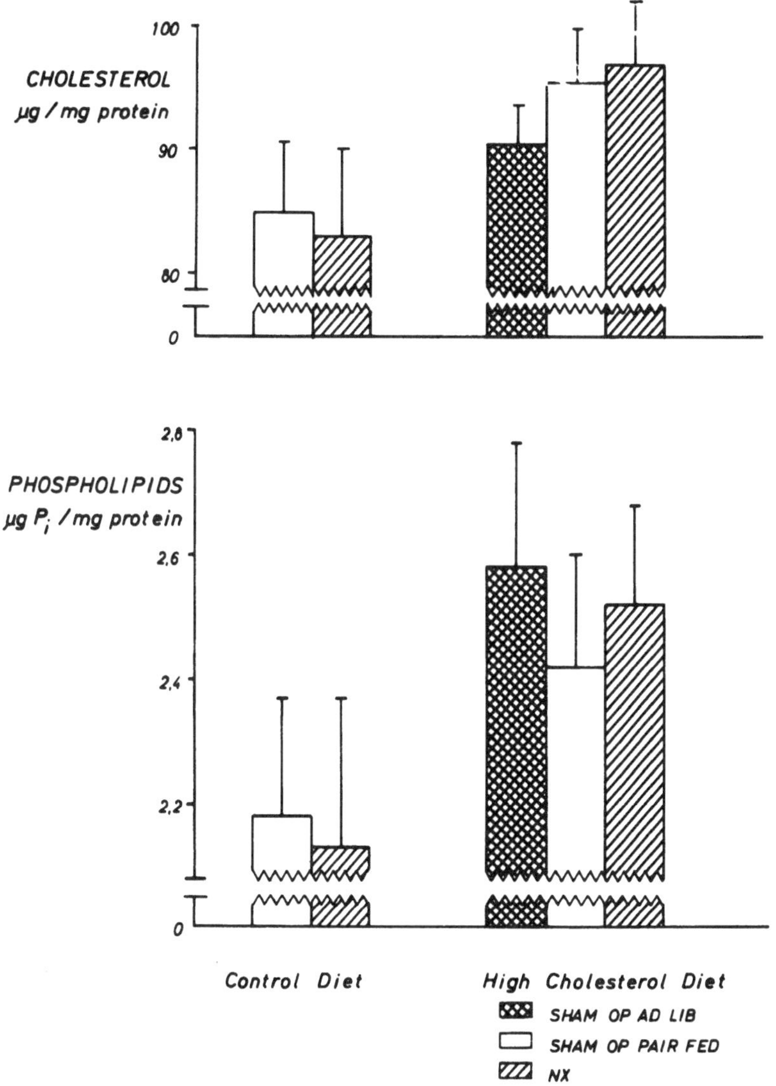

Abb. 14. Einfluß von Cholesterin-reicher Kost auf den Lipidgehalt der Aortenwand bei experimenteller Urämie.

Tabelle 7. Faktoren, welche die Atherogenese beeinflussen

- Plättchen Adhäsion

            Aggregation

            Release Reaktion

            Mitogene Aktivität

- Prostacycline (PGI)

- Calcium   Kontraktion und Relaxation der glatten Muskulatur

             Chemotaxis

             Plättchen (Adhärenz, Aggregation, Release)

             Mitose

             Sekretion von Kollagen, Elastin und Glykosaminoglykosan

             Bindungseigenschaften von Makromolekülen

- Makrophagenfunktion

Tabelle 8. LA-PF$_4$ / ß TG-Antigen in Plasma und Serum hämodialysierter Patienten. (Guzzo J, Niewiarowski S (1980) Secreted platelet proteins with antiheparin and mitogenic activities in chronic renal failure. J Lab Clin Med 96: 102-113)

	Kontrollen	Hämodialyse	
PGE$_1$-Theophyllin-EDTA Plasma	36,8$\pm$4,5	248$\pm$36,5	0,001
Citratplasma	1087$\pm$188	757$\pm$87,3	N.S.
Differenz	1050 $\pm$186	509$\pm$60,6	0,01
Serum	14595 $\pm$1676	6722$\pm$640	0,001

$x\pm$SEM ; n=10

<u>In welcher Weise könnte die Niereninsuffizienz einen Schutz ge-
gen Atherogenese darstellen?</u>

Wir stehen nach den oben dargelegten Befunden vor dem Paradoxon,
daß die Urämie zwar zu einer Hyperlipoproteinämie führt, aber
offensichtlich weder klinisch noch experimentell die Atherogenese in der Gefäßwand fördert.

In Tabelle 7 sind einige Faktoren aufgelistet, die bei der Entwicklung atherosklerotischer Plaques eine wesentliche Rolle
spielen. Im folgenden soll geprüft werden, inwieweit die Urämie
diese atherogenesefördernden Faktoren beeinflußt.

Zahlreiche Autoren (35-37) fanden bei Niereninsuffizienz eine
Störung der Adhäsion, Aggregation, und "release reaction" der
Thrombozyten. Nachdem der Thrombozytenadhäsion an Endothellä-
sionen mit nachfolgender Aggregation und Freisetzung mitogener
Substanzen (25) eine Schlüsselrolle in der Initialphase der
Atherogenese zukommt, könnte die Plättchenfunktionsstörung bei
Niereninsuffizienz auch hinsichtlich der Atherogenese von Bedeutung sein. In einer kürzlichen Mitteilung (28) wurde gefun-
den, daß Thrombozyten des plättchenreichen Plasma (PRP) urämischer Patienten weniger Betathromboglobulin und weniger mitogene
Substanzen freisetzen als Thrombozyten nicht urämischer Patienten (Tabelle 8). Als Maß der Freisetzung wurde die Differenz
zwischen Abgabe von Betathromboglobulin unter Basalbedingungen
(PGE_1-Theophyllin-EDTA) und im Zitratplasma gewertet. Der Befund einer verminderten Freisetzung mitogener Substanzen aus
Thrombozyten könnte bedeuten, daß die Konzentration dieser Wirk-
substanzen am Ort der Endothelläsion geringer ist, obwohl die
zirkulierenden Spiegel nach unseren Untersuchungen eindeutig
erhöht sind (26).

Nach Moncada und Vane (39) hängt die Entstehung einer atherosklerotischen Läsion ab von einem lokalen Ungleichgewicht zwischen der Synthese von Thromboxan A_2 in Thrombozyten und Prostacyclin (PGI_2) in den Gefäßendothelien. Es ist daher von Bedeutung, daß mehrere Gruppen eine vermehrte PGI_2-Synthese in
der Gefäßwand urämischer Patienten fanden (40). Dies könnte
einen Schutz gegen die Entwicklung einer Atherosklerose bieten.

Wie in Tabelle 9 aufgelistet, sprechen viele Befunde für eine
wichtige Rolle von Vitamin D und Kalzium in der Atherogenese.
Vitamin D befördert die experimentelle Atherogenese (41) und
Ca-Chelat-Bildner (42) oder Kalziumantagonisten wie Lanthan
(43) schützen gegen die Entwicklung einer Atherosklerose. Die
bekannte Störung des Kalzium und Vitamin-D-Stoffwechsels bei
Niereninsuffizienz könnte ebenfalls einen Schutz gegen die Entstehung der Atherosklerose darstellen. Schließlich sei erwähnt,
daß Makrophagen für die frühen Schritte der Entwicklung eines
atherosklerotischen Plaques eine wichtige Rolle spielen (40);
Hemmung der Makrophagenfunktion verhindert im Cholesterinfütte-
rungsmodell die Entwicklung einer Atherosklerose. Es ist daher
von Interesse, daß verschiedene Untersucher bei Urämie eine
Hemmung der Makrophagenfunktion fanden (41).

Tabelle 9. Hinweise auf Rolle von Kalzium bei Atherogenese

- Vitamin D begünstigt Atherogenese

  Morrison et al. (1972)
  Atherosclerosis 16:105

- Ca Chelatbildner (Diphosphonate) hemmen Atherogenese

  Rosenblum et al. (1975)
  Atherosclerosis 22:411

- Ca Antagonisten (Lanthan) interferieren mit Atherogenese

  Kramsch et al. (1980)
  J Clin Invest 65:967

- Calcitonin verhindert arterielle Schädigung

  Robertson et al. (1978)
  Symposium on Atherogenesis, Hauss et al. (eds)

Schlußfolgerungen

Es mag sein, daß in der Vergangenheit die Gefährdung des Dialysepatienten durch die Störung des Kohlehydrat- und Fettstoffwechsels überbewertet wurde. Die angeführten klinischen Studien (30-32) sind wegen der unvermeidlichen Schwächen epidemiologischer Studien (Wahl des Endpunkts, Stichprobengröße, Wahl des Vergleichskollektivs), und die genannten experimentellen Untersuchungen (32,34) wegen des Problems der Übertragbarkeit auf humane Verhältnisse nicht über jeden Zweifel erhaben. Dennoch scheinen doch die gewichtigeren Argumente dagegen zu sprechen, daß der Dialysepatient durch Atherogenese mehr gefährdet ist, als durch bekannte Risikofaktoren, insbesondere Hochdruck, erklärt werden kann.

Aus diesem Grunde möchte ich die von den Veranstaltern an mich gerichtete Frage, ob nach dem heutigen Wissenstand bei urämischen hämodialysierten Patienten im Regelfall therapeutische Maßnahmen zur Behandlung der Hyperlipidämie indiziert sind, ganz entschieden mit Nein beantworten.

Literatur

1. Sanfelippo ML, Swenson RS, Reaven GM (1977) Reduction of plasma triglycerides by diet in subjects with chronic renal failure. Kidney Int 11:54-61
2. Sorge F, Castro LA, Nagel Al, Kessel M (1975) Serum glucose insulin, growth, free fatty acid lipids in response to high carbohydrate and to high fat isocaloric diets in patients with chronic renal failure. Horm Metab Res 7:118-127
3. Dornan TL, Gokal R, Pearce JS, Oliver DO, Ledingham JGG, Mann J (1980) Long-term dietary treatment of hyperlipidemia in patients treated with chronic haemodialysis. Br Med J 281:1044
4. Heuck CC, Ritz E (1980) Hyperlipoproteinemia in renal insufficiency. Nephron 25:1-7
5. Lacour B, Di Giulio S, Chanard J et al. (1980) Carnitine improves lipid abnormalities in haemodialysis patients. Lancet 2:763-765
6. Casciani CU, Caruso U, Cravatto E, Copi M, Pola P, Savi L, Grilli M (1980) Effect of L-Carnitine on lipid pattern in hemodialysis. Lancet 2:1309-1311
7. de Fronzo RA, Alvestrand A (1980) Glucon intolerance in uremia; site and mechanism. Am J Clin Nutr 33:1438-1446
8. de Fronzo RA, Alvestrand A, Smith D, Hendler R, Hendler E, Wahren J (1981) Insulin resistance in uremia. J Clin Invest 67:563-569
9. O'Brian JP, Sharpe AR (1967) The influence of renal disease on the insulin ^{131} disappearance curve in man. Metabolism 16:76-84
10. Mondon EE, Dolkas CB, Reaven GM (1978) Effect of acute uremia on insulin removal by the isolated perfused rat liver and muscle. Metabolism 27:133-141
11. Schott H (1980) Veränderungen der Hämoglobin A_{1C} Konzentration bei chronisch hämodialysierten Patienten. Med Dissertation, Universität Heidelberg
12. Mordasini R, Frey F, Flury W, Klose G, Greten H (1977) Selective deficiency of hepatic triglyceride lipase in uremic patients. N Engl J Med 297:1362-1365
13. Reaven GM, Swenson RS, Sanfelippo ML (1980) An inquiry into the mechanism of hypertriglyceridemia in patients with chronic renal failure. Am J Clin Nutr 33:1476-1485
14. Attman P, Gustafson A (1979) Lipid and carbohydrate metabolism in uremia. Eur J Clin Invest 9:285-291
15. Lindner A, Charra B, Sherrard DJ, Scribner BH (1974) Accelerated atherosclerosis in prolonged maintenance hemodialysis. N Engl J Med 290:697-701
16. Burton BT, Krueger KK, Bryan FAJr (1971) National registry of long-term dialysis patients. JAMA 218:718-722
17. Price JDE, Ashby KM, Reeve CE (1978) Results of 12 years treatment of chronic renal failure by dialysis and transplantation. Can Med Assoc J 118:263-266
18. Samuels S, Charra B, Olheiser K, Blagg CR (1974) Twelve years experience of treatment of chronic renal failure. Trans Am Soc Artif Intern Organs 20:62-66
19. Freidman SA, Rosen H (1974) Uremia and cardiovascular mortality. Ann Intern Med 81:696-697
20. Lazarus JM, Lowrie EG, Hampers CL, Merril JP (1975) Cardiovascular disease in uremic patients on hemodialysis. Kidney Int 7 (Suppl 2) 167-175

21. Ibels IS, Steward JH, Mahoney JF, Neale FC, Shell AGR (1977) Occlusive arterial disease in uremic and haemodialysis patients and renal transplant recipients. Q J Med 46:197-214
22. Thomas FT, Lee HM (1976) Factors in the differential rate of arteriosclerosis (AS) between long surviving renal transplant recipients and dialysis patients. Ann Surg 184:342-351
23. Bagdade JO, Porte D, Bierman EL (1968) Hypertriglyceridemia - a metabolic consequence of chronic renal failure. N Engl J Med 279:181-185
24. Bagdade JO, Albers JJ (1977) Plasma high-density lipoprotein concentrations in chronic hemodialysis and renal transplant patients. N Engl J Med 296:1436-1439
25. Ross R, Glomset JA (1976) The pathogenesis of atherosclerosis. N Engl J Med 295:369;420
26. Deppermann D, Andrassy K, Seelig H, Ritz E, Post D (1980) Beta-thromboglobulin is elevated in renal failure without thrombosis. Throm Res 17:63-69
27. Peters RA (1978) Cholesterol hydroperoxide - potential cardiac hazard. J Soc Med 71:459-460
28. Salmon JA, Smith DR, Flower RJ, Moncada S, Vane RJ (1978) Further studies on the enzymatic conversion of prostaglandin endoperoxide into prostacyclin by procine aorta microsomes. Biochim Biophys Acta 523:250-262
29. Leber HW, Spiegelhalter R, Schütterle G (1978) A new aspect of uraemic haemolysis: increased susceptibility of erythrocytes to peroxydation. Proc Eur Dial Transplant Assoc 15:437-442
30. Burke JFJr, Francos GC, Moore LL, Cho SY, Lasker N (1978) Accelerated atherosclerosis in chronic dialysis patients - another look. Nephron 21:181-185
31. Rostand SG, Gretes JC, Kirk KA, Rutsky EA, Andreoli TE (1979) Ischemic heart disease in patients with uremia untergoing maintenance hemodialysis. Kidney Int 16:600-611
32. Vincenti F, Amend WJ, Abele J, Feduska NJ, Salvatierra OJr (1980)The role of hypertension in hemodialysis-associated atherosclerosis. Am J Med 68:363-369
32.a Horsch A, Ritz E, Heuck CC, Hofmann W, Kuhne E, Bison M (1981) Atherogenesis in experimental uremia. Atherosclerosis 40:279-289
33. Heuck CC, Liersch M, Ritz E, Stegmeier K, Wirth A, Mehls O (1978) Hyperlipoproteinemia in experimental chronic renal insufficiency in the rat. Kidney Int 14:2-150
34. Kamstrup O, Tvedegaard E, Stender S (1980) Effect of chronic uremia on plasma lipids and the aortic accumulation of cholesterol in hypercholesterolemic rabbits. Nephron 26:280-286
35. Eknoyan G, Wachsman S (1979) Platelet function in renal failure. N Engl J Med 280:677-681
36. Vonend E, Böttcher D (1975) Thrombozytenfunktionsstörungen bei Dauerdialysepatienten. Med Welt 43:3-18
37. Salzmann E, Meri L (1966) Adhesiveness of blood platelets in uremia. Thromb Diath Haemorrh 15:84-92
38. Guzzo J, Niewiarowski S (1980) Secreted platelet proteins with antiheparin and mitogenic activities in chronic renal failure. J Lab Clin Med 96:102-113
39. Moncada S, Vane JR (1979) Arachidonic acid metabolites and the interactions between platelets and blood vessels. N Engl J Med 350:1142-1148
40. Remuzzi G, Mecca G, Cabenaghi A (1977) Prostacyclin like activity and bleeding in renal failure. Lancet II:1195-1197
41. Morrison IM, Bajwa GS, Alfin-Salter RB, Ershoff BH (1972) Prevention

of vascular lesions in the coronary artery and aorta of rat induced by
hypervitaminosis D and cholesterol-containing diet. Atherosclerosis
16:105-108
42. Hollander W, Prusty S, Nagraj S, Kirkpatrick G, Paddock J, Colombo M
(1978) Comparative effects of cetaben (PHB) and dichlormethylenediphos-
phonate (Cl$_2$MDP) on the development of atherosclerosis in the cynomol-
gus monkey. Atherosclerosis 31:307-325
43. Kramsch DM, Aspen AJ, Apstein CS (1980) Suppression of experimental
atherosclerosis by the Ca^{++} antagonist lanthanum. J Clin Invest 65:
967-981
44. Day AJ (1967) Lipid metabolism by macrophages and its relationship to
atherosclerosis. Adv Lipid Res 5:185
45. Urbanitz D, Nolden HP, Fechner I, Urbanitz S, Freiberg J, Sieberth HG
(1975) Zur Monozyten-Funktion bei Kranken mit terminaler Niereninsuffizienz. Klin Wochenschr 53:59-64

Diskussion

Schoeppe: Orale Glucosebelastungen führen bei Reduktion der Filtrationsraten
um etwa 50% zu persistierenden Insulinkonzentrationen.
Sie haben auf die Beeinflussung der Lipoproteine durch Insulin hingewiesen.
Können Sie uns etwas zu dem Problem sagen, ab wann etwa andauernde Veränderungen im Fettstoffwechsel bei Einschränkung der Nierenfunktion auftreten?

Ritz: Es ist in der Tat so, daß bei Reduktion des Filtrats auf die Hälfte
bereits die immunoreaktive Insulinkonzentration überhöht ist. Nun muß man
allerdings einschränkend dazu sagen, daß bei Niereninsuffizienz sowohl der
renale als auch zumindest teilweise der extrarenale Abbau von Insulin beeinträchtigt ist. In der Niere werden normalerweise etwa 30% des Insulins abgebaut und Reaven konnte an der isolierten perfundierten Hinterextremität
der urämischen Ratte zeigen, daß auch der extrarenale Insulinabbau gehemmt
ist. Für die Erfassung der akuten sekretorischen Insulinantwort bei früher
Niereninsuffizienz könnten Messungen des C-Peptids von Nutzen sein. Allerdings ist mir keine derartige Untersuchung bekannt.

Interessant ist die Weiterung Ihrer Frage, ab welchem Stadium der Niereninsuffizienz die Hyperlipoproteinämie auftritt. Diese Frage ist deswegen
so außerordentlich schwierig zu beantworten, weil schon in der Normalbe-
völkerung enorm große interindividuelle und intraindividuelle Schwankungen
der Lipoproteine, speziell der Triglyzeride, auftreten. Außerdem führt
eine Reihe von Nierenerkrankungen, wie z.B. das nephrotische Syndrom und
auch eine Reihe von Therapieverfahren, z.B. die Diuretika oder Betablocker,
ihrerseits zu Veränderungen der Lipoproteinspiegel, so daß eine sichere Beurteilung unmöglich wird. Orientierende Untersuchungen von Friedman aus
New York legen nahe, daß relativ früh im Verlauf der Niereninsuffizienz
eine Hyperlipoproteinämie einsetzt. Diese Daten bedürfen jedoch dringend
der weiteren Bestätigung.

Leber: Ist der Einfluß von L-Carnitin auf die Hyperglyzerinämie bei Urämie
gesichert? Meine zweite Frage: Spielen kumulierende Polyamine bei Urämie
eine Rolle bei der Auslösung der Atherogenese? Und schließlich drittens:
Können Sie uns Auskunft über die Bedeutung von Veränderungen des Apolipoproteinmusters bei Urämie für die Hemmung der LPL geben?

Ritz: In diesem Frühjahr veröffentlichte Drueke in Lancet, daß die Gabe von D,L-Carnitin, also die Gabe eines razemischen Gemisches, geprüft in einer Multicenterstudie, die Serumtriglyzeridspiegel senkt. Ähnliche Ergebnisse wurden von einer italienischen Arbeitsgruppe der Universität Rom in einer Leserzuschrift an den Lancet berichtet. Von Dr. Shaldon wurde ich darauf aufmerksam gemacht, daß möglicherweise die statistische Interpretation der Daten von Drueke Anlaß zu Beanstandungen gibt, und einer persönlichen Mitteilung von Herrn Drueke entnehme ich, daß eine derzeit laufende Studie an einem Zentrum mit L-Carnitin bisher noch keinen signifikanten Einfluß auf die Triglyzeride zeigte. Den Ausgangspunkt der Überlegungen für den therapeutischen Einsatz von Carnitin, die Erniedrigung der Carnitinkonzentration in Skelettmuskel und Herzmuskel, konnten allerding auch wir bei urämischen Ratten bestätigen.

Ihre Frage nach der Kumulation von Polyaminen sind wohl auf frühere Mitteilungen von Bagdade gerichtet, wonach Polyamine nach Zusatz zu einer Gewebekultur arterieller Gefäße die Zellproliferation anregen. Dies wurde als Hinweis dafür gewertet, daß bei Niereninsuffizienz Polyamine einen zirkulierenden atherogenen Faktor darstellen. Diese Befunde wurden zwar in vorläufiger Form in den Proceedings der Contractors Conference veröffentlicht. Eine bisherige Durchsicht der Literatur zeigte, soweit sie mir zugänglich war, daß eine abschließende Veröffentlichung bisher nicht erfolgte. Das Konzept einer vermehrten Atherogenese bei Niereninsuffizienz würde auch etwas im Widerspruch zu den von uns erhaltenen experimentellen Befunden stehen.

Zu Ihrer dritten Frage: Es ist sicherlich richtig, daß bei Niereninsuffizienz Unterschiede des Apolipoproteinmusters in den verschiedenen Lipoproteinklassen auftreten. Entsprechende Befunde wurden vor etwa 2 Jahren von einer israelischen Arbeitsgruppe im New England Journal of Medicine mitgeteilt. Speziell das C_2-Apolipoprotein als Aktivator der Lipoproteinlipase könnte hier eine Rolle spielen. Herr Klose aus Heidelberg hat eine verminderte LCAT-Aktivität bei Niereninsuffizienz beschrieben. Diese verminderte Aktivität beim Umsatz mit endogenem Substrat könnte in der Tat Ausdruck gestörter Substratverhältnisse sein.

Inwieweit die Hemmung der Lipoproteinlipase oder der hepatischen Triglyzeridlipase durch Konzentrationsänderung aktivierender Apolipoproteinfraktionen bedingt ist, kann derzeit noch nicht endgültig beurteilt werden.

Schaefer: Wenn es derzeit auch eher unwahrscheinlich ist, daß Fettstoffwechselstörungen ein Risiko für die Entwicklung der koronaren Herzerkrankung darstellen, so ergibt sich dennoch das Problem, ob nicht Fettstoffwechselstörungen, z.B. die Hypertriglyzeridämie, per se in der Lage sind, die Nierenfunktion zu verschlechtern. Immerhin gibt es Untersuchungsergebnisse, die erkennen lassen, daß sowohl im Tierexperiment wie auch bei erfolgreich transplantierten Patienten Fettstoffwechselstörungen zu einer schnelleren Reduktion des Glomerulumfiltrats führen als bei Kontrollen. Würdest Du deshalb Patienten, die nicht an der Dialyse sind, z.B. mit einem Kreatinin von 3 mg%, sofern sie eine Fettstoffwechselstörung haben, behandeln?

Ritz: Dies ist wirklich eine knifflige Frage. With friends like this who needs enemies? Es gibt nun in der Tat Untersuchungen, und Du hast mich ja darauf aufmerksam gemacht, daß eine fettreiche Kost bei experimentellen Nephritismodellen zur Glomeruluminfiltratreduktion führt. So wurde im letz-

ten Heft von JCI gezeigt, daß die Lupusnephritis bei der NZB-Hybriden-Maus
durch Wahl der zugeführten Fettsäuren moduliert oder sogar völlig gehemmt
werden kann. Der Mechanismus scheint der zu sein, daß durch Wahl der geeigneten Fettsäure die Prostacyclinsynthese und möglicherweise auch die Synthese noch unbekannter Metaboliten des Lipoxygenaseweges beeinflußt werden.

Ich finde dies ein absolut faszinierendes Konzept, würde jedoch beim gegenwärtigen Stand unseres Wissens kategorisch ablehnen, hieraus irgend welche
Schlußfolgerungen für die Therapie ableiten zu wollen. Wie häufig haben
sich theoretisch wohlfundiert erscheinende Konzepte im Rückblick als therapeutisch unwirksam oder schädlich erwiesen! Denken wir nur an die Frage der
Antikoagulation beim Herzinfarkt!

<u>Mann</u>: Sie hatten nicht vom Hämatokrit gesprochen. Kann man nicht annehmen,
daß bei Hämodialysepatienten ein erniedrigter Hämatokrit ebenfalls ein pro-
tektiver Faktor gegen das Entstehen einer Arteriosklerose ist, da durch
einen erniedrigten Hämatokrit die Strömungsbedingungen des Blutes besonders
in den Risikobezirken verbessert werden.

<u>Ritz</u>: Mir ist nicht bekannt, daß Anämie die Atherosklerose fördert oder
hemmt. Im Prinzip ist doch die Arteriosklerose eine Erkrankung der großen
Zubringerarterien, deren Intima für die Versorgung mit Sauerstoff und Metaboliten nicht auf die Mikrozirkulation angewiesen ist. Wenn die Anämie ir-
gendwo Veränderungen im Gefäßsystem setzen sollte, würde ich sie am ehesten
in der terminalen Endstrombahn erwarten. Mir sind aber keinerlei dahinge-
hende Daten bekannt.

<u>Vlaho</u>: Welche Möglichkeiten bestehen, die koronare Herzerkrankung und die
Inzidenz des Myokardinfarkts durch körperliches Training zu beeinflussen?

<u>Ritz</u>: Zu diesem Punkt, d.h. dem Zusammenhang zwischen Herzinfarktrate und
körperlichem Training, liegen kaum gesicherte Befunde vor. Wie immer in
der Medizin, sind die Meinungen um so dogmatischer und apodiktischer, je
ungesicherter die Primärdaten sind.
Vor einigen Jahren erschien im <u>New England Journal of Medicine</u> eine epidemiologische Studie an Hafenarbeitern aus San Francisco, in der gezeigt wurde, daß nur extreme körperliche Arbeit über 4.500 kcal/Tag eine merkliche
Reduktion der Herzinfarktrate bewirkt. Allerdings handelt es sich hier um
isometrische Muskelarbeit, so daß die Verhältnisse möglicherweise nicht
auf kardiovaskuläre Dauerbeanspruchung, wie z.B. beim Lauftraining oder
Jogging, übertragbar sind. Vom Lauftraining ist bekannt, daß es sich günstig auf das Lipoproteinspektrum auswirkt und daß die als die atherogenese-
hemmend betrachteten HDL-Lipoproteine unter Einfluß des Trainings ansteigen.
Es fehlt bislang jedoch, zumindest nach den mir vorliegenden Informationen,
der epidemiologische Beweis, daß damit ein Abfall der Herzinfarktrate parallel geht.
Aber ganz abgesehen von der Beeinflussung oder fehlenden Beeinflussung der
Herzinfarktrate halte ich es prinzipiell für sehr sinnvoll, Dialysepatienten körperlich zu belasten und zu trainieren. Körperliches Training ist
sicherlich ein wesentliches Element in dem Bemühen, das Befinden des Patienten zu bessern. Und es ist sicherlich auch von Interesse, daß Dialysepatienten, die ansonsten ja jeder ärztlichen Untersuchung extrem ablehnend gegenüberstehen, die von Frau Dr. Kettner in Heidelberg durchgeführten Untersuchungen über körperliche Leistungsfähigkeit als einzige Untersuchung
willig und mit aktivem Interesse mitmachten.

191

 Die Nephrologen sollten epidemiologische Untersuchungen zur Artero-
sklerosegenese nicht überbewerten. Es scheint lediglich gesichert zu sein,
daß Rauchen und Hypertonie zu einer Akzeleration der Arteriosklerose beitragen. Die Hypertonie ist bei Niereninsuffizienz gefährlicher, da eine befriedigende stabile Blutdrucksenkung oft große Schwierigkeiten bereitet. Es
kommt leicht zu Blutdruckschwankungen, viel leichter als bei einer Hypertonie mit normaler Nierenfunktion, die wohl für die Arteriosklerose bedeut-
samer sind als eine stabile Blutdruckerhöhung.
In der Arterioskleroseforschung hat man in den letzten Jahren die Bedeutung
der genetischen Belastung stärker betont. Man sollte dies im Auge behalten,
wenn Studien aus Alabama oder San Francisco mitgeteilt werden.Im Einzelfall
hat der Arzt jedoch sehr wach zu sein, wenn er Ratschläge gibt, um eine
Akzeleration der Arteriosklerose zu verringern.

Die renale Anämie

H.W. Radtke

Chronische Nierenerkrankungen sind fast regelmäßig von einer
ausgeprägten Anämie begleitet, die nicht selten die Rehabilitation der Patienten erschwert. Als Ursache für die Entwicklung
der renalen Anämie werden Blutverluste (4,8,11) und Hämolyse
(12) sowie eine unzureichende Erythropoese (2) angesehen. Zwei
Faktoren könnten eine adäquate Kompensation der Blutverluste
beeinträchtigen: 1) eine ungenügende Erythropoietin-(Ep-)Pro-
duktion in der erkrankten Niere und 2) eine Proliferationshemmung der erythroiden Precursorzellen durch die in der Urämie
akkumulierenden Toxine.

Die Rolle des Ep-Mangels in der Pathogenese der renalen Anämie

Bei 117 Patienten mit chronischer Nierenerkrankung und mit unterschiedlicher exkretorischer Nierenfunktion wurden Hämotokrit
(Hkt) und Ep-Konzentration im Serum mit Hilfe eines sensiblen
in-vitro-Bioassays (5,13) bestimmt. Wie in Abb. 1 zu sehen,
manifestiert sich die renale Anämie unterhalb einer Kreatininclearance (Cl_{Kr}) von 40 ml/min/1,73 m^2. In diesem Bereich sind
Hkt und Cl_{Kr} signifikant linear korreliert. Die Abb. 2 zeigt
die mittleren Ep-Konzentrationen der entsprechend ihrer Cl_{Kr}
unterteilten Patientengruppen zusammen mit den dazugehörenden
Hkt-Werten im Vergleich zu einem Normalkollektiv.

Alle Ep-Mittelwerte sind signifikant höher als der Normalwert,
steigen mit abfallendem Hkt zunächst an, fallen jedoch in den
Gruppen mit stark erniedrigter exkretorischer Nierenleistung
wieder ab und das, obgleich der Hkt mit zunehmender Niereninsuffizienz weiter abfällt. Diese Daten belegen, daß der Ep-Mangel
niereninsuffizienter Patienten nicht absolut, sondern bezogen
auf den Grad der Anämie als relativ zu betrachten ist, und daß
exkretorische und endokrine (Ep-produzierende) Nierenleistung
bei zunächst divergierender Tendenz in der präterminalen Phase
parallel abfallen. Entsprechend sind die Ep-Spiegel in der terminalen Niereninsuffizienz - gemessen wurden 100 Patienten aus
unserem Hämodialyseprogramm - noch niedriger; sie betrugen im
Mittel nur 135mU/ml(7) Ep-Konzentrationen und Hkt-Werte dieser
Patienten sind signifikant (P< 0,01) negativ korreliert, ein
Hinweis für eine erhaltene Feed-back-Regulation.

Um diese rückgekoppelte Beziehung noch deutlicher zu machen,
wurden 18 Patienten mit gesetzmäßig schwankenden Anämiegrad in
einer Longitudinalstudie wiederholt untersucht. Während der

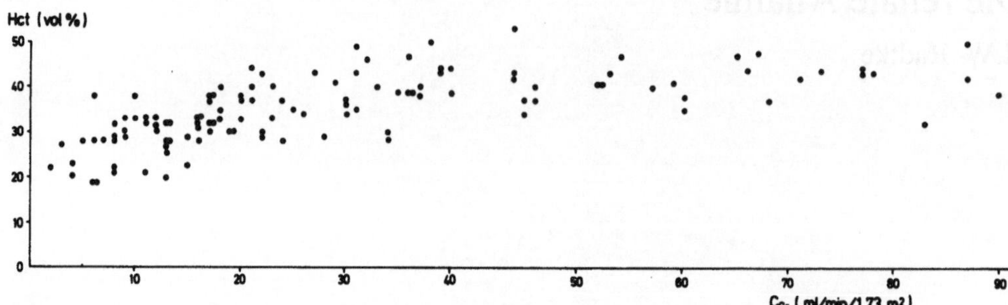

Abb. 1. Korrelation zwischen Cl_{Kr} und Hkt bei unterschiedlicher Einschränkung der exkretorischen Nierenfunktion. (Radtke et al. (1979) Blood 54:877-884)

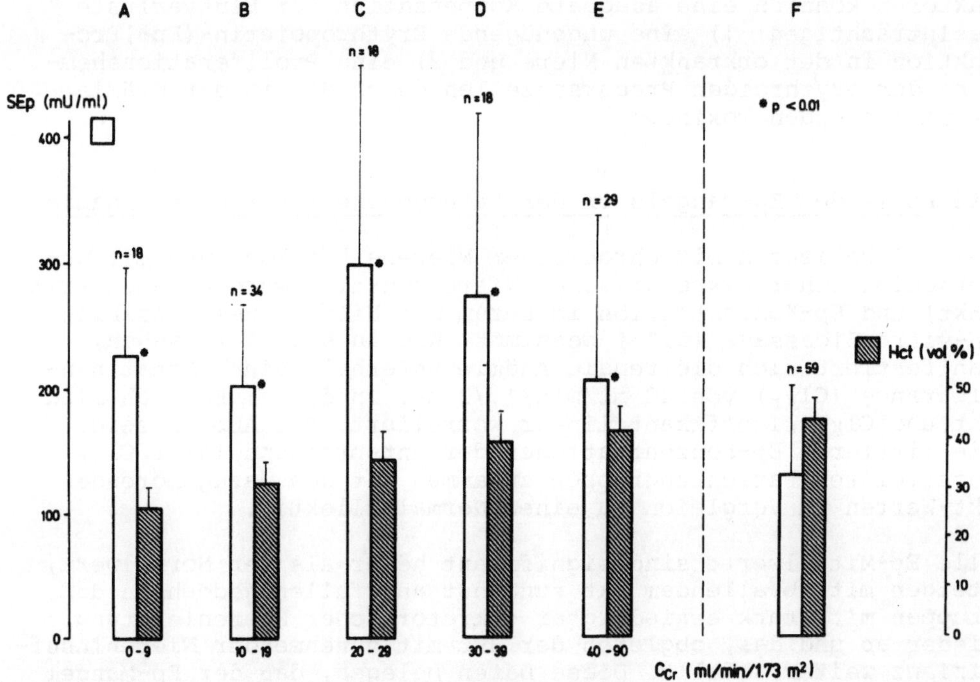

Abb. 2a-f. Ep- und Hkt-Werte von Patienten mit unterschiedlichen Stadien der exkretorischen Niereninsuffizienz (a-e) im Vergleich zu normalen Probanden (f). Angegeben sind Mittelwerte und 1 SD. (Radtke et al. (1979) Blood 54: 877-884)

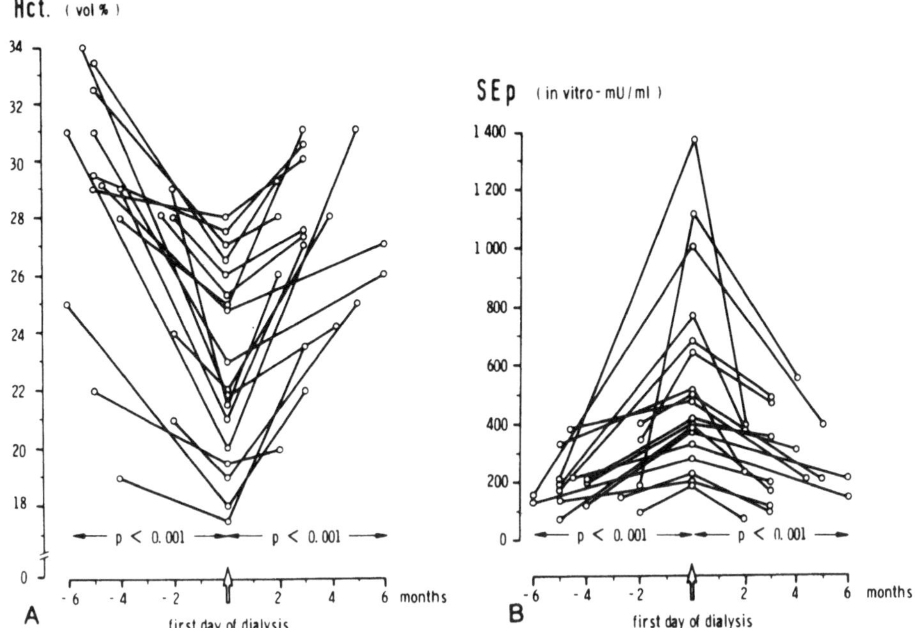

Abb. 3a,b. Hkt (a) und Ep (b) während der terminalen Phase der Niereninsuffizienz und nach Hämodialysebehandlung. Die Unterschiede von Hkt- und Ep-Wer-
ten der einzelnen Phasen sind hochsignifikant. (Radtke et al. (1979) Blood
54:877-884)

Dekompensation der Niereninsuffizienz - 2 bis 6 Monate, bevor
mit der regelmäßigen Dialysebehandlung begonnen werden mußte
fällt der Hkt nochmals stark ab, um sich in den nächsten Monaten wieder zu erholen (Abb. 3 a). Die korrespondierenden Ep-
Konzentrationen verhalten sich spiegelbildlich (Abb. 3 b), ein
direkter Beweis für die auch in der terminalen Niereninsuffizienz erhaltene Regulation der Erythropoese durch das Ep. Allerdings sind die Ep-Spiegel niedriger als bei nicht-nierenkranken
Patienten mit vergleichbarem Hkt, der Feed-back operiert also
auf einem erniedrigten Niveau.

Identifikation des Erythropoese-inhibierenden Faktors in der Urämie

Fisher und Mitarbeiter in New Orleans konnten zeigen, daß dia-
lysable Substanzen im Serum urämischer Patienten die Erythropoese in der Zellkultur hemmen (9). Um diesen Inhibitor zu iden-
tifizieren, wurde der Einfluß von Seren, die hochurämischen
Patienten vor ihrer ersten Dialysebehandlung entnommen waren,
in einer erythroiden Zellkultur mit fötalen Mäuseleberzellen
sowie in Knochenmarkskulturen von gesunden Probanden untersucht.

Die urämischen Seren hemmen das Wachstum der in der fötalen
Mäuseleberzellkultur nach zwei Tagen entstehenden "colony for-

ming units" (CFU-E) um 50%. Auch das Wachstum der humanen CFU-E wird durch das urämische Serum um den gleichen Betrag gehemmt. Dialysiert man die urämischen Seren 48 h gegen destilliertes Wasser im Dialysierschlauch mit einer molekularen Ausschlußgrenze von 3500 Dalton, verlieren sie ihre inhibitorische Aktivität, der Inhibitor geht quantitativ in das Dialysat über. Zur weiteren Charakterisierung des Inhibitors wurde das gefriergetrocknete und auf das Ausgangsvolumen zurückgebrachte urämische Dialysat über verschiedene Membranen in der Amiconzelle filtriert sowie säulenchromatographisch (Bio-Gel P-2) aufgetrennt. Die einzelnen Fraktionen wurden erneut in der Zellkultur getestet, wobei sich der inhibitorische Faktor in der kleinmolekularen Fraktion zusammen mit markierten Molekülen von ca. 200 Dalton fand. Unter den Substanzen dieser Größe, von denen bekannt ist, daß sie in der Urämie akkumulieren und möglicherweise toxisch sind, befinden sich auch die Polyamine.

Spermin, ein wichtiger Repräsentant aus der Gruppe der Polyamine, wurde in der Zellkultur auf seine mögliche erythroide Hemmwirkung untersucht, da von ihm bekannt ist, daß er eine Proliferationshemmung von Fibroblasten in der Kultur bewirkt (6) und wichtige Enzyme, wie die Na-K-ATPase (10) und die Adenylatcyclase (1) hemmt.

Sowohl in der fötalen Mäuseleberzellkultur als auch in der Kultur aus menschlichem Knochenmark wurde das Wachstum der CFU-E stark gehemmt, und zwar in Konzentrationen, wie sie in urämischen Seren gewöhnlich vorliegen (3).

Spezifisches Antiserum gegen Spermin (ich verdanke das Antispermin Prof. Dr. R. Campbell aus Oregon) hebt die Hemmwirkung der urämischen Nativseren vollständig auf, wie in Abb. 4 zu se-

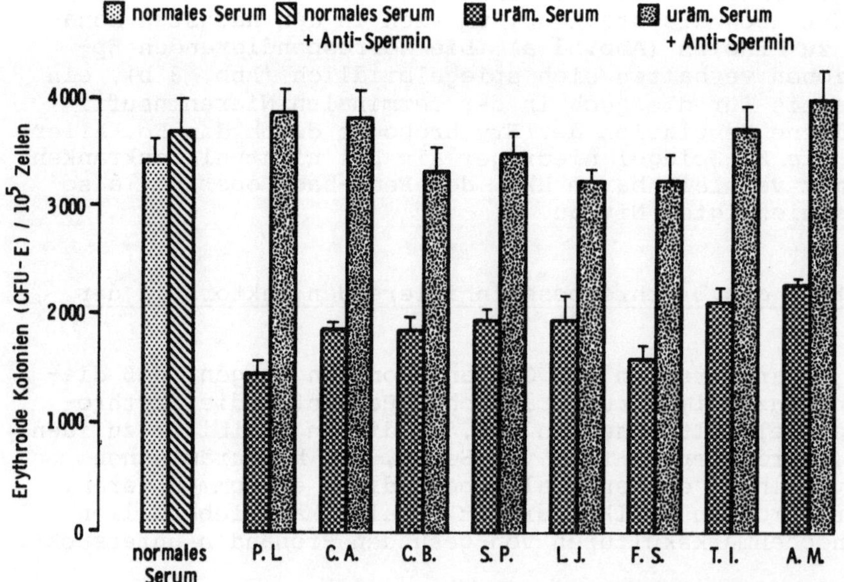

Abb. 4. Der Einfluß urämischer Seren auf die CFU-E-Bildung vor und nach Präinkubation mit Antispermin. (Radtke et al. (1981) J Clin Invest)

hen ist. Auch die inhibitorische Fraktion in der Säulenchromatographie (Fraktion 7) verliert ihre Hemmwirkung nach Präinkubation mit Antispermin (Abb. 5). Die Abb. 5 zeigt außerdem,
daß ^{14}C-Spermin ein Elutionsmuster zeigt, das mit dem des Inhibitors kongruent ist. Damit scheint mir erwiesen, daß Spermin
mit einem hauptsächlichen urämischen Inhibitor der Erythropoese
identisch ist, da eine spezifische Entfernung des Spermins die
inhibitorische Wirkung von 1) urämischem Nativserum, 2) urämi-

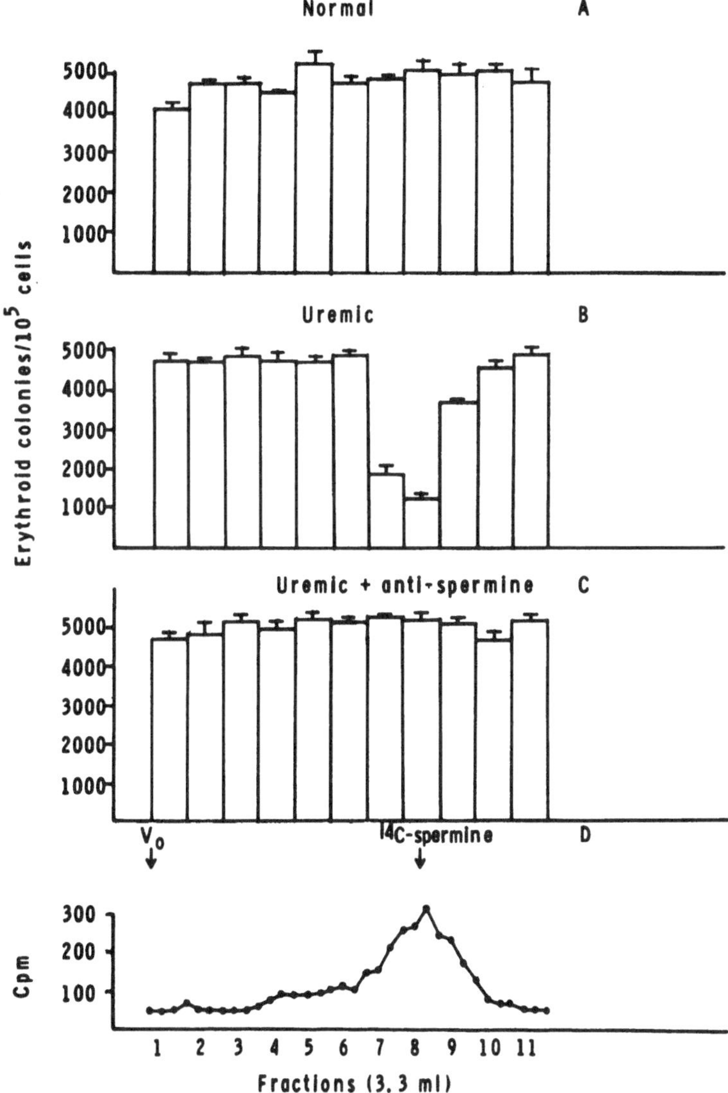

Abb. 5a-d. Der Effekt der durch Gelfiltrationschromatographie (Bio-Gel P-2)
gewonnenen Fraktionen urämischen Dialysats auf die CFU-E-Bildung (3,3 ml
Fraktionen beginnend mit V$_o$). (a) Serumdialysat eines normalen Probanden,
(b) eines urämischen Patienten und (c) desselben Patienten nach Präinkubation mit Antispermin. (d) zeigt die Aktivität (cpm) von ^{14}C-Spermin (1,1 ml
Fraktionen), das einem urämischen Serumdialysat zugesetzt war. (Radtke et
al. (1981) J Clin Invest)

schem Dialysat und 3) von der inhibitorischen Gelfiltrations-
fraktion komplett aufhebt, und weil der Inhibitor dasselbe Elutionsmuster in der Säulenchromatographie aufweist wie ^{14}C-Sper-
min.

Zusammenfassung und Schlußfolgerung

1. Die renale Anämie ist sowohl durch Verluste (Mikroblutungen,
   Hämolyse) als auch durch Regenerationsstörungen (Ep-Mangel,
   Erythropoeseinhibitor) verursacht.

2. Es finden sich Hinweise für einen Inhibitor der Erythropoese
   im kleinmolekularen Bereich, der möglicherweise mit dem Po-
   lyamin Spermin identisch ist.

3. Der renalen Anämie kann am wirksamsten durch sorgfältige
   Begrenzung der Blutverluste und ggf. durch eine adäquate
   Organersatztherapie begegnet werden.

4. Behandlungsverfahren mit besserer Elimination mittelgroßer
   Moleküle sollten bei anämischen Patienten nicht auf Kosten
   einer guten Clearance im kleinmolekularen Bereich gehen.

Literatur

1. Atmar VJ, Kuehn GD (1977) Effects of polyamines in adenylate cyclase
   activity and acidic nuclear protein phosphorylation in physarum poly-
   dephalum. Fed Proc 36:686
2. Callen JR, Limarzi LR (1950) Blood and bone marrow studies in renal
   disease. Am J Clin Pathol 20:3-23
3. Campbell R, Talwalker Y, Bartos D et al. (1978) Polyamines, uremia,
   and hemodialysis. In: Campbell RA (ed) Polyamines, vol 2. Raven New
   York, pp 319-344
4. Chenney K, Bonnin JA (1961) Haemorrhage, platelet dysfunction, and
   other coagulation defects in uremia. Br J Haematol 8:215-227
5. Dunn CDR, Jarvin JH, Greenman JM (1975) A quantitative bioassay for
   erythropoietin using mouse fetal liver cells. Exp Hematol 3:65-78
6. Grahl WA, Changus JW, Pitot HC (1976) The effect of spermine and
   spermidine on proliferation in vitro of fibroblasts from normal and
   cystic fibrosis patients. Pediatr Res 12:531-535
7. Koch KM, Radtke HW (1978) Absolute and relative erythropoietin deficiency in renal anemia. In: Eisenbach GM, Brod J (eds) Contributions
   to nephrology, vol 13. Karger, Basel p 60
8. Mason EE (1958) Gastrointestinal lesions occuring in uremia. Ann Intern
   Med 37:96-105
9. Ohno Y, Rege AB, Fisher JW, Barona J (1978) Inhibitors of erythroid
   colony forming cells (CFU-E and BFU-E) in sera of azotemic patients
   with anemia of renal disease. J Lab Clin Med 92:916-923
10. Quarforth G, Ahmed K (1977) Sites of action of polyamines on Na,K-ATPase.
    Fed Proc 36:360
11. Rath CE, Maillard JA, Schreiner GE (1957) Bleeding tendency in uremia.
    N Engl J Med 257:808-811
12. Shaw AG (1967) Haemolysis in chronic renal failure. Br Med J II:213-244
13. Wardle DFH, Baker I, Malpas JS, Wrigley PFM (1973) Bioassay for erythro-
    poietin using fetal mouse liver cells. Br J Haematol 24:49-56

Diskussion

<u>Leber:</u> Offenbar messen Sie mit der CFU-E eine ganz frühe Stufe der Erythropoese; demnach widersprechen Ihre Befunde nicht Ergebnissen anderer Autoren, denen zufolge spätere Stufen der Erythro- und Hämatopoese durch größere Moleküle behindert werden?

<u>Radtke:</u> Das Stadium der CFU-E-Bildung liegt ungefähr in der Mitte der Kette der Reifung der roten Zellreihe. Es ist durchaus möglich, daß spätere Phasen durch größere Moleküle gehemmt werden. Frühe Phasen auf der Ebene der BFU-E werden aber ebenfalls durch Polyamine gehemmt.

<u>Klinkmann:</u> Worauf führen Sie im Unterschied zur Literatur Ihre nicht vorhandenen Unterschiede zwischen den einzelnen Gruppen Pyelonephritis-Glomerulonephritis, Zystennieren zurück. Allgemein wird den Zystennierenträgern doch eine bessere Prognose im Hinblick auf den Hämatokrit zugemessen.

<u>Radtke:</u> Unsere Patientenzahl, 17 Zystennierenträger, ist zu klein, um mögliche Unterschiede besonders in der präterminalen Phase mit z.B. Zystenblutungen und anderen stärkeren Schwankungen des Hämoglobins signifikant werden zu lassen.

<u>Lange:</u> Kann es sein, daß der relativ niedrige Hämatokrit der Zystennierenträger in Ihrer Ambulanz auf einem gleichzeitigen Eisenmangel beruht? Wie hoch war der Hämoglobingehalt des einzelnen Erythrozyten?

<u>Radtke:</u> Wir geben keine Eisensubstitution in der präterminalen Phase. Durch Hämolyse eines großen Teils der roten Zellmasse sollte genügend Speichereisen zur Verfügung stellen.

<u>Ritz:</u> Herr Radtke, Sie wissen, daß Polyamine physiologischerweise eine gewichtige Rolle bei der Steuerung der Zellproliferation, genauer der Steuerung der DNS-Synthese spielen. Physiologische intrazelluläre Konzentrationen dieser Polycationen stimulieren die Zellproliferation. Wie erklären Sie sich dann den hemmenden Effekt in Ihrem System? Spielen hier geänderte Konzentrationen, das Auftreten der Substanz im Extra- anstatt im Intrazellulärraum oder Wechselwirkungen mit anderen Substanzen eine Rolle? Bei Kindern während des Längenwachstums werden höhere Polyaminspiegel gefunden als bei Erwachsenen. Sind Ihnen Daten darüber bekannt, daß bei niereninsuffizienten Kindern mit höheren Polyaminspiegeln auch schwerere Anämieraten beobachtet werden?

<u>Radtke:</u> Der proliferationshemmende Effekt der Polyamine ist vermutlich durch deren hohe Konzentration in der Urämie bedingt. Es konnte gezeigt werden, daß für die Steuerung der Zellproliferation eine optimale Polyaminkonzentration erforderlich ist, die <u>nicht</u> überschritten werden darf. Und was den Polyaminspiegel in Beziehung zur Anämie angeht, darf ich daran erinnern, daß es bislang weder bei Erwachsenen noch bei Kindern gelungen ist, eine Korrelation zwischen dem Grad der Anämie und der Serumpolyaminkonzentration herzustellen.

<u>Ritz:</u> Hundstein und Uhl zeigte bereits Anfang der 70er Jahre, daß im urämischen Serum niedermolekulare Substanzen vorhanden sind, die die Erythropoese in vitro hemmen. Sie identifizierten damals diese Substanzen als Phenole. Bei der keineswegs absolut spezifischen Analytik könnte es sich jedoch durchaus um andere Substanzen gehandelt haben.

Nun zur Frage: Spermidin ist eine polycationische Substanz, die normalerweise intrazellulär vorkommt und, extrazellulär zugegeben, nicht durch die
Zellwand permeiert. Haben Sie Daten, ob bei den von Ihnen verwandten, doch
offensichtlich recht hohen Konzentrationen Spermidin dennoch in die Zelle
eindringt oder ob es seinen Effekt extrazellulär ausübt? Haben Sie darüberhinaus Vorstellungen, in welcher Weise diese Substanz wirkt? Als polycationische Substanz wäre ja an Wechselwirkungen mit zellwandgebundenen Lektinen
zu denken. Können Sie hierzu bereits irgendwelche Aussagen machen?

Radtke: Über den zellulären Ort der Wirkungsweise der Polyamine kann ich
nur spekulieren: Die auffällige Struktur der Spermin- und Spermidinmoleküle
mit ihren mehrfach positiven Ladungen, die eine ganz bestimmte sterische
Anordnung haben, läßt vermuten, daß ihre Wirkung durch elektrostatische
Effekte verursacht wird, möglicherweise durch Anlagerung an die Oberfläche
der Zelle. In der Tat konnten starke Veränderungen der Gesamtoberflächen-
ladung bei Erythrozyten, die in sperminhaltigem Medium suspendiert waren,
beobachtet werden.

Folge erhöhter Elimination mittelmolekularer Substanzen: Depletion oder Regulation des Stoffwechsels

E. Quellhorst

Einführung

Nach Einführung der künstlichen Niere als erstem Versuch, ein
natürliches Organ zu ersetzen, stand zunächst die Frage im Vordergrund, inwieweit die Erhaltung des Lebens und die Abwendung
der Komplikationen einer Urämie überhaupt mit Hilfe dieses Verfahrens möglich sei. Inzwischen hat sich herausgestellt, daß
Menschen bei Anwendung der künstlichen Niere über viele Jahre
am Leben erhalten werden können. Trotz technischer Perfektio-
nierung und Einführung neuer Modifikationen ist es jedoch nicht
gelungen, die Funktionen der natürlichen Niere so zu ersetzen,
daß ein Zustand völliger Gesundheit resultiert: Das erste Ziel
einer Erhaltung des Lebens ist zwar erreicht worden, keinesfalls jedoch eine volle Kompensation der Nierenfunktion.

Immer wieder ist daher die Frage erörtert worden, in welchem
Maße die unzureichende Entfernung harnpflichtiger Substanzen
durch die künstliche Niere, ein mit Hilfe maschineller Methoden nicht kompensierbarer Ausfall der endokrinen Funktion des
natürlichen Organs oder aber der Verlust lebensnotwendiger Substanzen durch die weitgehend unselektiv eliminierende künstliche Niere für diesen Zustand verantwortlich zu machen ist.
Das Problem der Depletion drängte sich weiter in den Vordergrund, nachdem Verfahren entwickelt worden waren, die dem Organismus insbesondere hochmolekulare Stoffe vermehrt entziehen
(z.B. Hämofiltration), oder bei denen durch kontinuierliche
Anwendung die Entwicklung von Verlustsyndromen nicht ausgeschlossen werden kann (z.B. kontinuierliche ambulante Peritone-
aldialyse-CAPD). Wenn Depletionssyndrome zu befürchten wären,
so müßten diese bei Verfahren, die hinsichtlich des Molekulargewichts der vorwiegend eliminierten Substanzen und ihrer An-
wendungsdauer stark differieren, in unterschiedlichem Ausmaß
zur Darstellung kommen.

Definition des Begriffs "Mittelmoleküle"

Die Annahme, daß für die Entwicklung urämischer Symptome höhermolekulare Substanzen als bisher angenommen verantwortlich zu
machen sind, geht auf Beobachtungen aus der Arbeitsgruppe um
Tenckhoff (6) zurück, nach denen sich Peritonealdialysepatien-
ten i. allg. wohler fühlen und urämische Komplikationen seltener auftreten, obwohl die Peritonealdialyse in ihrer Effektivität hinsichtlich der Elimination kleinmolekularer Substanzen
(z.B. Harnstoff, Kreatinin) der Hämodialyse unterlegen ist.

<u>Tabelle 1.</u> Definition des Begriffs "mittelmolekulare Substanz" bei verschiedenen Autoren und Zuordnung klinischer Syndrome

<u>M i t t e l m o l e k ü l e</u>

Autor	Jahr	Nomenklatur	Molekulargewicht (Dalton)	klinische Bedeutung
Dzúrik	1971	-	1.000-1.500	-
Bergström	1972 1976	peak 7 peak 7 c	1.000-2.000 1.100	} "Infection" "Sickness"
Gordon, Bergström	1975	peak 7	1.300	-
Migone	1975	-	500-3.500	-
Leber	1975	-	1.200-1.400	Globin-Synthese
Man	1975	-	1.300-1.700	Neuropathie
Funck-Brentano, Man	1976	-	1.100-1.300	Neuropathie
Man	1979	peak b$_{4-2}$	950	Neuropathie

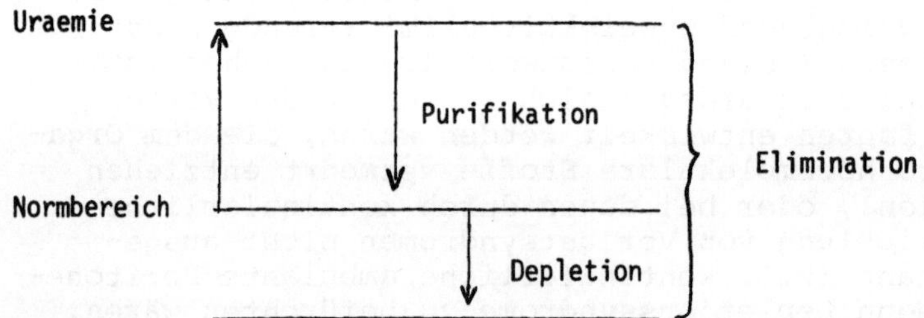

<u>Abb. 1.</u> Definition des Begriffs "Depletion"

Substanzen mit einem höheren Molekulargewicht werden dagegen
mit Hilfe der Peritonealdialyse wesentlich effektiver eliminiert.
In der Folgezeit zeigten sich jedoch große Schwierigkeiten bei
der exakten Definition des Molekulargewichts der postulierten
Substanzen, deren chemische Zusammensetzung weitgehend unbekannt
blieb. Hier wurden von den verschiedenen Untersuchern Molekulargewichte von 500 bis 3.500 Dalton angegeben (Tabelle 1).

Ausgedehnte Untersuchungen wurden mit dem Ziel durchgeführt, bestimmte Symptome der Urämie der Serumkonzentration der "Mittelmoleküle" zuzuordnen. Während Bergström und Mitarb. (1) teilweise eine Korrelation zwischen dem "peak 7 c" und Komplikationen unter der Dialysebehandlung herstellen zu können glaubten,
fanden Funck-Brentano u. Mitarb. (2) und Man u. Mitarb. (5)
einen Einfluß der von ihnen isolierten Fraktionen auf die Neuropathie, sowie Goubeaud und Mitarb. (3) eine Beeinflussung
der Globinsynthese.

Viele Befunde wurden jedoch dadurch wieder in Frage gestellt,
daß andere Untersucher oder gar die gleichen Autoren Substanzen mit sehr unterschiedlichen Molekulargewichten für das gleiche Symptom verantwortlich machten. So hat die "Mittelmolekültheorie" eine Reihe von Denkanstößen und neuen Einsichten gegeben. Zur weiteren Aufklärung der Frage, durch welche Stoffe oder
Stoffkombinationen eine Urämie unterhalten wird, hat sie jedoch
nicht beitragen können.

<u>Definition des Begriffs "Depletion"</u>

Die infolge der verminderten Leistung der natürlichen Nieren
retinierten Substanzen werden durch Anwendung der künstlichen
Niere eliminiert, wobei ihr Absinken auf den Normbereich als
Ziel gilt. Wird diese "Ziellinie" unterschritten, so kann es
zu einer Depletion kommen (Abb. 1). Der Ausdruck "Depletion"
umfaßt jedoch vorwiegend die Verarmung des Organismus von Substanzen, die zur Erhaltung physiologischer Funktionen erforderlich sind und deren Serumkonzentrationen bei Niereninsuffizienz
nicht notwendigerweise erhöht sein müssen. Werden durch diesen
vermehrten Entzug klinische Symptome ausgelöst, so entsteht ein
"Depletionssyndrom".

Depletionssyndrome beim vermehrten Entzug niedermolekularer Substanzen sind seit langem bekannt. So kann es beispielsweise bei
raschem Natriumentzug zu Muskelkrämpfen kommen, einem Symptom,
das unter der Hämodialyse häufiger beobachtet wird. Eine Kalium-
depletion kann zu Herzrhythmusstörungen oder im Extremfall zu
schlaffen Paresen führen. Ein plötzlicher Kalziumentzug kann
tetaniforme Reaktionen nach sich ziehen; die durch chronischen
Kalziummangel sich entwickelnde Osteopathie ist allgemein bekannt. Eine Zinkdepletion kann Geschmacksempfindungs- oder
Fertilitätsstörungen zur Folge haben. Im hochmolekularen Bereich sind uns Ödeme als Folge einer Eiweißdepletion bei der
Peritonealdialyse wohl bekannt. Über die Konsequenzen der vermehrten Elimination von verschiedenen Hormonen (4) bei der Hämofiltration fehlen uns noch detaillierte Kenntnisse. Über Deple-

tionssyndrome im mittelmolekularen Bereich ist bisher jedoch
nichts bekannt geworden. Sollten sie nachweisbar sein, so müßte
man sie bei Dialyseverfahren erwarten, die zu einer vermehrten
Elimination mittelmolekularer Substanzen führen und hier besonders bei solchen, die über lange Zeiträume bzw. als Dauer-
verfahren angewandt werden.

Die Abb. 2 zeigt die Mittelwerte der Clearances (1/Woche) für
Kreatinin, Vitamin B_{12} als Marker für mittelmolekulare Substanzen sowie für Inulin, die bei einer Gruppe von 10 Patienten unter der Hämodialyse, Hämofiltration, intermittierender Peritonealdialyse und kontinuierlicher ambulanter Peritonealdialyse
erreichbar waren. Es zeigt sich, daß die Hämofiltration die
höchsten mittelmolekularen Clearances aufweist. Die Clearances
der kontinuierlichen ambulanten Peritonealdialysen und der Hämodialyse liegen weit darunter und zeigen keine statistisch
signifikanten Differenzen, während die mittelmolekulare Clearance bei der intermittierenden Peritonealdialyse am niedrigsten ist. Depletionssyndrome im mittelmolekularen Bereich müßten mithin am ausgeprägtesten unter der Hämofiltration und in
geringerem Ausmaß bei der kontinuierlichen ambulanten Peritonealdialyse und der Hämodialyse zu erwarten sein.

Patienten und Methoden

Gruppen zu je 16 Patienten, die sich hinsichtlich ihres mittleren Lebensalters, der Geschlechtszusammensetzung, dem mittleren
arteriellen Blutdruck zu Beginn der Behandlung sowie der Nierenrestfunktion nicht wesentlich voneinander unterschieden, wurden
über bisher insgesamt 25 Monate mit der Hämodialyse, Hämofiltration, intermittierenden Peritonealdialyse und kontinuierlichen
ambulanten Peritonealdialyse behandelt (Tabelle 2).

Ausgeschlossen wurden Patienten mit Systemerkrankungen, Diabetes
mellitus oder Zystennieren sowie Kranke mit rezidivierenden
Fistelkomplikationen oder gehäuft auftretenden Peritonitiden.
Eine mittlere tägliche Proteinzufuhr von 1,2 g/kg KG wurde angestrebt. Zur Vermeidung einer Überbewertung von Initialeffekten
war bei allen Patienten eine mindestens dreimonatige Hämodialy-
seperiode vorangegangen.

Hämodialysen erfolgten jeweils dreimal wöchentlich über je 5-6
h Dauer mit dem Dialysator Gambro Lundia optima 11,5, (Q_B=250
ml, Q_D=500 ml). Bei der Hämofiltration wurde dreimal wöchentlich
ein Flüssigkeitsaustausch von je 20 l vorgenommen, als Filter
diente der Hämofilter Sartorius. Intermittierende Peritonealdialysen erfolgten dreimal wöchentlich über je 10-12 h mit Spül-
flüssigkeitsmengen von je 60 l. Bei der kontinuierlichen ambulanten Peritonealdialyse erfolgte ein Flüssigkeitswechsel von
je 2 l in Abständen von je 6 h. Neben einer Reihe von Parametern, deren Bestimmung wöchentlich erfolgte, wurden bei den
Patienten folgende Werte am Anfang und am Ende der Behandlungsperiode gemessen, wobei das Blut jeweils nach dem längsten be-
handlungsfreien Intervall entnommen wurde: Vitamin B_{12} (RIA);
Valin, Glycin, Tyrosin, Phenylalanin, essentielle Aminosäuren

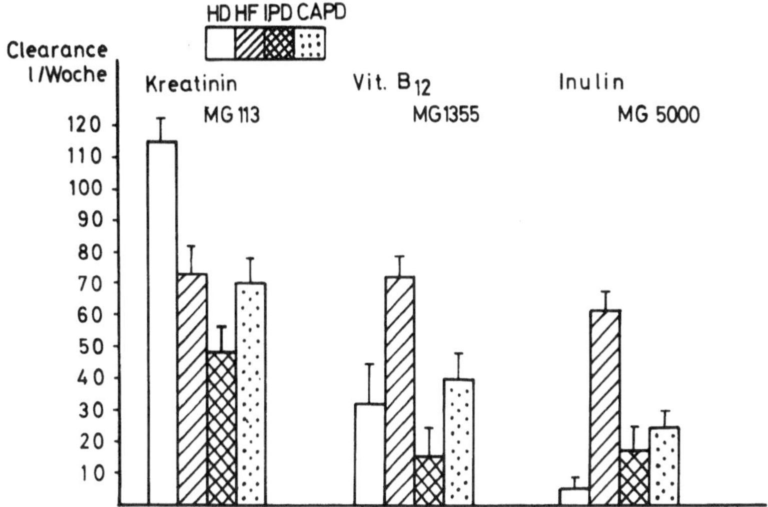

Abb. 2. Clearances verschiedener Substanzen (l/Woche) unter Hämodialyse (HD), Hämofiltration (HF), intermittierender Peritonealdialyse (IPD) und kontinuierlicher ambulanter Peritonealdialyse (CAPD)

Tabelle 2. Mittleres Lebensalter, Geschlechtsverteilung, mittlerer arteriéller Blutdruck, Nierenrestfunktion und mittlere stationäre Behandlungsdauer bei 4 Gruppen von Patienten.

	HD	HF	IPD	CAPD
Mittleres Lebensalter (Jahre)	43 ± 8	51 ± 7	50 ± 8	48 ± 12
Geschlecht (weibl.:männl.)	8 : 8	6 : 10	9 : 7	8 : 8
Mittlerer art.Blutdruck (mm Hg)	105 ± 12	108 ± 10	111 ± 18	104 ± 16
Nierenrestfunktion (ml/min)	1.3 ± 0.5	2.4 ± 1.5	1.9 ± 0.5	2.0 ± 1.0
Mittlere stationäre Behandlungsdauer (Tage)	13 ± 12	22 ± 13	16 ± 14	24 ± 16

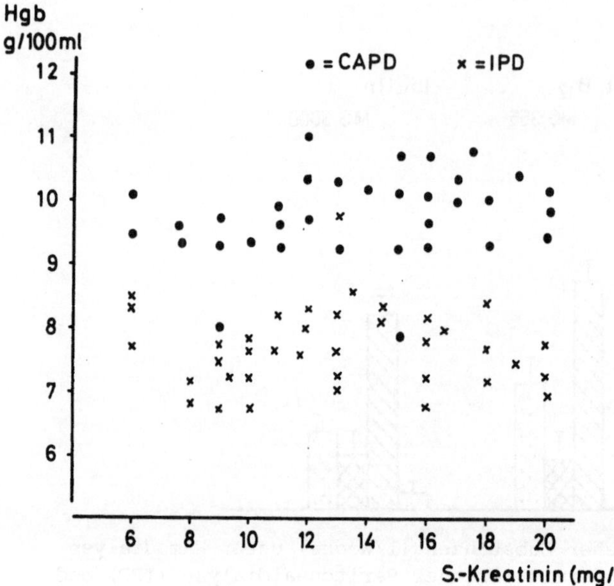

Abb. 3. Hämoglobinspiegel in Abhängigkeit vom Serumkreatininwert bei Patienten unter der intermittierenden Peritonealdialyse (IPD) oder der kontinuierlichen ambulanten Peritonealdialyse (CAPD)

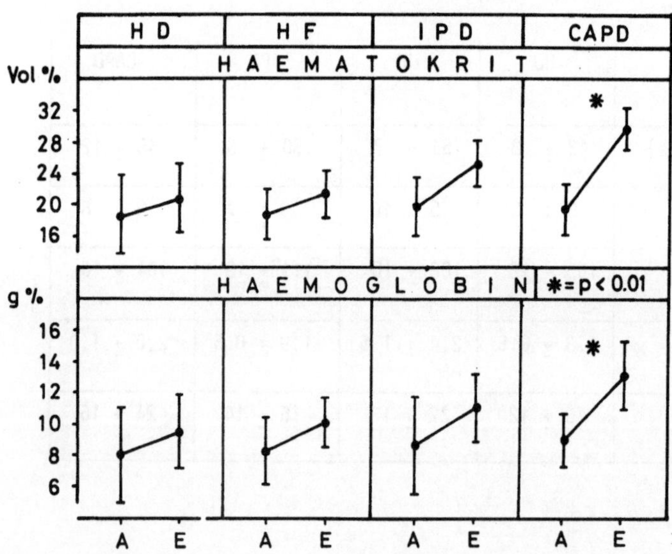

Abb. 4. Hämatokrit und Hämoglobinspiegel vor (A) und nach (E) einer 25monatigen Behandlungsperiode ($\bar{x} \pm$ SD)

gesamt, nicht essentielle Aminosäuren gesamt (Aminosäureanaly-
sator); 25 OH Vitamin D_3, Parathormon, C-terminal, Thyroxin
(RIA), T_3 (RIA), TSH (RIA), Thyroxin bindendes Globulin (TBG).
Zu Beginn und am Ende der Untersuchungsperiode wurde bei allen
Patienten ein TSH-Test sowie eine Bestimmung der motorischen
und sensiblen Nervenleitungsgeschwindigkeit (N. peronaeus bzw.
N. suralis) durchgeführt.

Ergebnisse

In Abb. 3 sind die über einen Zeitraum von 25 Monaten gemessenen
Hämoglobinwerte in Abhängigkeit vom Serumkreatinin bei den Patienten unter der intermittierenden Peritonealdialyse (IPD) und
der kontinuierlichen ambulanten Peritonealdialyse (CAPD) dargestellt. Hämodialyse und Hämofiltration wurden wegen des unberechenbaren Blutverlusts durch Dialysator und Schlauchsystem
nicht mit in die Aufstellung aufgenommen. Wie zu ersehen ist,
liegt bei gleichen Serumkreatininwerten das Hämoglobin bei der
CAPD grundsätzlich höher als bei der IPD.

Die Abb. 4 zeigt die Veränderungen der Hämatokrit- und Hämoglobinwerte bei den angewandten Behandlungsmethoden im Vergleich.
Nur bei der CAPD kommt es zu einem statistisch signifikanten
Anstieg beider Parameter. Während sich das mittlere korpuskulä-
reZellvolumen (MCV) in keinem Falle ändert (Abb. 5), kommt es
lediglich bei der Hämofiltration zu einem statistisch signifikanten Abfall der Vitamin-B_{12}-Spiegel. Die Serumproteinspiegel
fallen sowohl bei der intermittierenden als auch bei der kontinuierlichen Peritonealdialyse ab, während die Serumalbuminkon-
zentration nur bei der IPD signifikant gesenkt wird (Abb. 6).
Bei allen Patientengruppen liegen die Quotienten Valin/Glycin
und Tyroxin/Phenylalanin deutlich unterhalb des Normbereichs
(Abb. 7). Nur bei der CAPD sinken die Quotienten essentielle/
nichtessentielle Aminosäuren und Valin/Glycin signifikant ab.

Zwar kommt es bei allen Verfahren mit Ausnahme der IPD zu einer
statistisch hochsignifikanten Abnahme der Parathormonaktivität
im Serum (Abb. 8). Es ist jedoch zu beachten, daß sich die Mittelwerte nur bei der CAPD dem Normalbereich annähern. Die 25-OH-
Vitamin-D_3-Spiegel liegen bei allen Verfahren im Normbereich
und zeigen nur bei der CAPD einen Abfall.

Die Molekulargewichte von Thyroxin und Trijod-Thyronin liegen
in einem Bereich, der von einigen Untersuchern bereits dem der
Mittelmoleküle zugerechnet wird. Insbesondere bei Anwendung der
Hämofiltration oder der CAPD war daher eine Depletion und mithin die Entwicklung einer Hypothyreose zu befürchten. Wie aus
Abb. 9 hervorgeht, fallen zwar die Thyroxinspiegel und in geringerem Ausmaß auch die Trijod-Thyronin-Spiegel unter der IPD
und insbesondere der CAPD ab. Die TSH-Konzentrationen zeigen
dagegen bei allen Verfahren eine leicht ansteigende Tendenz.
Der Quotient T_4/TBG und das Ergebnis des TSH-Tests lassen keine
Änderungen erkennen (Abb. 10). Die motorische Nervenleitungsgeschwindigkeit zeigt bei keinem der vier Verfahren eine signifikante Änderung, dagegen kommt es bei allen Behandlungsmethoden

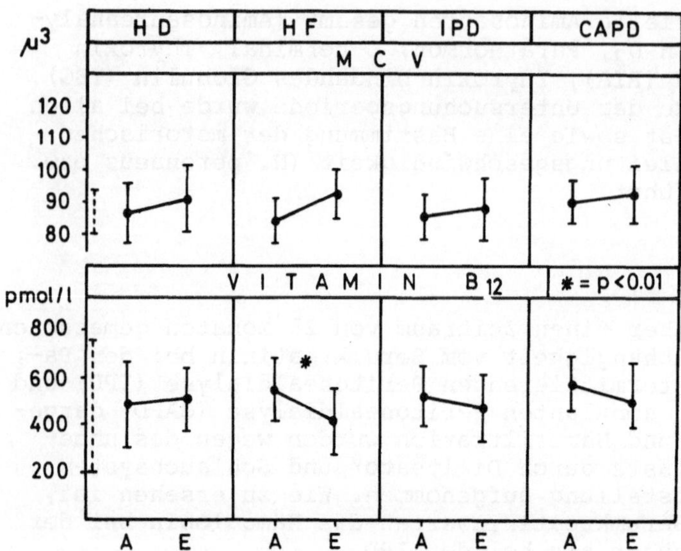

Abb. 5. Mittleres Erythrozytenvolumen (MCV) und Vitamin-B$_{12}$-Spiegel vor (A) und nach (E) einer 25monatigen Behandlungsperiode

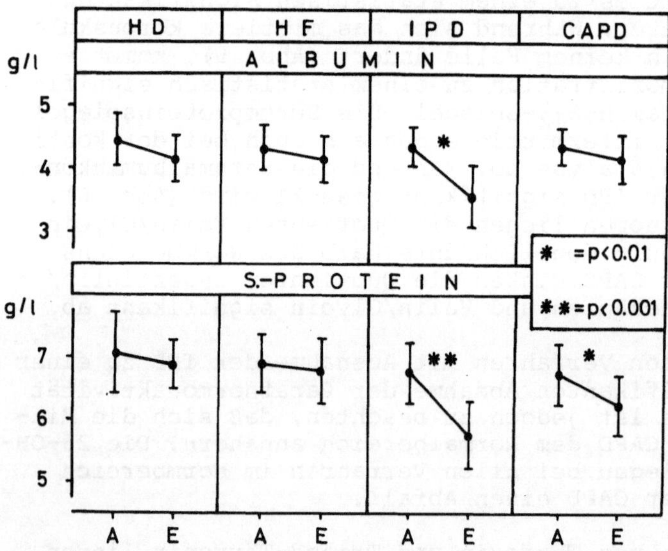

Abb. 6. Albumin- und Proteinkonzentration im Serum vor (A) und nach (E) einer 25monatigen Behandlungsperiode

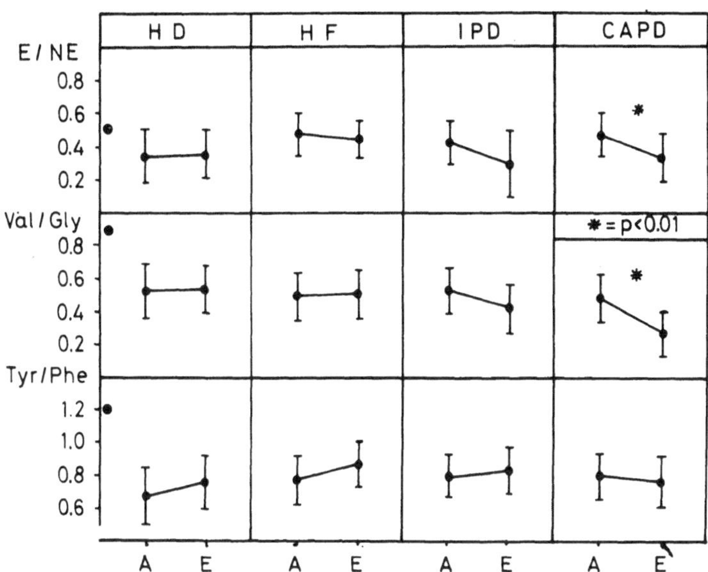

Abb. 7. Quotienten essentieller/nichtessentieller Aminosäuren (E/NE), Valin/
Glycin (Val/Gly) und Tyroxin/Phenylalanin (Tyr/Phe) vor (A) und nach (E) einer 25monatigen Behandlungsperiode

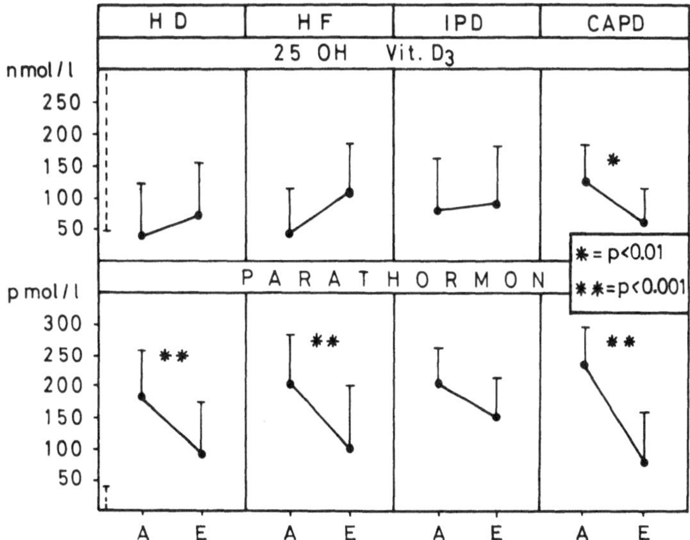

Abb. 8. Parathormon-(C-terminal-) und 25OH-Vitamin-D₃-Spiegel im Serum vor
(A) und nach (E) einer 25monatigen Behandlungsperiode

209

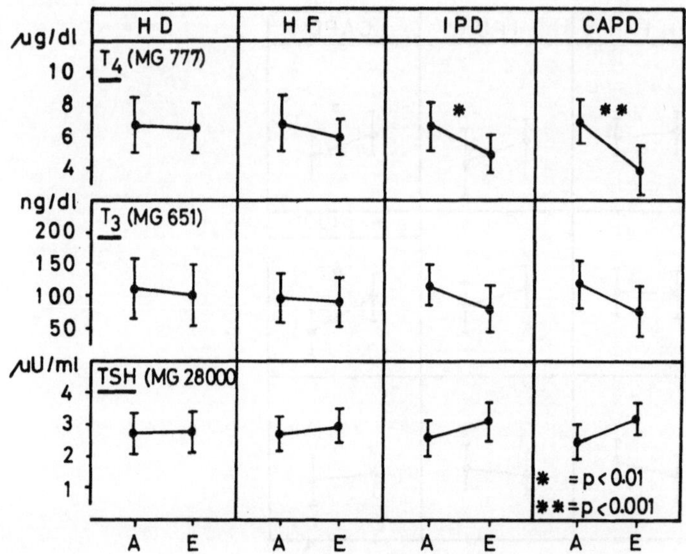

Abb. 9. Thyroxin-, Trijod-Thyronin- und TSH-Spiegel im Serum vor (A) und nach (E) einer 25monatigen Behandlungsperiode

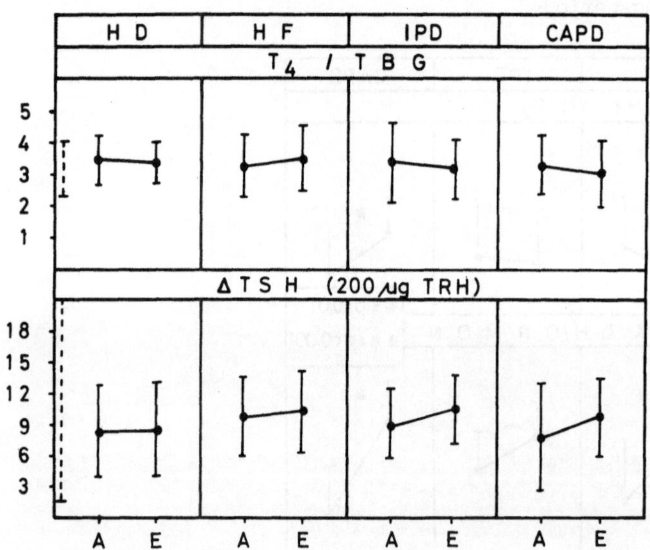

Abb. 10. Quotienten Thyroxin/Thyreoglobulin sowie Ergebnis des TSH-Tests vor (A) und nach (E) einer 25monatigen Behandlungsperiode

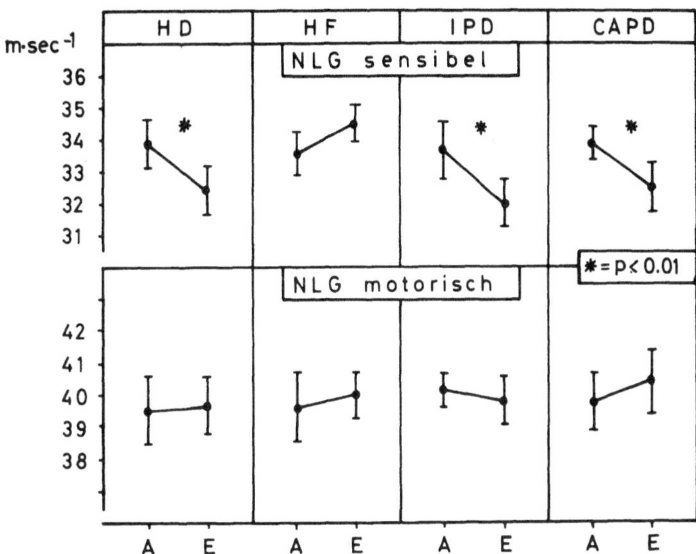

<u>Abb. 11.</u> Sensible und motorische Nervenleitungsgeschwindigkeit vor (A) und nach (E) einer 25monatigen Behandlungsperiode

mit Ausnahme der Hämofiltration zu einem Abfall der sensiblen Nervenleitungsgeschwindigkeit (Abb. 11).

Schlußbetrachtung

Im Laufe der letzten Jahre wurden alle zum Zwecke eines Ersatzes der natürlichen Niere entwickelten Verfahren technisch so perfektioniert, daß auf die Behandlungsmethode zurückzuführende, plötzlich einsetzende Komplikationen nicht mehr oder nur noch selten auftreten. Um so mehr hat sich jetzt das Augenmerk auf schleichend und daher nahezu unbemerkt auftretende Störungen der Kreislauforgane und des Stoffwechsels zu richten. Die Verlängerung der Überlebenszeit unter der Dialysebehandlung und die Einführung kontinuierlich wirksamer Verfahren hat die Gefahr der in ihren Anfängen unbemerkten Entwicklung von Depletionssyndromen noch vergrößert.

Der vorstehend dargelegten Untersuchung lag der Gedanke zugrunde, klinische Syndrome als Folge einer Depletion von "Mittelmolekülen" müßten sich insbesondere bei solchen Behandlungsverfahren entwickeln, deren Eliminationspektren gegenüber der konventionellen Hämodialyse zum mittelmolekularen Bereich hin verschoben sind. Wenn auch eine Beobachtungszeit von 25 Monaten sicher noch nicht zu einer endgültigen Beurteilung ausreicht, so sollte doch versucht werden, Tendenzen aufzuspüren.

Der bei gleichem Serumkreatininwert stärkere Anämisierungsgrad der Patienten unter der intermittierenden Peritonealdialyse im Vergleich zu den mit der kontinuierlichen ambulanten Peritonealdialyse behandelten Kranken könnte darauf hindeuten, daß für die Anämie toxische Substanzen mit einem dem des Vitamin B_{12} entsprechenden Molekulargewicht verantwortlich zu machen sind.

In Anbetracht der gleichen Bezugsgröße (Serumkreatininwert)
dürfte der Einfluß kleinmolekularer Substanzen gering zu veran-
schlagen sein. Andererseits sind die Differenzen hinsichtlich
der Eliminationsleistung von intermittierender Peritonealdialyse und kontinuierlicher ambulanter Peritonealdialyse bei Vitamin B_{12} wesentlich größer als bei Inulin (s. auch Abb. 2).

Die unterschiedliche Beeinflussung der Anämie durch intermittierende Peritonealdialyse und kontinuierliche ambulante Peritonealdialyse kann jedoch keinesfalls als Indiz für ein Depletionssyndrom im mittelmolekularen Bereich dienen, das zu einem
gegenteiligen Ergebnis führen müßte: Einer ausgeprägteren Anämie bei der kontinuierlichen ambulanten Peritonealdialyse im
Vergleich zur intermittierenden Peritonealdialyse.

Auch die unterschiedlichen Auswirkungen von Hämofiltration und
CAPD auf die sensible Nervenleitungsgeschwindigkeit des N. suralis weisen daraufhin, daß die Noxe eher in einer Akkumulation
als in einer Depletion mittelmolekularer Substanzen zu suchen
ist.

Die hier vorgelegten Befunde lassen also in keiner Weise auf
die Entwicklung von Depletionssyndromen im mittelmolekularen
Bereich schließen. Inwieweit diese durch Kompensationsmechanis-
men des Stoffwechsels verhindert werden, kann bisher nicht entschieden werden. Auch in der natürlichen Niere werden Substanzen mit sehr unterschiedlichem Molekulargewicht quantitativ
gleichwertig glomerulär filtriert. Bei einem vorwiegend auf die
Konservierung kleinmolekularer Substanzen ausgerichteten Tubu-
lussystem müßten Depletionssyndrome durch Verlust von Substanzen "mittleren" Molekulargewichts - sollten diese existieren -
bereits unter physiologischen Bedingungen beobachtet werden
können.

Literatur

1. Bergström J, Asaba H, Fürst P, Gordon A, Quadracci L, Zimmermann L (1976)
   Middle molecules in uremia. Proc 6th int Congr Nephrol. Karger, Basel
2. Funck-Brentano JL, Man NK, Suasse A, Zingraff J, Boudet J, Becker A,
   Cueille GF (1976) Characterization of a 1.100 - 1.300 MW uremic neuroto-
   xin. Trans Am Soc Artif Intern Organs 22:163
3. Goubeaud G, Leber HW, Schott HH, Schütterle G (1977) Middle molecules
   and haemoglobin synthesis. Proc Eur Dial Transplant Assoc 13:371
4. Kramer P, Matthaei D, Arnold R et al. (1977) Changes of plasma concentration and elimination of various hormones by haemofiltration. Proc Eur
   Dial Transplant Assoc 14:144
5. Man NK, Cueille G, Zingraff J et al. (1978) Evaluation of plasma neuro-
   toxin concentration in uraemic polyneuropathic patients. Proc Eur Dial
   Transplant Assoc 15:164
6. Tenckhoff H, Curtis FK (1970) Experience with peritoneal dialysis in
   the home. Trans Am Soc Artif Intern Organs 16:90

Diskussion

<u>Koch:</u> Können Sie die Hämokonzentration und im Vergleich zur Hämodialyse
verminderte Blutverluste als Ursache für die relativ guten Hämoglobinwerte
bei der CAPD ausschließen?

<u>Quellhorst:</u> Ein möglicher Hämokonzentrationseffekt wurde in unseren Unter-
suchungen methodisch ausgeschlossen. Bei einem Vergleich von intermittierender Peritonealdialyse und chronischer ambulanter Peritonealdialyse spielen
sicher Blutverluste keine Rolle. Wegen der unvorhersehbaren Blutverluste
durch den Dialysator wurden Hämofiltration und Hämodialyse nicht mit in den
Vergleich aufgenommen.

<u>Scheler:</u> Die besseren Hämatokritwerte bei der CAPD können darauf hinweisen,
daß die kontinuierliche Dialysebehandlung prinzipielle Vorteile hat gegenüber jeder intermittierenden Dialyse, da kurzfristige, aber oft erhebliche
Schwankungen der Retentionstoffe verhindert werden. Man sollte auch unter
diesem Aspekt die CAPD betrachten und die Ergebnisse dieser Behandlungsverfahren kritisch auswerten.

Der Stellenwert der Hämodialyseform
in der Versorgung terminal Nierenkranker

K. Finke

Die Zahl der in der BRD mit Dialyse und Transplantation versorgten Patienten liegt wesentlich höher, als frühere Schätzungen
der EDTA vorhersagten (Abb. 1). Ende 1979 wurden 161 Patienten/
1 Mio. Einwohner versorgt, davon über 140 mittels Dialyse (2).

Diese Zahlen markieren sicher noch keinen Endpunkt eines schnellen weiteren Wachstums, wie der Vergleich mit einigen europäischen Ländern deutlich macht. Zwar gab es nur in Frankreich
wesentlich mehr Dialysepatienten als bei uns, die Gesamtzahl
der versorgten terminal Nierenkranken lag jedoch in der Schweiz,
in Belgien und in Frankreich, bedingt durch eine höhere Trans-
plantationsrate, deutlich über den Zahlen der BRD. Übertroffen
werden alle europäischen Zahlen in den USA, wo Ende 1979 bereits über 200 Patienten/1 Mio. Einwohner dialysiert wurden.

Für eine weitere Zunahme der Dialysepatienten spricht ferner
der offensichtlich noch unterschiedliche Versorgungsgrad in den
einzelnen Bundesländern. In Nordrhein-Westfalen wurden Ende 1979
bereits fast 200 Patienten/1 Mio. Einwohner dialysiert, d.h. 50
mehr als im Durchschnitt der BRD, während diese Zahl in Hessen
erst 1 Jahr später erreicht wurde. In Rheinland-Pfalz gab es im
Oktober 1980 157, in Niedersachsen 174, in Westberlin im Februar 1980 bereits 266 Patienten/ 1 Mio. Einwohner.

Alle Zahlen deuten klar darauf hin, daß die Dialysebehandlung
bisher ihre Grenzen noch nicht erreicht hat, über die 4 Jahre
zuvor auf dem Symposium in Ludwigsburg diskutiert wurde (3).
Durch eine immer weitergehende Ausdehnung der Indikationsstellung scheint sich die Zahl der zu behandelnden Patienten auch
in Zukunft schneller als vorausgesagt zu erhöhen. Die letzte
Vorhersage der EDTA-Statistik stammt aus dem Jahre 1978 und
prognostiziert für die BRD erst bei ca. 400 Patienten/ 1 Mio.
Einwohner ein Gleichgewicht zwischen hinzukommenden und aus-
scheidenden Behandelten (4). Wenn diese Zahl stimmt - und bisher wurden fast alle Vorhersagen durch die tatsächlichen Verhältnisse übertroffen -, dann müssen wir uns darauf einstellen,
in Zukunft mehr als doppelt so viele Patienten als jetzt mit
Transplantation und den verschiedenen Dialyseverfahren zu ver-
sorgen, und dies bei offensichtlich immer knapper uns zur Verfügung stehenden finanziellen Mitteln.

In dieser Situation scheint es gerechtfertigt, sich Gedanken zu
machen über die einzelnen Formen der Dialysebehandlung, ihre
gegenseitige Abgrenzbarkeit und ihre Aufgabe bei der Versorgung
der terminal niereninsuffizienten Patienten.

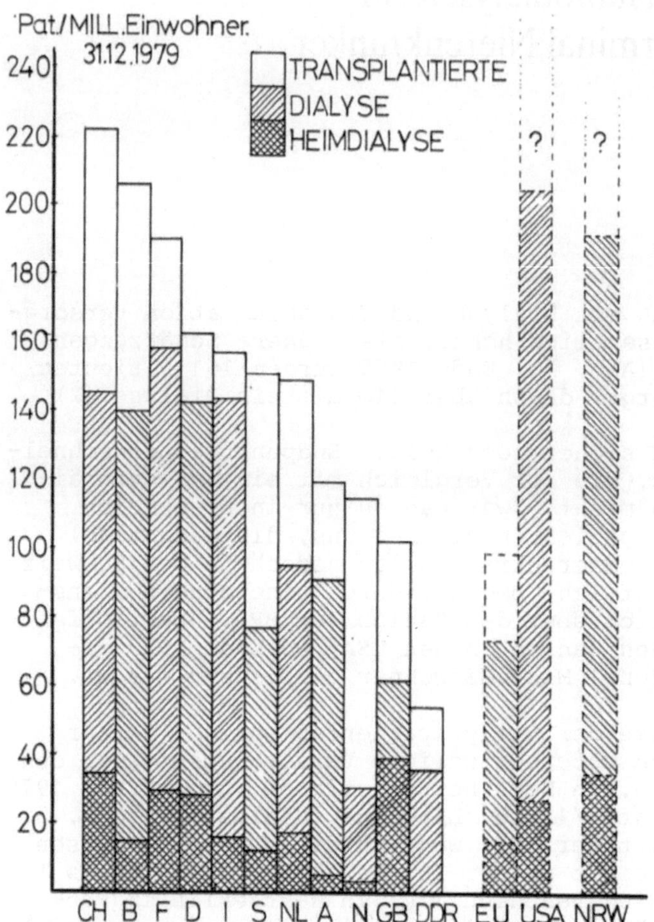

Abb. 1. Anteil der mit Transplantation, Dialyse insgesamt und Heimdialyse versorgten Patienten in verschiedenen Ländern Europas, in Europa, USA und in Nordrhein-Westfalen zum 31.12.1979

In der BRD sind in den letzten 10 Jahren organisatorisch nebeneinander mehrere Formen der Dauerdialysetherapie entstanden: die Klinikdialyse, die Praxisdialyse, die Limited-care-Dialyse und die Heimdialyse. Alle Behandlungsarten haben unter Beweis gestellt, daß sie dem Patienten eine medizinisch adäquate und ökonomisch vertretbare Therapie zukommen lassen können. Voraussetzung dafür ist allerdings, daß jede dieser Dialyseformen sachgerecht durchgeführt wird und den jeweils hierfür speziell geeigneten Patienten angeboten wird; erst dann handelt es sich um eine adäquate Therapie.

Einordnung der verschiedenen Therapieverfahren

Zur Einordnung der verschiedenen Therapieverfahren möchte ich einige Kriterien zugrunde legen, die eine Dialysebehandlung m. E. erfüllen sollte, damit der Patient adäquat behandelt wird:

1. Die Therapie muß medizinisch fachgerecht sein, d.h. die
   heute zur Verfügung stehenden und im praktischen Einsatz
   bewährten Kenntnisse und Methoden müssen dem Patienten zu-
   gänglig gemacht werden und dürfen nicht mangels entsprechender Fachkenntnisse oder fehlender apparativer Ausstattung
   vorenthalten werden. Diese Forderung setzt also einmal einen
   hervorragend aus- und fortgebildeten Nephrologen, zum anderen aber auch ein Mindestmaß an apparativer Ausstattung voraus.
2. Das Behandlungsverfahren muß dem Patienten eine möglichst
   individuelle Therapie ermöglichen und darf ihn nicht zum Ob-
   jekt einer fließbandähnlich funktionierenden Dialysefabrik
   degradieren.
3. Die Dialysebehandlung sollte die soziale und berufliche Rehabilitation des Patienten ebenso fördern, wie die medizinische.
4. Die verschiedenen Dialyseformen sollten geographisch sinnvoll angeordnet sein, damit die Anfahrtswege sowohl aus Gründen des Zeitaufwandes wie auch der Ökonomie möglichst kurz
   gehalten werden können.
5. Alle Dialyseformen müssen - und das ist eine der wichtigsten
   Vorbedingungen überhaupt - sich gegenseitig öffnen und ergän-
   zen zum Austausch von Patienten, sobald dies wegen einer
   sich wandelnden Indikation notwendig wird. Eine Praxisdialyse ist beispielsweise nicht existenzfähig ohne die Möglichkeit der Rücküberweisung in die Klinikdialyse beim Auftreten
   von Komplikationen. Andererseits wäre es im höchsten Maße
   unsinnig, eine Klinikdialyse zu betreiben, ohne daß man geeignete Patienten einer Praxis-, Heim- oder Limited-care-
   Dialyse zuführen könnte.
6. Aus allen Dialyseformen heraus muß dem dazu geeigneten und
   gewillten Patienten der Zugang zur Transplantation gewährleistet werden.
7. Die Dialyse muß schließlich ökonomisch sein, d.h. sie darf
   nur so aufwendig sein, wie der spezielle Behandlungsfall es
   erfordert.

In welcher Weise werden die aufgestellten Forderungen von den
einzelnen Behandlungsformen erfüllt (Tabelle 1)? Hierzu seien
kurz die von der Arbeitsgemeinschaft für klinische Nephrologie
erarbeiteten Definitionen ins Gedächtnis zurückgerufen (1).

Zentrumsdialyse

Die sog. Zentrumsdialyse, gleich ob in Klinik oder Praxis, sollte definitionsgemäß den Patienten vorbehalten werden, die sich
nicht in der ökonomischeren Form der Limited-care- oder der
Heimdialyse behandeln lassen, d.h. solchen mit häufigen Komplikationen, die ständiger ärztlicher Überwachung auch während
der Dialysebehandlung bedürfen oder die aus somatischen bzw.
psychischen Gründen nicht in der Lage sind, zur Mithilfe bei
der Dialyse trainiert zu werden.

Die in diesen Zentren geübte Therapie sollte medizinisch fachgerecht sein, ihre Leitung muß in jedem Fall von einem Nephrologen wahrgenommen werden. Daß der apparative Standard quali-

<u>Tabelle 1.</u> Vor- und Nachteile der verschiedenen Dialyseformen

	Klinik-dialyse	Partner-zentren	Praxis-dialyse	Limited-care-dialyse	Heim-dialyse
1) Medizin	+	(+)	+	+	+
2) Individ. Therapie	−	−	+	+	++
3) Berufl. Rehabilitation	−	−	+	+	++
4) Geograph. Verteilung	(+)	+	(+)	(+)	++
5) Gegenseitige Öffnung	(+)	+	(+)	+	+
6) Transplantation	+	+	+ (!)	+	+
7) Ökonomie	−	(+)	(+)	+	++

fizierten Ansprüchen gerecht werden muß, ist bei dem komplizierten Krankengut selbstverständlich. Eine individuelle Therapie kann in der Klinik aus Platzgründen selten, in der Praxis
jedoch meistens garantiert werden. Die geographische Verteilung
ist häufig nicht günstig, da sich die Klinik- und Praxiszentren
vorwiegend auf die Ballungsräume konzentrieren. Die geforderte
Öffnung zu den anderen Behandlungsverfahren ist nicht immer
gewährleistet. Auch heute noch gibt es Zentren, die nur Zentrumsdialyse in Klinik oder Praxis betreiben, ohne jedoch geeignete Patienten einer Limited-care- oder Heimdialyse zuzuführen.

Beispiele dafür, daß auch an eine Praxisdialyse ein Heimdialyseprogramm und eine Limited-care-Dialyse angegliedert sein
können, werden im süddeutschen Raum mit gutem Erfolg praktiziert. Wo dies nicht der Fall ist, muß in Zukunft eine engere
Zusammenarbeit mit Nachbarzentren mit den entsprechenden Einrichtungen angestrebt werden, soweit das geographisch sinnvoll
ist. Bei der Öffnung der Praxisdialyse zur Transplantation
können u.U. Schwierigkeiten denkbar sein, wenn durch die Transplantation mehrerer Patienten sich die Auslastung des Zentrums
und damit die ökonomische Grundlage wesentlich ändert.

Daß Kliniks- und Praxisdialyse in der genannten Reihenfolge
die beiden teuersten Behandlungsverfahren darstellen, ist wegen
ihrer Ausstattung zwangsläufig. Eine besondere Rolle spielt
die Praxisdialyse in den letzten Jahren als Feriendialyse;
sie hat hier wesentlich zur besseren Rehabilitation aller Dialysepatienten beigetragen.

Ein wenig in Vergessenheit geraten ist in den letzten Jahren
der Begriff des Partnerzentrums. Hierunter versteht man eine

Dialyseabteilung an einem mittleren Krankenhaus, die in enger
Anlehnung an ein benachbartes größeres Zentrum eine kleine
Zahl von Patienten betreut, wie es die geographischen Verhält-
nisse der Region erfordern. Diese Regelung kann durchaus sinn-
voll sein, die fachgerechte nephrologische Betreuung sowie die
Öffnung zu den übrigen Behandlungsarten muß jedoch durch das
Nachbarzentrum gewährleistet sein.

Limited-care-Dialyse

In der Limited-care-Dialyse werden nach der Definition der
Arbeitsgemeinschaft für klinische Nephrologie die Patienten behandelt, die nach entsprechendem Training fähig sind, die Dialyse unter Assistenz von ausgebildetem Pflegepersonal durchzuführen. Die ständige Anwesenheit eines Arztes ist hierbei nicht
notwendig, seine stete Erreichbarkeit unverzichtbar, eine häufige Visite wünschenswert. Die in solchen Behandlungsprogrammen
gewonnenen Erfahrungen sind in der Regel gut.

Die medizinische Betreuung ist fachgerecht, da das Limited-
care-Programm immer einem erfahrenen Klinik- oder Praxiszentrum
angegliedert ist. Die Möglichkeiten der individuellen Betreuung
des Patienten und seiner beruflichen Rehabilitation sind meist
besser als im Klinikzentrum. Die geographische Verteilung zeigt
zumindest heute noch große Lücken, da auch hier die Ballungsräume bevorzugt werden. Eine Öffnung zu anderen Behandlungsarten ist meist gegeben, die Kosten sind erheblich niedriger als
die der Zentrumsdialyse, allerdings höher als die der Heimdialyse.

Die Limited-care-Dialyse sollte m.E. heute als Routinedialyse
angesehen werden, in der der überwiegende Teil der Dauerdialysepatienten versorgt werden kann, es sei denn, der psychische
oder somatische Zustand macht eine Zentrumsdialyse in Klinik
oder Praxis notwendig, oder der Patient ist für eine Heimdialyse geeignet. Die Limited-care-Dialyse bietet nicht nur erhebliche Kostenvorteile, sondern scheint darüber hinaus durch die
zum Prinzip erhobene Mithilfe des Patienten bei der eigenen
Behandlung ähnlich wie die Heimdialyse u.U. zu einer etwas
besseren psychischen Rehabilitation zu führen.

Heimdialyse

In der Heimdialyse werden definitionsgemäß Patienten behandelt,
die sich nach entsprechendem Training unter Mithilfe eines
Partners zu Hause dialysieren. Es ist unbestritten, daß die mit
diesem Verfahren erzielten medizinischen Ergebnisse hervorragend sind, was zum Teil auf eine entsprechende Selektion der
Patienten zurückgeführt werden kann. Auf keinen Fall kommt dem
Patienten in der Heimdialyse eine schlechtere medizinische Betreuung zu als dem in Klinik oder Praxis behandelten.

Voraussetzung hierfür ist allerdings, daß das Heimdialyseprogramm nicht so betrieben wird, als ob es von selbst funktionie-
ren würde, sondern daß es als voll durchorganisierte und mit

bestmöglich technischer und personeller Ausstattung versehene
Behandlungsart durchgeführt wird. Hierzu gehört nach unseren
Erfahrungen ein intensives Training von Patient und Angehörigen,
eine fehlersichere technische Ausstattung mit entsprechendem,
möglichst durch zentrumseigene Techniker durchgeführtem Service, Hausbesuche durch Schwestern und Arzt, stetige Fortbildung des Patienten, ein ständiger, d.h. 7 mal 24 h/Woche wäh-
render telefonischer Bereitschaftsdienst, eine jederzeitige
Möglichkeit der zeitweisen Rücknahme des Patienten in das Zentrum, eine engmaschige ärztliche Untersuchung des Patienten mit
Gelegenheit zu ausführlichen Gesprächen mindestens alle 6 Wochen, und viele andere Dinge mehr.

Wenn diese Voraussetzungen gegeben sind und nur die Patienten
ausgewählt werden, die nach persönlichen und familiären Kriterien hierfür geeignet sind und einen ebenso geeigneten Partner
mitbringen, dann ist die Heimdialyse m.E. auch heute noch allen
anderen Behandlungsverfahren gegenüber deutlich überlegen (Tabelle 2).

Nur die Heimdialyse kann eine solch individuelle Therapie bieten, nur sie kann dem Patienten so viel Selbstbestätigung geben
und damit eine bestmögliche soziale und berufliche Rehabilitation. Die unbestreitbaren Nachteile, die vor allem in der starken Belastung von Partner und Familie zu suchen sind, werden
durch die geschilderten Vorteile in der Regel deutlich aufgehoben. Am Rande sei bemerkt, daß die unbestritten immer wieder
zu beobachtenden familiären Spannungen bei der Heimdialyse ihr
bisher nur wenig beschriebenes, aber jedem aufmerksamen Beobach-
ter deutlich ins Auge fallendes Pendant in der Zentrums- bzw.
Limited-care-Dialyse finden, wo sich im Laufe der Zeit schwere

Tabelle 2. Vor- und Nachteile der Heimdialysebehandlung

Nachteile	Vorteile
Starke familiäre Belastung (Partner, Kinder)	Dialyse im häuslichen Milieu (kein Krankenhaus)
Behandlungsstreß	Aktive Selbstbehandlung
Raumbedarf	Hygienische Sicherheit
Abfallbeseitigung	Keine Transportprobleme (Taxi)
Entfernung vom Dialysezentrum	Wenig Komplikationen
Abhängigkeit vom Partner	Zeitliche Freizügigkeit (Freizeit, Vereine, Beruf)
	Unabhängigkeit von Dritten (Ärzte, Pfleger, Mitpatienten etc.)

Spannungen der Patienten untereinander sowie zum betreuenden
Pflegepersonal herausbilden können.

Die geographische Verteilung der Heimdialyse entspricht dem
Wunschbild, an jedem Wohnort eine Dialysemöglichkeit bereitzu-
halten; Entfernungen bis zu 100 km zum Ausbildungszentrum
spielen kaum eine Rolle. Die Öffnung zu anderen Dialyseverfahren muß jederzeit gegeben sein. Die Möglichkeit der Feriendialyse ist in ihrem Erholungswert für den Heimpatienten nicht
zu unterschätzen. Die Heimdialyse stellt das preiswerteste
Dialyseverfahren dar, besonders dann, wenn man den Wegfall der
bei den anderen Behandlungsarten anfallenden zusätzlichen
Transportkosten berücksichtigt. Diese Kosten werden von uns
Ärzten immer wieder unterschätzt, da wir nicht mit ihnen konfrontiert werden. So verursachten z.B. unsere Zentrumspatienten
aus der unmittelbar benachbarten Stadt Bergisch-Gladbach im
Jahre 1980 ca. 12.000,-- DM an Taxikosten.

Vergleich der verschiedenen Dialyseformen

Der Vergleich der verschiedenen Dialyseformen ergibt zwanglos
als Resultat, daß bei richtiger Auslegung der geforderten
Voraussetzungen alle beschriebenen Behandlungsarten ihren Platz
bei der Versorgung unserer Patienten einnehmen können und müssen. Jedes Verfahren hat seine speziellen Aufgaben und damit
seine speziellen Patienten und ist insofern auch adäquat und
ökonomisch. Inadäquat und damit auch unökonomisch wäre somit
nur eine Behandlung, bei der Patienten mit der falschen, ihrer
somatischen und psychischen Verfassung nicht entsprechenden
Therapieform behandelt werden.

In welcher zahlenmäßigen Relation lassen sich die Patienten auf
die einzelnen Behandlungsformen verteilen? Hierzu gibt es leider z.Z. keine auch nur annähernd befriedigende Antwort. Schon
der Eindruck, daß sich der Anteil der Heimdialysepatienten in
verschiedenen Ländern in den letzten Jahren deutlich vermindert
hat und nur noch in Großbritannien gleichbleibend hoch ist, ist
nur teilweise richtig (Abb. 2). Bezieht man nämlich die Heimdialysepatienten auf Patienten pro 1 Mio. Einwohner, so ergibt
sich, daß diese Zahl in den einzelnen Ländern erstaunlich parallel läuft und in den letzten Jahren in etwa gleich bleibt
(Abb. 3-6). Lediglich in der Schweiz und in Großbritannien
steigt die Zahl der Heimpatienten absolut gesehen noch leicht
an. Das Absinken der Heimdialyse in den USA ist ebenfalls nur
relativ, da die Gesamtzahl der Dialysepatienten stark gestiegen
ist.

Bemerkenswert erscheint auch die Tatsache, daß der mit über
60% immer noch sehr hohe relative Anteil der Heimdialyse in
Großbritannien überwiegend dadurch zustande kommt, daß die Gesamtzahl der Dialysepatienten dort im Vergleich zu anderen Ländern gering ist; die absolute auf die Einwohner bezogene Heim-
patientenzahl liegt durchaus im Rahmen anderer Länder.

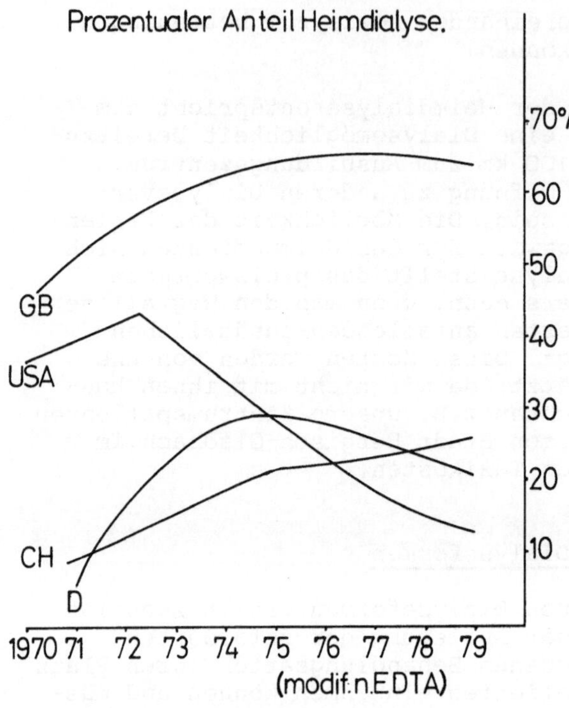

Abb. 2. Prozentualer Anteil
der Heimdialysetherapie in
Großbritannien, USA der Schweiz
und der BRD von 1970-1979.
Nach (2)

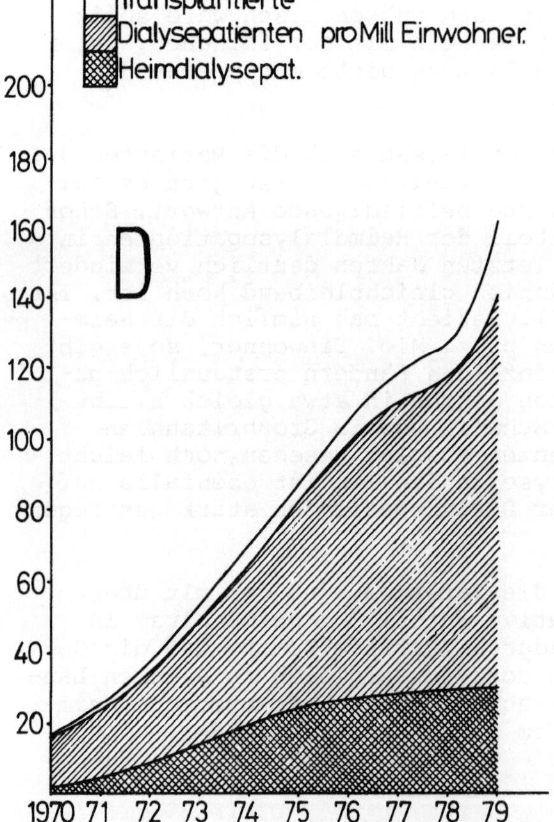

Abb. 3. Entwicklung der mit
Transplantation, Dialyse insgesamt und Heimdialyse behandelten Patienten in der BRD
von 1970-1979. Nach (2)

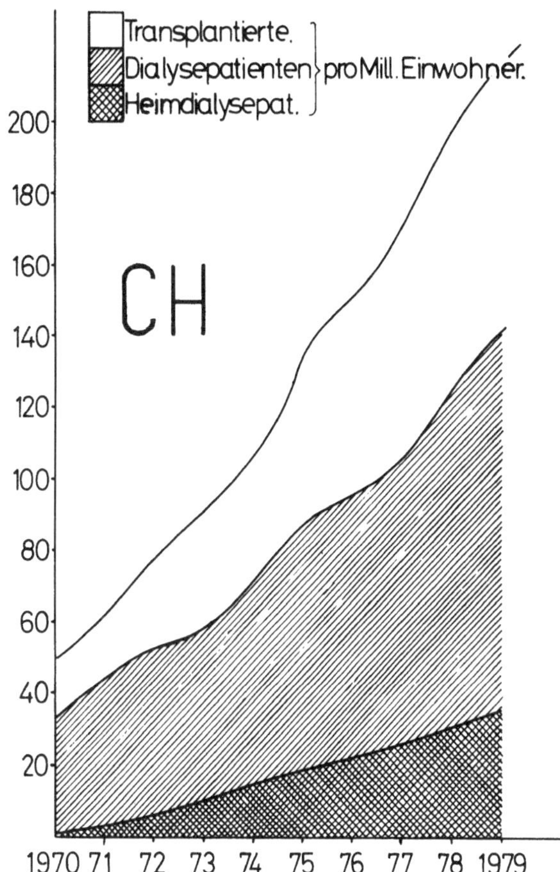

Abb. 4. Entwicklung der mit Transplantation, Dialyse insgesamt und Heimdialyse behandelten Patienten in der Schweiz von 1970-1979. Nach (2)

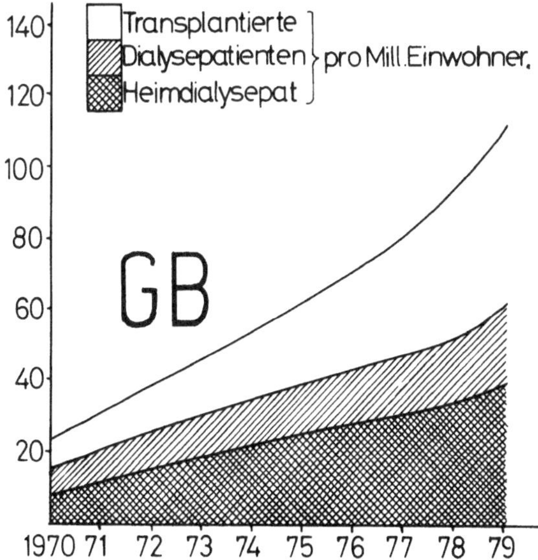

Abb. 5. Entwicklung der mit Transplantation, Dialyse insgesamt und Heimdialyse behandelten Patienten in Großbritannien von 1970-1979. Nach (2)

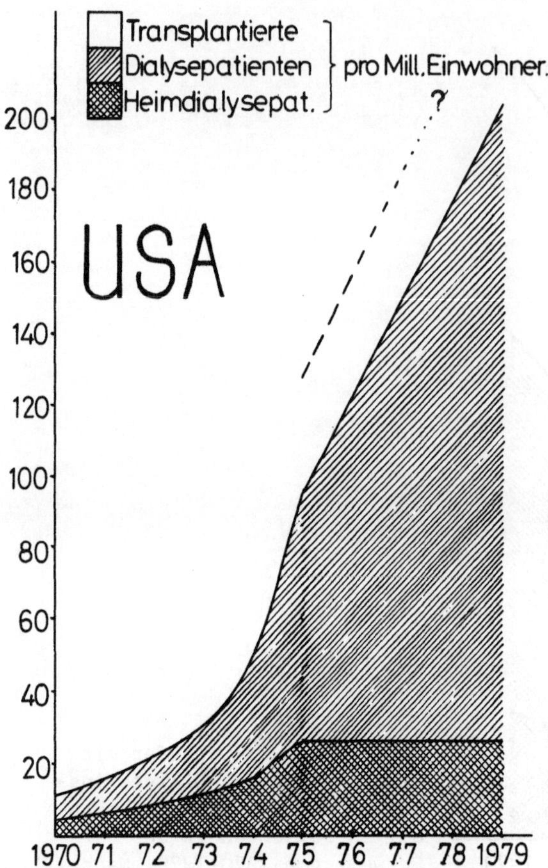

Abb. 6. Anteil der mit Transplantation, Dialyse insgesamt und Heimdialyse behandelten Patienten in den USA 1970–1977 (Transplantationszahlen geschätzt)

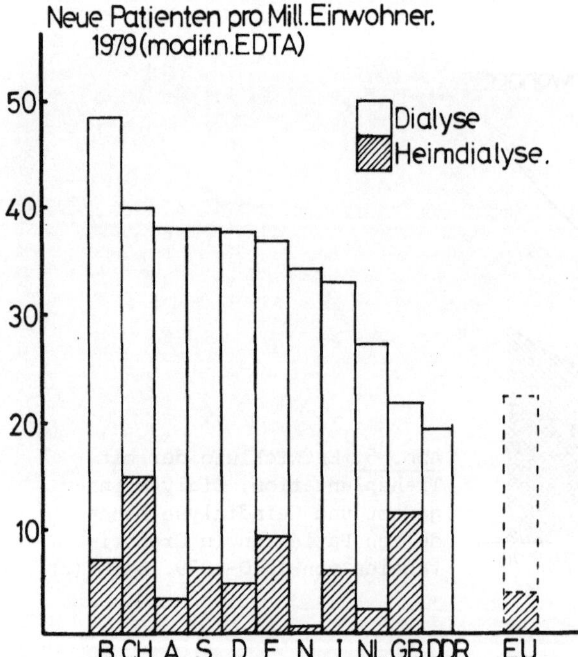

Abb. 7. Anteil der in verschiedenen europäischen Ländern und in Europa 1979 neu mit Dialyse insgesamt bzw. mit der Heimdialyse behandelten Patienten. Nach (2)

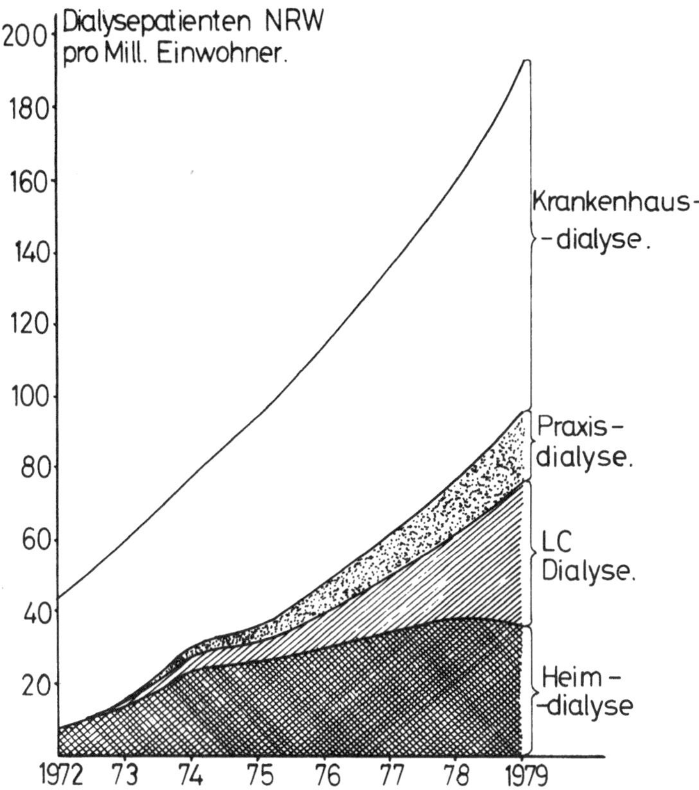

<u>Abb. 8.</u> Anteil der mit Krankenhausdialyse, Praxisdialyse, Limited-care-Dialyse und Heimdialyse versorgten Patienten in Nordrhein-Westfalen 1972 - 1979. (Nach statistischen Erhebungen des Ministers für Arbeit, Gesundheit und Soziales des Landes Nordrhein-Westfalen)

Man könnte aus diesen Zahlen den Eindruck gewinnen, daß der Anteil der pro 1 Mio. Einwohner mit der Heimdialyse versorgbaren Patienten einigermaßen feststeht und um 20-40/1 Mio. Einwohner schwankt. Dies kann z.T. mit der Tatsache erklärt werden, daß bei Aufnahme von mehr Patienten in ein Dauerdialyseprogramm und dem damit zur Verfügung stehenden reichlicherem Platzangebot vorwiegend Patienten hinzukommen, die nicht für eine Heimdialyse geeignet sind und deshalb in andere Dialyseformen übernommen werden müssen, oder anders ausgedrückt, daß die absolut mögliche Zahl von Heimpatienten bereits jetzt versorgt wird.

Diese Erklärung befriedigt nur zum Teil. Wenn in der BRD die Zahl der neu in die Heimdialyse übernommenen Patienten 1979 nach der EDTA-Statistik auf 4/1 Mio. Einwohner und damit auf 10% der neuen Patienten gesunken ist, dann müssen hierfür andere zusätzliche Gründe gesucht werden (Abb. 7). Hier sind zu nennen die großen, mittlerweile zur Verfügung stehenden Behandlungskapazitäten in Klinik, Praxis und Limited-care-Dialyse, die eine auch für den Arzt und die gesamte Organisation recht aufwendige Heimdialyse überflüssig machen könnten, wie die Verhältnisse in Nordrhein-Westfalen verdeutlichen können (Abb. 8).

Aber auch die Zurückhaltung der Patienten muß erwähnt werden,
die die geforderte Eigenleistung und Mithilfe der Familie heute
weniger gern als früher erbringen, vor allem, wenn sie nicht
fachgerecht über die Vor- und Nachteile der Heimdialyse aufge-
klärt werden.

Es wäre ein nicht vertretbarer Verlust für das Angebot an Dialyseformen, wenn die Heimdialyse in Zukunft ihre Bedeutung aus
z.T. nicht medizinischen Gründen verlieren würde. Ein Verlust
nicht nur aus ökonomischen Gründen, sondern auch deshalb, weil
dieses Verfahren für die geeigneten Patienten, deren Anteil ich
immer noch auf über 20 % schätze, einen sonst nicht erreichbaren Grad an Rehabilitation ermöglicht.

Über die Möglichkeiten, der Heimdialyse den notwendigen Anteil
zu erhalten, kann hier nicht ausführlich diskutiert werden.
Neben einer frühzeitigen Aufklärung des Patienten noch in der
Prädialysephase, einem intensiven Training unabhängig, ob später eine Heim- oder Limited-care-Dialyse geplant ist, und einer
weiteren Verbesserung der organisatorischen Betreuung sollte
auch einmal überlegt werden, ob man dem Dialysepartner für die
bei der Heimdialyse geleistete Arbeit nicht eine gewisse finan-
zielle Honorierung anbieten kann.

Die Stellung der Limited-care-Dialyse ist z.Z. in der BRD nicht
einheitlich wiederzugeben: In Nordrhein-Westfalen wurden Ende
1979 erst 21% aller Patienten hiermit versorgt, in Hessen 1
Jahr später 36%, in Rheinland-Pfalz 29%. Die Statistik aus
Berlin vom Februar 1980 könnte Anhaltszahlen dafür liefern,
in welcher Relation man sich in Zukunft die verschiedenen Dialyseformen vorstellen könnte: Dort wurden bei einer sehr hohen
Gesamtversorgung von 266 Patienten/1 Mio. Einwohner 30% der
Kranken im Zentrum, 48% in einer Limited-care-Einrichtung und
22% in der Heimdialyse versorgt. Es bleibt abzuwarten, wie sich
diese Relationen auch unter dem Einfluß der neu hinzukommenden
CAPD entwickeln werden.

<u>Zusammenfassung</u>

Die Patientenzahlen werden in den nächsten Jahren weiter ansteigen. Zu ihrer Versorgung wird ein gegliedertes Behandlungssystem benötigt, das jedem Patienten die für ihn geeignete
Therapieform anbietet, entweder als Zentrumsdialyse in Klinik
oder Praxis, als Limited-care-Dialyse oder als Heimdialyse
(Abb. 9). Wenn diese Behandlungsformen fachgerecht durchgeführt
werden, sich gegenseitig austauschen und jeden Patienten in die
ihm angemessene Therapie einstufen, dann wird es möglich sein,
auch eine größere Patientenpopulation adäquat und damit ökonomisch vertretbar zu behandeln.

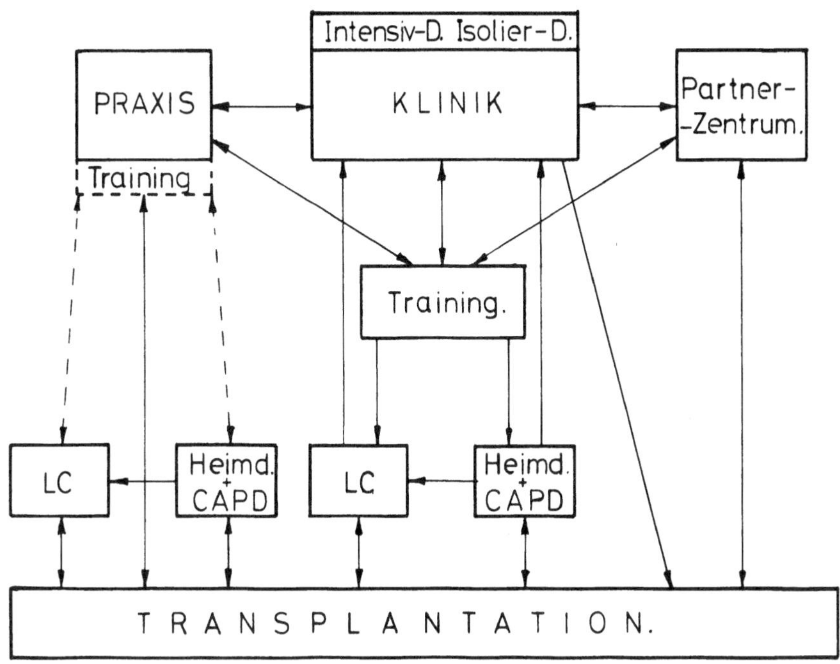

Abb. 9. Schema einer gegliederten Versorgung der Dialysepatienten

Literatur

1. Arbeitsgemeinschaft für klinische Nephrologie (1979) Empfehlungen zur Struktur nephrologischer Abteilungen und zur Organisation der Dauerdialyse. Mitteilungen der Arbeitsgemeinschaft für klinische Nephrologie 8:181-187
2. Brynger H, Brunner FP, Schantler C et al. (1980) Combined report on regular dialysis and transplantation in Europe, X , 1979. Proc Eur Dial Transplant Assoc 17:4-84
3. Renner E, Streicher E (Hrsg) (1980) Grenzen der Dialysebehandlung. Springer, Berlin Heidelberg New York
4. Wing AJ, Brunner FP, Brynger H et al. (1978) Combined report on regular dialysis and transplantation in Europe, VIII, 1977. Proc Eur Dial Transplant Assoc 15:2-76

Diskussion

Schoeppe: Ich bin der Meinung, daß sich die Problematik des Vortrags von Herrn Finke so mit dem nächsten Beitrag von Herrn Heinze verzahnen wird, daß wir die Diskussion beider Vorträge anschließend gemeinsam vornehmen sollten.

Abb. 1. Schema einer regionalen Versorgung der Dialysepatienten

Literatur

Diskussion

Der Stellenwert der Hämodialyseform
in der psychosozialen Umwelt des Patienten

V. Heinze, B. Franke und L. Sträßle

Auf diesem Workshop war eineinhalb Tage lang von Möglichkeiten
zur Optimierung der heutigen Verfahren sog. extrarenaler Entschlackung die Rede. Unter dem Thema "adäquate Dialyse" diskutierten wir bemerkenswerte Variationen der herkömmlichen Techniken. In der Regel bemühen wir zum Beleg der Wirksamkeit unserer Methoden auch den Hinweis auf Rehabilitationszahlen, wobei
gewöhnlich berufliche Rehabilitation gemeint ist als - wie wir
sagen - härtester Indikator einer gelungenen Krankheitsbewälti-
gung.

Beschreibt aber die medizinisch-technisch geglückte, nach den
Wertvorstellungen unserer Gesellschaft zweckmäßige "Instand-
setzung" eines Patienten für die Rückkehr in den Arbeitsprozeß
oder zu vergleichbaren Tätigkeiten tatsächlich befriedigend das
Ergebnis therapeutischen Bemühens? Endet unser ärztlicher Auf-
trag, wenn wir den Patienten in kreislaufstabilem Zustand, mit
respektablen Retentionswerten harnpflichtiger Substanzen trotz
erstaunlich kurzer Behandlungszeit, mit einem Hämoglobin um
8 g/dl und ohne nennenswerte Zeichen von Neuropathie oder Osteopathie in eine Umwelt entlassen, die in Leistungsdenken gefan-
gen allzu oft herzlich wenig mit ihm anfangen kann oder will,
und ihn wahrscheinlich am liebsten als Rentner - ggf. mit so-
zialamtlicher Unterstützung - in finanziell einigermaßen gesicherten Verhältnissen aufgehoben sähe? Können wir den Anspruch,
adäquat zu dialysieren, aufrecht erhalten, wenn z.B. ein Patient
seine Empfindungen zur Behandlung in die Worte faßt: " It main-
tains a powerful, almost frightening hold on my life ... and
yet I find it impossible to make friends with the monster" (2),
oder wenn mit Blick auf einen anderen Patienten, der für sich
eine Therapie mit der künstlichen Niere abgelehnt hatte - halb
bedauernd, halb zustimmend - geäußert wurde: "So that he may
die in peace, and not in pieces." (3)?

Zur Frage, ob und inwieweit sich die psychosoziale Situation unserer Patienten durch die verschiedenen Formen der Hämodialyse
adäquat beeinflussen läßt, möchte ich Ihnen einige Beobachtungen
und Überlegungen vortragen. Dabei werde ich meine Ausführungen
bezüglich der "psychosozialen Umwelt" auf die Patienten selbst,
ihre Lebenspartner und das Dialysepersonal beschränken, bezüglich der "Hämodialyseform" vorzugsweise auf Zentrums- und Heimdialyse abheben, da zur Limited-care-Dialyse und zur Langzeit-
behandlung mit neueren alternativen extrakorporalen Behandlungsverfahren (Hämofiltration, Hämodiafiltration) und ihren psychosozialen Auswirkungen noch keine einschlägigen Mitteilungen vorliegen.

Wesentliche Teile meiner Darstellung basieren auf Ergebnissen
eines Forschungsauftrags zur psychosozialen Rehabilitation terminal chronisch Nierenkranker, welche die Diplompsychologen
Frau Dr. Franke und Herr Sträßle 1975-1978 in Freiburg erarbeiteten (10,11). Methodische Einzelheiten der umfangreichen Er-
hebungen bitte ich den Originalarbeiten zu entnehmen.

Situation des Dialysepatienten

Zunächst zur psychosozialen Situation des Dialysepatienten
selbst. Jeder Kranke benötigt in irgend einer Weise die Hilfe
seiner Umgebung, gerät somit wie ein Kind in Abhängigkeit von
Mitmenschen, z.B. aus Familie, Freundeskreis, von Ärzten oder
Schwestern. Der chronisch, also unheilbar Kranke muß sich darüberhinaus mit der ständigen Sorge vor unberechenbaren Ver-
schlimmerungen seines Leidens neben der bleibenden, wenn auch
absicherungsfähigen Minderung seiner Leistungsfähigkeit auseinandersetzen. Der terminal chronisch Nierenkranke schließlich
sieht sich in einer außergewöhnlichen Steigerung der psychischen Last ständig mit dem Tod konfrontiert, "living on borro-
wed time" (1).

Wir Außenstehende übersehen und unterschätzen allzu leicht, daß
er die immer wiederholte Dialyse nicht nur durchgeführt bekommt bzw. selbst vornimmt, sondern erlebt und erleidet, also
emotional zu verarbeiten hat. Hinzu kommt eine Reihe weiterer
Belastungsfaktoren: dauernde Erwartungsangst vor Zwischenfällen,
die Frustration fundamentaler Bedürfnisse im Vital- und Sexual-
bereich, verunstaltende Veränderungen seines körperlichen Er-
scheinungsbilds, grundlegende Umstellungen der Lebensweise,
Freiheitsverluste durch Beschränkung gesellschaftlicher und be-
ruflicher Aktivitäten nicht zuletzt mangels Zeit, Zerstörung
von Zukunftsplänen, Verlust von Arbeitsplatz, Kollegen, Einkommen und sozialem Status sogar innerhalb der Familie, und nicht
zuletzt auch das schuldhaft erlebte Gefühl, die berechtigten
Erwartungen des Lebenspartners und anderer Personen seines sozialen Umfelds nicht oder nicht mehr angemessen erfüllen zu
können (6).

Als wesentliche Streßreaktionen werden Ängste, häufig maskiert
in Form psychosomatischer Erscheinungen, wie Schlafstörungen,
Unruhe, Nervosität (7), vor allem Deprimiertheit mit Beeinträch-
tigung des Selbstwertgefühls, Hoffnungslosigkeit bis hin zu erheblich verstärkter Suizidalität (4) und Aggressivität nachgewiesen, die sich meist gegen die soziale Umwelt richtet und deshalb auch klinisch so bedeutsam ist, weil sie aus der Furcht,
Unterstützung und Hilfe zu verlieren, meist nicht geäußert, sondern verleugnet oder in schwer durchschaubaren psychosomati-
schen Erscheinungen wie Herz- oder Kopfschmerzen ausgedrückt
wird. Auffälligkeiten im Verhalten,z.B. Nichteinhalten des medizinisch verordneten Regimes, Rückzug aus sozialen Aktivitäten
bis hin zur Beziehungsisolierung und zum "sozialen Tod" (12)
kommen hinzu.

Wie die Patienten diese enormen Belastungen bewältigen, wird
von ihren Persönlichkeitsgegebenheiten (Intelligenz, psychoemo-
tionale Stabilität, Fähigkeit zur Offenheit, d.h. Schwächen,
Ängste, Bedürfnisse zu verbalisieren, Grad des Unabhängigkeits-
strebens) ebenso bestimmt wie von bewußten Bewältigungsmechanismen und der Verfügbarkeit unbewußt ablaufender Abwehrstrategien abhängen, deren Erkennung als Projektion, Verschiebung,
Hypochondrie usw. uns Klinikern ja häufig so schwer fällt und
die wir gerne als inszeniert mißverstehen. Aber auch Lernvor-
gänge, Lebenserfahrungen, religiöse Bindungen und nicht zuletzt
das Lebensalter tragen dazu bei, wie der Einzelne mit der Belastung fertig wird. So hat z.B. die Erfahrung, daß ältere Patienten sich oft mit erstaunlicher Gelassenheit der chronischen
Dialyse anzupassen vermögen, sehr zur Ausbreitung der "Alten-
dialyse" beigetragen. Als sehr wesentlichen, weil auch von
außen beeinflußbaren Faktor zur Bewältigungshilfe füge ich günstige interpersonelle Beziehungen in Familie, im sonstigen sozialen Umfeld wie auch ganz besonders am Dialyseplatz hinzu.

In der Zentrumsdialyse genießt der Patient den Vorteil, Durchführung und Verantwortung der Therapie Fachkräften überlassen
zu können. Er zahlt mit einem hohen Maß an Abhängigkeit, muß
sich An- und Abreise, starre Dialysezeiten und -regimes, häufigen Wechsel des Personals, den organisatorischen Schematismus
des betreffenden Instituts gefallen lassen und sieht sich un-
mittelbarer und häufiger mit Zwischenfällen konfrontiert. Entsprechend kennzeichnen ausgeprägte Ängste sein Krankheitserle-
ben. Prüft man seine Selbstwahrnehmung, so zeigt sich eine
starke Neigung, Schwierigkeiten und Schwächen zu dissimulieren,
quasi einen guten Eindruck zu hinterlassen. Entsprechend beschreiben sich diese Patienten als beherrscht, nicht zu Aggressionen neigend, belastbar, voll Selbstvertrauen - ganz im Kontrast zu ihrer tatsächlichen Lebenssituation. Affektiv reagieren sie stark mit deutlichen Zeichen von Belastetheit.

Bei den Zentrumsdialysepatienten nehmen im Verlauf der Behandlung die Hinweise psychischer Belastung und mangelnden Selbst-
bewußtseins zu, Belastbarkeit und Frustrationstoleranz lassen
nach, ihre Depressivität steigt. Aus der Sicht ihrer Lebenspartner erwerben sie sich im Laufe der Zeit durchaus unerwünschte
Eigenschaften wie Verschlossenheit, Eigensinnigkeit und soziale
Impotenz.

Die Heimdialyse bietet dem Patienten selbst zahlreiche Vorzüge:
das Gefühl einer gewissen Souveränität im Umgang mit der künstlichen Niere läßt die Dialyseprozedur weniger furchterregend
erscheinen. Das Gerät kann fast als persönlicher Besitz, als zu
ihm selbst gehörig empfunden werden. Medizinische und technische
Komplikationen sind seltener. Zeitliche Variationsmöglichkeit
fördert die berufliche Wiedereingliederung. Stärkere Präsenz in
der häuslichen Umgebung vermindert die Gefahr allzu starker Isolation. Erkauft werden diese Vorteile allerdings mit einer erheblichen Mehrbelastung für den Partner und die übrige Familie.

In der Selbstwahrnehmung sieht sich der Heimdialysepatient anfänglich ganz ähnlich wie der Zentrumsdialysepatient. Er ge-

langt aber allmählich zu stärkerer Durchsetzungsfähigkeit und
Ausgeglichenheit. Demgegenüber stellt sein Partner in der Fremd-
wahrnehmung zunehmend Minderung der Selbstbeherrschung, dominan-
tes, unkontrolliertes und sozial weniger potentes Verhalten
fest. Heimdialyseehen wirken auf den Außenstehenden gerne als
unter dem Zwang der ungewöhnlichen gemeinsamen Aufgabe vorbild-
lich gefestigt und gereift. Dieser Eindruck darf nicht darüber
hinwegtäuschen, daß der Patient in vielen Fällen unter dem Gefühl seiner Abhängigkeit vom Partner aggressive Empfindungen
massiv unterdrückt, um die Beziehungen zu seinem Angehörigen
nicht aufs Spiel zu setzen (15).

Erlauben Sie an dieser Stelle einen kurzen, zugegebenermaßen
spekulativen Blick auf die Limited-care-Dialyse. Sie scheint
ein idealer Kompromiß zwischen Zentrums- und Heimdialyse zu
sein. Der Patient, sein Partner und die Familie werden wesentlich entlastet. Die "Do-it-yourself"-Komponente der Heimdialyse
wird, die Souveränität des Patienten fördernd, zumindest partiell übernommen.

Ob aus psychosozialer Sicht tatsächlich dauerhafte Vorteile für
den Patienten und seine Umgebung gewonnen werden, bleibt abzuwarten und kritisch zu prüfen. Denn in der Limited-care-Dialyse
gerät der Patient wieder in stärkere Abhängigkeit von Institutionen, Personal und Organisation. Personalmangel könnte Ein-
buße an zeitlicher Freizügigkeit nach sich ziehen. Mancher nach
außen stabil wirkende Limited-care-Patient betreibt keine Heimdialyse, weil der Partner diese Belastung ablehnte oder nicht
länger tragen wollte, so daß der Kranke nun mit dem Gefühl fertig werden muß, abgeschoben zu sein. Hinzu kommen Schwierigkeiten unter den Patienten wie auch zwischen Patienten und Personal durch die unvermeidbare Tatsache, daß den verschiedenen
Patienten in Abhängigkeit von deren unterschiedlicher Selbstän-
digkeit ein unterschiedliches Maß an Zuwendung entgegengebracht
werden muß, so daß unter dem Reizwort "Ungerechtigkeit" nicht
selten ein zäher psychologischer Kleinkrieg der Beteiligten
entsteht. Lassen wir dabei nicht außer acht, daß sich solche
Vorgänge ohne oder unter nur sehr begrenzter ärztlicher, ge-
schweige denn psychologisch aufmerksamer Präsenz abwickeln!

Kommen wir zur psychosozialen Situation des Lebenspartners des
chronischen Dialysepatienten. Lange Zeit wurde übersehen, daß
unter der chronischen Dialyse neben dem Patienten selbst auch
sein Lebenspartner und seine Familie ähnlichen Belastungsein-
flüssen ausgesetzt ist: Abhängigkeit von der Lebensgestaltung
des Patienten und seines Behandlungsprogramms, das permanente
Gefühl räumlich, zeitlich und auch psychisch gebunden und in
der eigenen Unabhängigkeit beschnitten zu sein, Angst vor Komplikationen und dem frühen Tod des Partners, Unsicherheiten
und Ängste vor der Zukunft, Verlust an Freizeit- und Genußmög-
lichkeiten, Frustration von Bedürfnissen, Änderungen der sozialen Gegebenheiten wie Verlust an Einkommen, sozialem Prestige
u.a. - insgesamt also ganz ähnliche Stressoren wie beim Patienten. Diese Vorgänge spielen sich zudem nicht mehr im Rahmen von
Großfamilien ab, sondern treffen die heutige Kernfamilie, die
darauf nicht vorbereitet ist (14).

Gerade an Heimdialysepartnern wurden diese Probleme deutlich.
Sie reagierten mit Ängsten, massiven Depressionen, Aggressionen bis zu Haßgefühlen, welche aber i. allg. sehr schuldbewußt
erlebt, so weit wie möglich unterdrückt und durch um so inten-
sivere Nähe und Fürsorglichkeit kompensiert werden (16). Kon-
flikte werden meist nicht ausgetragen, sondern verleugnet. In
der Familie zwingt die Krankheit besonders des männlichen Patienten oft zu Rollen- und Funktionswechsel. So z.B. übernehmen
Frauen die Entscheidungsgewalt und damit die dominierende Rolle
des Mannes, eine Veränderung, die vom Patienten als entwürdi-
gend, vom Partner als belastend erlebt wird.

Übernimmt der Lebensgefährte auch die Aufgabe des Dialysepart-
ners, muß er sich einer Tätigkeit stellen, die allein zeitlich
mehr als eine halbe übliche Wochenarbeit ausmachen kann, evtl.
neben sonstiger Zuverdienstnotwendigkeit. Unfreiwillige Isolation, sozialer Rückzug dem Patienten zuliebe ist die Folge.
Dies erwartet wie selbstverständlich auch die Gesellschaft ohne
Rücksicht und auf Kosten der eigenen Wünsche und Bedürfnisse
des Partners.

Eine Fülle psychosomatischer Erscheinungen bei Partnern von Dialysepatienten signalisieren unausgetragene intrapsychische bzw.
interpersonelle Spannungen. Nervosität, Unfähigkeit sich zu ent-
spannen, Kopfschmerzen, Schlafstörungen, Herz- und Magenbeschwer-
den sogar eine überdurchschnittliche Anfälligkeit für Infekte
(11), regelmäßige Einnahme von Schmerzmitteln in fast 35%, von
Psychopharmaka in 25% der Heimdialysepartner (11) wurden regi-
striert. Die Betroffenen erleben sich selbst als belastet,
selbstunsicher, minderwertig und rücksichtsvoll-tolerant in
einem Maße, das Berechtigung gibt, sie als "zweiten Patienten"
zu betrachten und in die therapeutischen Überlegungen einzube-
ziehen (8)!

Stellt man die Selbstwahrnehmungen der Lebenspartner von Zen-
trums- und Heimdialysepatienten gegenüber, so entwickeln erste-
re im Laufe der Zeit mehr und mehr Bereitschaft sich anzupassen,
rücksichtsvoll und verständnisvoll zu sein, letztere zeigen eine wachsende Selbstbehauptungsfähigkeit mit der Möglichkeit,
eigene Bedürfnisse vergleichsweise stärker durchzusetzen. In
der Sicht der Patienten verlieren die Partner an Attraktivität
und Anpassungsbereitschaft. Zentrumsdialysepatienten behalten
diese Einschätzung ihrer Partner bei, Heimdialysepatienten erleben sie mit der Zeit depressiver, weniger dominant und kontrolliert.

Situation des Dialysepersonals

Daß die Langzeitbetreuung eines Patienten mit einer derart appa-
rategebundenen Behandlungsmethode wie der extrakorporalen Hämodialyse für die Mitarbeiter der Dialysegruppe Belastungen und
emotionale Probleme aufwirft, wurde erstaunlich lange übersehen.
Hauptsächliche Stressoren sind die enge emotionale Bindung zwischen Patient und Personal als Folge der langjährigen Zusammenarbeit, die geradezu "fötusartige" Abhängigkeit des Patienten,

auch hier die ständige Konfrontation mit Tod und Verlust vertrauter Personen und die ungewöhnliche Verantwortung mit dem Risiko tödlicher Folgen durch Fehler in der Überwachung des Dialysevorgangs. Die Reaktionen reichen von übermäßiger Zuwendung (overprotection) bis zu dem Bedürfnis, sich von dem Patienten schroff zu distanzieren, um sich so vor "emotionaler Ansteckung" zu schützen (5).

Viele Schwestern ertragen diese intensive Dauerbelastung über Jahre schwer. Zweifel am Sinn und Erfolg ihrer Arbeit kommen hinzu. Ängste, Enttäuschungen, Unzufriedenheit und Resignation führen zu unverhältnismäßig hohen Krankmelde- und Fluktuationsraten auf Dialysestationen (5). Permanente Konfrontation, Auseinandersetzung mit Problemen der Patienten, Sterben und Tod rufen als psychische Reaktionen Angst, Depressionen und Aggressivität hervor (5,18).

Entsprechende Untersuchungen zeigten, daß auch beim Dialysepersonal Verleugnung als Abwehrmechanismus am häufigsten angetroffen wird. Mit welchen z.T. unbewußt unrealistischen Erwartungen die Mitarbeiter einer Dialysegruppe häufig den Patienten gegenüberstehen, hat Perry anschaulich in die "Gebote" gefaßt (17):

"Thou shalt come to the hospital twice weekly for dialysis.
Thou shalt observe dietary restrictions.
Thou shalt not drink more than 1000 cc./day
Thou shalt take your medication as ordered.
Thou shalt not speak of death.
Thou shalt be joyous and thankful for this machine.
And, if you follow my commandments, I shall give you life."

Die Frage, ob die skizzierten psychosozialen Probleme des chronischen Dialysepatienten und seiner Umgebung durch klinisch-technisch adäquate Dialyse beseitigt oder zumindest gemildert werden können, muß nach dem heutigen Stand des Wissens verneint werden. Optimale Dialyse schafft wünschenswerte Voraussetzungen für eine günstigere Bewältigung der psychosozialen Belastungen, gewährt allein aber keine Garantie gegen das Auftreten der beschriebenen Stressoren und nachfolgenden Reaktionen. Aus psychosozialer Sicht bedeutet nur klinisch-technisch optimierte Hilfe also noch nicht "adäquate" Dialyse.

Bewältigung der psychosozialen Problematik

Lassen Sie mich abschließend in Kürze einige Maßnahmen nennen, die zur Bewältigung der psychosozialen Problematik unserer Patienten und ihres Umfelds geeignet erscheinen.

Bewährt hat sich ein vorbereitender Dialyseunterricht in der Phase vor Erreichen der Dialysepflichtigkeit. Hier können Patient und Partner noch unbelastet von den praktischen Dialyseerfordernissen in das Gebiet der Behandlung eingeführt, Verbindungen zum Dialysepersonal wie auch ggf. zu einem facherfahrenen psychologischen Betreuer geknüpft und z.B. auch das für die Bewältigung psychischer Belastungen so wichtige offene Gespräch

geübt werden. Interessant ist der Vorschlag, erfahrene und entsprechend qualifizierte Dialysepatienten und/oder -partner nach
Art von Vertrauenspersonen zum Gedankenaustausch und als Beglei-
ter von Dialyseneulingen oder problematisch gewordenen Patienten heranzuziehen.

Bedauerlich wäre, wenn die Heimdialyse zugunsten der Limited-
care-Dialyse noch weiter zurückgedrängt würde. Denn unter tat-
sächlicher Beachtung der eben von Herrn Finke in so klarer Weise formulierten Voraussetzungen und beachtenswerten Anregungen
auch zur psychologischen und sozialen Stützung des Heimdialysepatienten und seines Partners (9) kann diese Form chronischer
Dialyse den unmittelbar Betroffenen helfen, die Probleme des
Lebens im Terminalstadium einer chronischen Urämie mit Eigenhilfe zu bewältigen und unter diesem Aspekt beispielhaft auch
auf die Zentrums- und Limited-care-Dialyse zurückwirken. Hoch
einzuschätzen ist erfahrungsgemäß auch der Umstand, daß gelun-
gener Abschluß einer Heimdialyseausbildung für die Dialysegruppe ein ausgesprochenes Erfolgserlebnis darstellt, die weitere
Betreuung dieser Patienten in ihrem heimischen Milieu ebenfalls
sehr positive Eindrücke hinterläßt und nicht zuletzt daß die
pädagogischen Anforderungen während der Ausbildung wesentlich
zur beruflichen, aber auch menschlichen Reife der Ausbilder beitragen können.

Der Einstellung der Dialysegruppe zur chronischen Dialyse kommt
für das psychosoziale Klima besondere Bedeutung zu: Es ließ
sich zeigen, daß Gruppen mit positiver Auffassung und der Überzeugung, dem Patienten durch die Therapie Möglichkeiten zu einem sinnvollen, produktiven und relativ glücklichen Leben zu
bieten, deutlich günstigere Behandlungsergebnisse erreichten
als solche, denen chronische Dialyse sinnlos und schrecklich
erschien (13).

Psychologisch geschulte Mitarbeiter sind von großem Nutzen unter der ausdrücklichen Voraussetzung, daß sie das Dialysemetier
angemessen übersehen, allen Mitgliedern der Dialysegruppe bekannt, von allen akzeptiert und daß sie verfügbar sind. Von
Kriseninterventionen abgesehen liegt ihre Aufgabe nicht in erster Linie in der direkten Arbeit am Patienten, Partner oder
an Angehörigen des Dialysepersonals, sondern in ihrem indirekten
Wirken über das Dialysepersonal, nämlich z.B. dessen Fähigkei-
ten zu fördern, psychosoziale Zusammenhänge zu begreifen, angemessene Konfliktbewältigung zu praktizieren und den nicht zu
vermeidenden Problemen offen gegenüber zu treten.

Schließlich sollten wir, die Dialyseärzte, uns nicht nur als
oberste "Dialysatoren" und Techniker mißverstehen. Vielleicht
müssen wir uns häufiger fragen, ob unsere Geschäftigkeiten in
technologischen und klinischen Fragen nicht auch eine Art Flucht
darstellen vor der schwer erträglichen psychosozialen Problematik in unserem Wirkungsbereich. Die Betroffenen der "geschlossenen Dialysegesellschaft" -Patienten, Partner, Dialyseteam -
erwarten von uns auch Verfügbarkeit für das zwischenmenschliche
Gespräch. Wenn die chronische Dialyse vor Jahren als "schwestern-
orientiertes Verfahren" apostrophiert wurde, so bezog sich dies

lediglich auf die praktische Durchführung der ärztlich ordinier-
ten und verantwortlich geführten Behandlung, auch im Bereich
von Limited-care-Dialysen.

Zusammenfassung

1. Der Dialysepatient, sein Lebens- und, im Fall der Heimdialyse, Dialysepartner wie auch das Dialyseteam haben sich ständig mit außergewöhnlichen psychosozialen Belastungen ausein-
   anderzusetzen.
2. Allein technisch-klinisch optimierte Dialyse vermag das Auftreten der Stressoren und nachfolgenden Reaktionen nicht zu
   verhindern.
3. Den verschiedenen Formen der chronischen extrakorporalen Hämodialyse - Zentrums-, Heim- und Limited-care-Dialyse - sind
   bei prinzipiell gleichen Grundgegebenheiten unterschiedliche
   Belastungsmomente eigen, die im Verlauf der Behandlung für
   die angemessene psychosoziale Betreuung auch der Lebenspartner und der Dialysegruppen berücksichtigt werden müssen.
4. Die Heimdialyse bleibt bei strenger Beachtung der heute gut
   definierten Voraussetzungen und Auswahlkriterien sowie einer
   gesicherten, an den besonderen Erfordernissen des Patienten
   und seines Partners orientierten psychosozialen Stützung
   ein attraktives Behandlungsverfahren, dessen weiterer Rück-
   gang zugunsten der Limited-care-Dialyse zu bedauern wäre.
5. Die psychosozialen Auswirkungen der Limited-care-Dialyse auf
   den einzelnen Patienten, die Gruppe der Patienten, deren
   Lebenspartner und das betreuende Dialyseteam sind bisher
   nicht untersucht.
6. Adäquate Dialyse erfordert neben der soweit wie möglich opti-
   mierten somatischen Behandlung zusätzlich die psychosozial
   stützende Begleitung der Patienten, deren Partner und des
   Dialyseteams, wenn, um mit einer Abwandlung des eingangs erwähnten Zitats zu schließen, chronische Dialyse "living in
   peace" und nicht "dying in pieces" bieten soll.

Literatur

1. Abram HS (1968) The Psychiatrist, the treatment of chronic renal failure and the prolongation of life: I. Am J Psychiatry 124:1351
2. Abram HS (1970) Survival by machine: the psychological stress of chronic hemodialysis. Psychiatry Med 1:37
3. Abram HS (1972) Psychological dilemmas of medical progress. Psychiatry
   Med 3:51
4. Abram HS, Moore GL, Westervelt FB (1971) Suicidal behavior in chronic
   dialysis patients. Am J Psychiatry 127:1199
5. Armstrong SH (1977) The psychologist's place in chronic in-center hemodialysis. Dial Transplant 6:54
6. Balck FB, Aronow B, Bredehöft J, Dvorák M, Meins W, Speidel H (1981)
   Betrachtungen zur Psychopathologie der chronischen Niereninsuffizienz.
   Therapiewoche 31:1001
7. Czaczkes JW, Kaplan 'De-Nour A (1980) Chronic hemodialysis as a way of
   life. Brunner/Mazel, New York
8. Ebra G, Toth JC (1972) Chronic hemodialysis. Some psychological and
   rehabilitative considerations. Rehabil Lit 33:2

   9. Finke K (1981) Stellenwert der Hämodialyseform in der Versorgung termi-
      nal Nierenkranker. 7. Dialyseärzte Workshop 1981. (Hrsg) Streicher,
      Springer Berlin-Heidelberg-New York : 337-346
  10. Franke B (1980) Zur psychosozialen Situation chronisch nierenkranker
      Patienten und ihrer Partner. Eine testpsychologische Querschnitts- und
      Verlaufsanalyse unter besonderer Berücksichtigung der Interaktion.
      Phil. Dissertation, Universität Freiburg
  11. Franke B, Sträßle L, Heinze V (1978) Psychosoziale Rehabilitation ter-
      minal chronisch Nierenkranker. Rechenschaftsbericht zum Sandoz-For-
      schungsauftrag
  12. Fripp EH (1977) Social death. An interactional deprivation. Dial Trans-
      plant 6:19
  13. Kaplan De-Nour A, Czaczkes JW (1971) Professional team opinion and
      personal bias - a study of a chronic hemodialysis unit team. J chron
      Dis 24:533
  14. Kessel M (1971) Medizinische, psychologische und sozioökonomische As-
      pekte der Heimdialysebehandlung. In: (Hrsg) v Dittrich P, Skrabal F,
      Bindernagel C Aktuelle Probleme der Dialyseverfahren und der Nierenin-
      suffizienz. IV. Innsbrucker Symposion. Friedberg 44-49
  15. Mass M, Kaplan De-Nour A (1975) Reactions of families to chronic hemo-
      dialysis. Psychother Psychosom 26:20
  16. Maurin J, Schenkel J (1976) A study of the family unit´s response to
      hemodialysis. J Psychosom Res 20:163
  17. Perry FL (1974) The role of the nurse. Dial Transplant 3:24
  18. Vollrath P, Ferner H, Wertzel H, Ritz E (1977) Interaktionsverhalten
      zwischen Patienten und Schwestern auf einer Dialysestation. Eine test-
      psychologische Untersuchung. Inn Med 4:169

Diskussion

<u>Streicher</u>: Ich habe vor Jahren auch das Prinzip der Partnerstationen ver-
treten. Aus eigener Erfahrung bin ich davon völlig abgekommen. Diese Partner ohne fundierte nephrologische Ausbildung hängen bei der Versorgung der
Patienten in der Luft und der Kontakt zu dem früher von uns genannten
"Mutterzentrum" ist je nach Selbstgefühl des Partners oft sehr mäßig. Dies
bedeutet, die Patienten sind nicht optimal nephrologisch versorgt. Mir
scheint ein anderes Modell besser, nämlich die Einrichtung von Limited-
care-Zentren in kleinen Krankenhäusern, so wie es bei uns im süddeutschen
Raum praktiziert wird. In dieser Konstruktion ist dann sichergestellt,
daß die regelmäßige nephrologische Versorgung durch den Spezialisten erfolgen kann.

<u>Finke</u>: Ich gebe Ihnen hier recht, nur hätte ich große Bedenken, wenn durch
die Streuung dieser Limited-care-Zentren eine Konkurrenz zur Heimdialyse
entstehen würde. Die Heimdialyse ist meiner Meinung nach immer noch die
Dialyseform, die die Rehabilitation und die Bedürfnisse des Patienten am
ehesten adäquat lösen kann.

<u>Stiller</u>: Eine Bemerkung zum Vortrag von Herrn Heinze, mit der ich auch die
letzte Aussage von Herrn Finke unterstreichen will. Ich halte zwei Dinge
bei der Dauerdialysebehandlung für besonders wichtig: Der Patient soll soweit wie möglich die Verantwortung für seine Behandlung selbst übernehmen
und lernen, die Behandlung selbst zu kontrollieren. Der Patient sollte
außerdem lernen, die Zeit an der Maschine sinnvoll zu nutzen, damit er die

Dialysezeit nicht als verlorene Zeit empfindet. Eine längere Dialysezeit
bei mäßiger Effektivität ist nach meiner Meinung mit geringeren Belastungen
und Nebenwirkungen im Vergleich zu sehr kurzen Behandlungszeiten verbunden.

<u>Hampl</u>: Die von Herrn Heinze aufgezeigte Problematik ist für uns Ärzte be-
drückend. Wir können uns auf Grund der medizinisch zu leistenden Arbeit
kaum um das übrige Wohlergehen unserer Patienten kümmern. Dies trifft für
Ärzte, Schwestern und Pfleger zu. Man sollte das Arzt-Patienten-Verhältnis
bzw. das Schwestern-Patienten-Verhältnis neu überdenken und großzügiger kal-
kulieren, um eine Fließbandabfertigung zu verhindern. Zum zweiten sind die
beruflichen Entwicklungsmöglichkeiten besonders unserer heranwachsenden
Dialysekinder besorgniserregend. Sie bekommen keine Ausbildungsstätten.
Andererseits stehen uns keinerlei Mittel zu einer Beschäftigungstherapie
unserer Kinder zur Verfügung.

<u>Schoeppe</u>: Bei der Versorgung von Kindern ist es sicher notwendig, die pädia-
trischen Nephrologen mehr in das Gesamtsystem einzubinden. Nicht, daß die
Kinder in Einrichtungen, die vorwiegend auf die Behandlung von Erwachsenen
ausgerichtet sind, nicht behandelt werden können, das zeigt ja gerade Ihr
engagiertes Beispiel. Aber es fehlt einfach die "Infrastruktur" des Beschäf-
tigungstherapeuten, der seelische Probleme und Berufsfindung lösen hilft.
Man sollte aber auch nicht verkennen, daß gerade das letztgenannte Problem
auch eingebunden ist in die allgemeine Lage der Jugendarbeitslosigkeit. Aber
auch hier müssen die Pädiater auf das Minderheitenproblem dieser Patienten-
gruppe hingewiesen werden.
Außerdem glaube ich, daß wir zunehmende Schwierigkeiten im Schwesternbe-
reich haben werden. Das Berufsproblem des Dialysetechnikers scheint gelöst,
zumindest lösbar. Ärzte haben ihre Probleme gelöst. Es ist aber im Augenblick schon so, daß wir in großen Kliniken z.T. dringend benötigte Kapazi-
täten nicht mehr nutzen können, weil die Schwestern fehlen. Herr Heinze, Sie
haben sich schon lange mit diesem Problem befaßt: Wird es Möglichkeiten
einer fachspezifischen Berufsqualifizierung der Schwestern geben?

<u>Heinze</u>: Das Problem der Fachausbildung des Dialysepersonals ist noch nicht
gelöst. Im Augenblick bietet sich als praktikabelste Form der Weiterbildung
ein zweijähriger berufsbegleitender Kurs in Analogie zu ähnlichen, schon
etablierten Programmen, z.B. in der Intensivmedizin, an. Meine Gruppe hat
eben mit einem derartigen Kurs begonnen. Ich hoffe, in absehbarer Zeit hierzu Material und Informationen vorlegen zu können.

<u>Streicher</u>: Hier ist im Augenblick das Hauptproblem, daß die berufsbegleiten-
de Weiterbildung zur Fachschwester für Intensivmedizin auf staatlich anerkannten Richtlinien beruht und mit einem staatlich anerkannten Examen endet.
Dies können wir den Dialyseschwestern im Augenblick nicht bieten. Aus verständlichen psychologischen und auch berufspolitischen Problemen ist der
qualifizierte Abschluß jedoch der Anreiz für eine Weiterbildung. Wir haben
aus diesem Grunde die berufsbegleitende Weiterbildung unserer Dialyseschwestern in diesen staatlich anerkannten Kurs eingebunden. Meines Erachtens
schadet es auch dem Ausbildungsstand nicht, wenn im Rahmen dieses Kurses
den Dialysefachkräften auch eingehende Kenntnisse in der internistischen
Intensivmedizin vermittelt werden.

Der Stellenwert der CAPD
bei der Versorgung terminal Nierenkranker

G.M. Gahl

<u>Einleitung</u>

Die kontinuierliche ambulante Peritonealdialyse (CAPD) wurde
1976 von Popovich und Mitarbeitern zur Behandlung der terminalen Niereninsuffizienz vorgeschlagen. Bemerkenswerterweise wurde ein entsprechendes Abstrakt von der American Society of Artificial Internal Organs nicht als Vortrag angenommen. In der ersten Publikation durch die gleiche Arbeitsgruppe wurde wegen
des unverhältnismäßig hohen Peritonitisrisikos zunächst vor
einer breiteren Anwendung dieser Behandlungsmethode gewarnt
(20). Nach Modifikation der Technik durch Oreopoulos und Mitarbeiter (17) ließ sich jedoch dieses Risiko signifikant reduzieren, und bereits wenig später äußerte Oreopoulos in einem
Leitartikel in <u>Nephron</u> die Überzeugung, daß die CAPD in wenigen
Jahren die Behandlungsmethode der Wahl für die Mehrzahl aller
Dialysepatienten darstellen würde (18). Tatsächlich hat sich
diese erste praktikable Form der kontinuierlichen Dialyse seitdem rasch ausgebreitet.

Die längsten klinischen Erfahrungen mit der CAPD betragen bisher nur bei wenigen Patienten eben gerade 3 bis maximal 4 Jahre. Selbstverständlich ist diese Zeit zu kurz, als daß man ein
abschließendes Urteil über den Wert der CAPD abgeben könnte.
Aufgrund der immer noch bestehenden Unkenntnis der Urämiepatho-
genese und dem entsprechenden Fehlen objektiver, kurzfristig
zu ermittelnder Parameter für die Definition einer adäquaten
Dialysetherapie sind bisher grundsätzlich Langzeitstudien erforderlich, um den Nutzen oder Schaden einer bestimmten neuen
Behandlungsform zu klären. Somit hat jede Stellungnahme zum
Stellenwert der CAPD bei der Behandlung der terminalen Niereninsuffizienz zum gegenwärtigen Zeitpunkt nur einen vorläufigen
Charakter und kann bereits in 1-2 Jahren völlig überholt sein.

<u>Theoretische Faktoren, die den Wert der Behandlung bestimmen</u>

Theoretisch wird der Stellenwert der CAPD wesentlich von folgenden Faktoren abhängen:

1. der Indikationsstellung zur Dialyse, d.h. vor allem der evtl.
   weiteren Ausdehnung auf medizinisch noch kompliziertere und
   noch ältere Patienten, bzw. Aufgabe hier noch geltender Be-
   handlungsbeschränkungen;

2. der Verfügbarkeit alternativer Behandlungstechniken einschließlich der medizinisch-technologischen Infrastruktur;
3. technologischen Verbesserungen der CAPD, aber auch solchen
   der alternativen Techniken. So ist unbestritten, daß die
   Verträglichkeit der Hämodialyse in einzelnen Fällen in den
   letzten Jahren durch technische Modifikationen erheblich
   besser geworden ist (Beispiel: sequentielle Ultrafiltration
   und Dialyse, Bikarbonatdialyse);
4. der Einstellung der behandelnden Ärzte und des Pflegeperso-
   nals zur CAPD;
5. der Einstellung des Patienten und dessen Familie zur Heimdialyse; denn bei der CAPD handelt es sich um eine Sonderform der Heimdialyse. Es ist die Frage, ob eine ähnliche
   Entwicklung wie bei der Heimhämodialyse eintreten wird,
   die weltweit, besonders in den USA, seit Jahren rückläufig
   ist;
6. geographischen Gegebenheiten: Flächenstaaten mit großer
   Entfernung zum nächsten Dialysezentrum, wie z.B. den USA
   und Kanada, sind sicherlich anders zu beurteilen als Bal-
   lungsgebiete mit größerer Dichte verfügbarer Dialysezentren;
7. Behandlungskosten der CAPD und alternativer Techniken sowie
   der evtl. Übernahme der Behandlungskosten durch den Staat
   oder die sozialen Versicherungsträger.

Gegenwärtiger Stand der CAPD

Die rasche Entwicklung der CAPD während der letzten 2 Jahre
ist aus Tabelle 1 zu erkennen. Demnach werden gegenwärtig ca.
6.000, d.h. etwa 5% aller Dialysepatienten mit diesem Dialyse-

Tabelle 1. Entwicklung der kontinuierlichen ambulanten Peritonealdialyse
(CAPD). (Die Zahlen wurden freundlicherweise von E. Meier, Fa. Travenol
München, zur Verfügung gestellt)

	Januar 1979	Juli 1979	Januar 1980	Juli 1980	Januar 1981
Kanada	200	375	420	470	625
U S A	100	204	600	1500	2800
Europa	70	300	620	1690	2200
Rest der Welt	90	140	165	225	450
Total ca.	460	1020	1805	3485	6075

verfahren behandelt. Betrachtet man allein das Wachstum der
Heimdialyse, so läßt sich für 1979 in Europa feststellen, daß
545 Patienten in Heimhämodialyse und fast eben so viele Patienten, nämlich 460, in CAPD, d.h. eine Sonderform der Heimperitonealdialyse, entlassen wurden (3).

Von den Zentren, welche die CAPD in ihr Behandlungsangebot aufgenommen haben, wurde dies in sehr unterschiedlicher Weise ge-
tan:

1. Gelegentlich wird die Behandlung als primäre und vorzugsweise Form der Dialyse eingesetzt (18,).
2. Manche Abteilungen bieten die CAPD als gleichwertiges Verfahren dem Patienten an und ziehen ihn wesentlich in die
   Entscheidung für eines der üblichen Dialyseverfahren mit ein
   (Fuchs, S. 81-97).
3. Demgegenüber wird jedoch die CAPD, wie vorher die intermittierende Peritonealdialyse, als Behandlungsmethode überwiegend für ältere und medizinisch komplizierte Patienten angeboten, bei denen andere Behandlungsverfahren relativ oder
   absolut kontraindiziert erscheinen, z.B. aufgrund vorbeste-
   hender kardiovaskulärer Erkrankungen oder bereits vorherge-
   hender komplizierter Hämodialysebehandlung.

Vor dem Hintergrund, daß es sich bei der CAPD um ein bisher
junges und wenig erprobtes Behandlungsverfahren handelt, wurde
dieser Weg der Beschränkung der Indikationsstellung auf solche
Risikopatienten auch in unserem Zentrum gewählt. Nach Einführung der CAPD in unserer Abteilung Ende 1978 wurden bisher insgesamt 29 Patienten 2-25 Monate mit CAPD behandelt. Bei 15 Patienten wurde die Behandlung primär durchgeführt, während 11
Patienten mit intermittierender Peritonealdialyse und 3 Patienten mit Hämodialyse vorbehandelt waren. Das durchschnittliche
Alter dieser Patienten betrug 60 Jahre, nur 4 Patienten waren
bei Behandlungsbeginn jünger als 50 Jahre. Zwölf Patienten wurden bisher mehr als 1 Jahr behandelt. Die besondere, von der
Hämodialysepatientenpopulation abweichende Zusammensetzung im
Kollektiv der CAPD-Patienten unseres Zentrums wird auch daran
erkennbar, daß sich darunter 10 insulinpflichtige Diabetiker
befinden.

Vorteile und Nachteile der CAPD

Die praktischen und theoretischen Vorteile sowie die Risiken
der CAPD wurden detailliert an anderer Stelle publiziert (7)
und sollen daher hier nur kursorisch dargestellt werden: die
meisten Autoren stimmen darin überein, daß die CAPD, gemessen
an den üblichen laborchemischen und klinischen Parametern, eine
adäquate Behandlung der Urämie ermöglicht. Diejenigen Patienten,
die vorher anders dialysiert worden waren, heben spontan ein
relatives körperliches Wohlbefinden unter CAPD hervor. Tabelle
2 zeigt exemplarische Laborwerte von 12 Patienten, welche mindestens 1 Jahr mit CAPD behandelt wurden.

In der überwiegenden Mehrzahl der Fälle kommt es unter der Behandlung zu einer raschen Blutdrucknormalisierung, die nicht

Tabelle 2. Laborchemische Befunde bei 12 Patienten, die mehr als 12 Monate mit CAPD behandelt wurden

	initial ($\bar{x} \pm$ SD)	nach 1 Jahr ($\bar{x} \pm$ SD)
Hämatokrit	24 $\pm$ 6	29 $\pm$ 6
Kreatinin (mg/dl)	13,8 $\pm$ 3,3	9,6 $\pm$ 2,3
Harnstoff-N (mg/dl)	79 $\pm$ 26	51 $\pm$ 14
Phosphat (mMol/l)	2,24 $\pm$ 0,68	1,67 $\pm$ 0,56
Kalzium (mMol/l)	2,40 $\pm$ 0,31	2,46 $\pm$ 0,32
Serumeiweiß (g/dl)	6,8 $\pm$ 0,6	6,4 $\pm$ 0,8
Transferrin (mg/dl)	188 $\pm$ 45	228 $\pm$ 40
Gesamtcholesterin (mg/dl)	251 $\pm$ 49	313 $\pm$ 101
Triglyzeride (mg/dl)	248 $\pm$ 63	302 $\pm$ 276

immer mit einer entsprechenden Salz- und Wasserelimination korreliert (8,20). Durch Anwendung hochosmolarer (4,25% Glucose) und niedrigosmolarer (1,5% Glucose) Lösung im Verhältnis 1:4 wird eine durchschnittliche tägliche Ultrafiltration von ca. 1.000 ml erreicht, so daß auch bei anurischen Patienten lediglich eine mäßige Flüssigkeitsrestriktion erforderlich ist. Die minimalen Schwankungen der blutchemischen Werte sowie des Extrazellulärvolumens führen dazu, daß die typischen Nebenwirkungen jeder intermittierenden Dialysetherapie, wie Kopfschmerzen, akute Hypotonie oder Muskelkrämpfe, bei CAPD kaum je beobachtet werden. Die geringen akuten Verschiebungen im Extrazellulärraum sind von besonderer Bedeutung bei kardiovaskulär instabilen Patienten.

Die Methode ist bestechend einfach und allgemein innerhalb von 8 bis 14 Tagen zur selbständigen Durchführung zu Hause erlernbar. Viele Patienten, die aufgrund ihres Alters oder anderer medizinischer Gründe für eine andere Form der Heimdialyse, sei es als Hämodialyse oder intermittierende Peritonealdialyse, nicht in Frage kamen, konnten sich mit der CAPD zu Hause behandeln.

Sofern das klinische Syndrom der Urämie irgendwie mit der Akkumulation sog. Mittelmolekültoxine zusammenhängt, sollte die CAPD, indem sie eine ca. 6fach höhere Mittelmolekülclearance als die Standardhämodialyse liefert, dazu beitragen, die sog. Mittelmolekültheorie zu klären. Als zusätzlichen Vorteil der CAPD gegenüber anderen Dialyseverfahren wurde von manchen Autoren über eine Besserung der Anämie (12) und des Kalziumphosphatmetabolismus berichtet (8,21).

Dadurch, daß die Anschaffung eines Dialysegerätes entfällt und sich die laufenden Kosten für das Verbrauchsmaterial bei brei-

terer Anwendung wahrscheinlich reduzieren lassen, ist die CAPD
möglicherweise billiger als andere Dialyseverfahren.

Unter den medizinischen Problemen der CAPD steht die Peritonitis noch immer an erster Stelle. Das gilt trotz der inzwischen
größeren Erfahrungen und einiger technologischer Verbesserungen. Die CAPD-Peritonitis wird i. allg. frühzeitig erkannt und
ist daher einer sofortigen Therapie zugänglich, so daß sie i.
allg. innerhalb weniger Tage abheilt. Kurz- bis mittelfristige
Nachuntersuchungen ergaben bisher keine signifikanten Clearan-
ceeinbußen (4,22) nach rezidivierenden Peritonitisepisoden.

Die auslösenden Keime der CAPD-Peritonits sind am häufigsten
Staphylococcus epidermidis oder aureus, was bereits auf den
wahrscheinlichsten Mechanismus der Peritonitis durch Kontamina-
tion mit Hautkeimen über das mehrfach täglich geöffnete System
hinweist. Technische Verbesserungen der CAPD-Systeme sollten
jedoch helfen, das Problem der Peritonitis weitgehend zu elimi-
nieren.

Proteinverluste sind obligatorisch für jede Form der Peritonealdialyse. Sie betragen bei CAPD ca. 10 g/Tag und sind demnach
wöchentlich ca. doppelt so hoch wie bei intermittierender Peri-
tonaldialyse (8). Wegen dieser Eiweißverluste wurde empirisch
wiederholt auf die Notwendigkeit einer hohen Eiweißzufuhr in
der Größenordnung von 1,0-1,5 g/kg KG hingewiesen (20,21). Tatsächlich werden diese empfohlenen Mengen häufig jedoch von den
Patienten nicht erreicht, wie wir bei einer exakt bilanzierten
Untersuchung über die Ernährungsgewohnheiten bei CAPD nachweisen konnten.

Dieser Befund wurde inzwischen von anderer Stelle bestätigt (4)
(Nolph, persönliche Mitteilung). Nach unseren Befunden erscheint
es jedoch auch durchaus möglich, daß eine solche hohe Eiweißzufuhr prophylaktisch nicht unbedingt notwendig ist, da sich die
Patienten zumindest über einen Zeitraum von 14 Tagen im Stick-
stoffgleichgewicht befanden.

Mögliche Probleme des Stoffwechsels betreffen als Folge der
ständigen peritonealen Glucoseresorption möglicherweise den
Kohlenhydrat- und Fettstoffwechsel. Vorläufige eigene Untersuchungen (8) und Untersuchungen anderer Autoren (14) zeigten
zwar bei zurückhaltender Verwendung, d.h. 1 Beutel/Tag der 4,25
% Glucoselösung keine Verschlechterung der urämischen Kohlehy-
drattoleranz. Jedoch ist bislang nicht ausgeschlossen, daß bei
großzügigerer Verwendung der hochosmolaren Glucoselösung langfristig nicht doch der Kohlenhydratstoffwechsel ungünstig beeinflußt wird. Inwieweit die Mitteilung einer gehäuften Inzidenz
von Hyperlipoproteinämien bei CAPD-Patienten tatsächlich der
Behandlung zuzuschreiben ist, erscheint gegenwärtig noch unklar
(8,18).

Meines Erachtens eines der größten Probleme der CAPD entsteht
durch die tägliche zeitliche Belastung des Patienten, der immerhin Tag für Tag mindestens 2 h aktiv an seiner Behandlung beteiligt ist, was mindestens dem wöchentlichen Zeitaufwand der
Heimhämodialyse entspricht. Die daraus u.U. folgende sog. Pa-

tienten-Noncompliance ist dadurch schwer zu erkennen, da das
gelegentliche Auslassen eines Beutelwechsels keine unmittelbar
feststellbaren nachteiligen Folgen haben muß.

Paradoxerweise liegt gerade auch in der Einfachheit der CAPD
eine große potentielle Gefahr: die Schnelligkeit, mit der das
Verfahren erlernbar ist, verhindert u.U. die psychische Adaptation an die Probleme der Dialyse, so daß die Patienten langfristig den enormen psychologischen Belastungen der Dialyse nicht
gewachsen sind. Durchaus nicht ungewöhnlich sind Fälle, bei
denen sich nach einiger Zeit herausstellt, daß die Patienten
zur Durchführung der CAPD letztlich doch ungeeignet oder nicht
bereit sind.

Generell zu warnen ist auch vor der CAPD bei Patienten, welche
diese nicht ohne häusliche Hilfe durchführen können: hier tritt
an Stelle einer latent gefährlichen intermittierenden Abhängigkeit, wie sie bereits für die intermittierende Heimdialyse
charakteristisch ist, die kontinuierliche Abhängigkeit von einer Hilfsperson. Die von vielen Zentren - auch von solchen mit
großer Erfahrung - berichtete alarmierend hohe Versagerquote
von ca. 20-30 % jährlich ist, zumindestens zum großen Teil,
auf diese zuletzt angesprochenen Punkte zurückzuführen. Dane-
ben spielen technische, systemimmanente Gründe wie Drainage-
störungen, ungenügende Ultrafiltration und Entstehung von Hernien eine bedeutende Rolle.

In Tabelle 3 sind einige weitere, bisher ungeklärte Fragen zur
CAPD aufgelistet. Darunter befindet sich auch eine so elemen-
tare Frage wie die nach den Überlebensraten; denn sicherlich
sind die bisher veröffentlichten Angaben darüber nicht reprä-
sentativ und ausreichend (13). Bewahrt das Peritoneum wirklich

Tabelle 3. Fragen zur CAPD

---

1. Patientenüberlebensraten ?

2. "Technische" Überlebensraten ?

3. Membranveränderungen (Clearance, Ultrafiltration) ?

4. Stoffwechselveränderungen ?

5. Depletion essentieller Substanzen ?

6. Definition der "adäquaten" CAPD ?

7. Ideale Dialysatzusammensetzung ?

8. Wie läßt sich die CAPD einfacher und sicherer machen ?

9. Patientencompliance ?

über viele Jahre auch bei der CAPD seine Funktion? Die von
Tenckhoff (23) erhobenen Befunde im wesentlichem unveränderter
Clearanceraten bis zu 6 oder gar 8 Jahren sind sicher nicht
ohne weiteres auf die Bedingungen der CAPD zu übertragen. Vorläufige Clearance- und Verlaufsuntersuchungen (4,22) zeigten
jedoch immerhin bis zu 2 Jahren CAPD keine signifikante Abnahme.

Wie steht es mit dem Verlust essentieller Substanzen und dessen
Kompensation? Erinnert sei dabei vor allem an den Verlust von
Aminosäuren, Immunglobulinen und Katecholaminen. Wie kann die
CAPD sicherer und einfacher gemacht werden? Ein erster Erfolg
verbesserter Anschlußsysteme ist sicherlich die bereits erwähn-
te Reduzierung des Peritonitisrisikos. Dennoch sind Sicherheit
und Handhabung von CAPD-Systemen noch wesentlich zu verbessern.
Welches ist die ideale Dialysatzusammensetzung, insbesondere,
ist Glucose als osmotische Substanz aufgrund seiner möglichen
Nebenwirkungen zu ersetzen (15,18)?

Kontraindikationen und Indikationen der CAPD

Als bisher bekannte Kontraindikationen der CAPD seien genannt:
mangelhafte, nachlässige Durchführung bzw. fehlende Asepsis;
Appetitlosigkeit, da sie mit Sicherheit zu ungenügender Eiweißaufnahme führt; präexistente Hernien, diese sollten ggf. zunächst operativ korrigiert werden. Wegen der Kontaminationsge-
fahr verbietet sich die CAPD selbstverständlich bei Ileostomie
und Kolostomie; aus dem gleichen Grund ist sie relativ kontraindiziert bei Blasendauerkatheterträgern, bzw. bei chronischer
signifikanter Bakteriurie. Von Oreopoulos wurde als eine relative Kontraindikation ein manifester Bandscheibenschaden genannt (18).

Gegenüber den Kontraindikationen sind die Indikationen der CAPD
bislang weniger eindeutig: zunächst erscheint es als wahrscheinlich, daß die CAPD die intermittierende Peritonealdialyse als
Therapie der chronischen Niereninsuffizienz weitgehend verdrän-
gen wird, sofern das Problem der Peritonitis weiter relativiert
werden kann, womit zu rechnen ist. Empfehlenswert ist die CAPD
grundsätzlich bei Patienten jenseits etwa des 50. Lebensjahres,
sofern sie die Heimdialyse wünschen. Dies gilt besonders, wenn
sie kardiovaskuläre Komplikationen aufweisen oder diese unter
einer anderen Form der Dialysetherapie erwarten lassen.

Vorteilhaft erscheint die CAPD ferner für Patienten mit diabe-
tischer Nephropathie. Diese Annahme stützt sich im wesentlichen
auf die gegenüber Hämodialyse leichtere Blutdruckkontrolle und
ausgeglichenere Blutzuckereinstellung, besonders bei intraperi-
tonealer Insulinapplikation (6). Von einigen Autoren wird die
CAPD besonders bei Kindern als Dialyseverfahren empfohlen (2,1).
Selbstverständlich ist die CAPD dann indiziert, wenn andere
Dialysetechniken versagt haben oder mit häufigen Komplikationen
einhergehen, oder wenn kein ausreichender Gefäßzugang für die
extrakorporale Dialyse zur Verfügung steht.

Wie bereits eingangs erwähnt, ist die CAPD ein zu junges Behandlungsverfahren, als daß zum gegenwärtigen Zeitpunkt der

zukünftige Stellenwert klar erkennbar würde. Eine generelle
Empfehlung der CAPD als gleichwertige oder gar überlegene Alternative zu anderen Dialyseformen, wie sie teilweise vertre-
ten wird (18,), erscheint zumindest für hiesige Verhältnisse verfrüht. Nach wie vor muß die CAPD als in den Frühstadien
der klinischen Erprobung angesehen werden, und ihre Ergebnisse
müssen an denen der Hämodialyse gemessen werden. Transplantation, Hämodialyse und CAPD sind keine konkurrierenden, sondern
sich gegenseitig ergänzende Behandlungsmöglichkeiten, die wir
sämtlich nutzen und weiter verbessern sollten, um den unterschiedlichen Erfordernissen eines jeden Patienten möglichst
gerecht zu werden.

Literatur

1. Alexander S (1980) Clinical parameters in CAPD for infants and small
   children. CAPD International Symposium II, Austin
2. Balfe JW, Irwin MA (1980) Continuous ambulatory peritoneal dialysis
   in pediatrics. In: Legrain M (ed) Continuous ambulatory peritoneal
   dialysis. November 2-3 1979, Paris. Exerpta Medica, Amsterdam Oxford
   Princeton, p 131
3. Brynger H, Brunner FP, Chantler C et al. (1980) Combined report on
   regular dialysis and transplantation in Europe X, 1979. Proc Eur Dial
   Transplant Assoc 17:2-86
4. Farrell PC, Randerson DH (1980) Long-term nutritional and clearance
   status in CAPD patients. Contemp Dial, vol. I, pp 45-48
5. Fenton SSA, Cattran DC, Allen AF et al. (1979) Initial experiences with
   continuous peritoneal dialysis. Artif Organs 3:206
6. Flynn CT, Nanson JA (1979) Intraperitoneal insulin with CAPD. An artificial pancreas? Trans Am Soc Artif Intern Organs 25:114
7. Gahl GM (1980) Advantages and disadvantages of continuous ambulatory
   peritoneal dialysis. Nephrol Urol Androl 1:19
8. Gahl GM, Becker H, Schurig R, Pustelnik A, Baeyer Hv, Kessel M (1979)
   Kontinuierliche ambulante Peritonealdialyse (CAPD). Schweiz med Wochenschr 109:1990
9. Gahl GM, Schurig R, Becker H et al. (1980) Clinical and metabolic aspects of continuous ambulatory peritoneal dialysis (CAPD). Int Artific
   org 3/4: 245-249
10. Gahl GM, Baeyer Hv, Averdunk R et al. (in press) Outpatient evaluation
    of dietary intake and nitrogen removal in continuous ambulatory perito-
    neal dialysis. Ann Intern Med
11. Gokal R, McHugh M, Fryer R, Ward MK, Kerr DNS (1980) Continuous ambula-
    tory peritoneal dialysis: one years experience in a UK dialysis unit.
    Brit Med J 3:474
12. Goldsmith HJ, Forbes A, Gyde OHB, Summerfield G (1980) Hematological
    aspects of continuous ambulatory peritoneal dialysis. In: Legrain M
    (ed) Continuous ambulatory peritoneal dialysis. November 2-3 1979,
    Exerpta Medica, Amsterdam Oxford Princeton, p 302
13. Legrain M, Jacobs C (1980) Place of chronic ambulatory peritoneal
    dialysis in the treatment of ent-stage renal failure. In: Legrain M
    (ed) Continuous ambulatory peritoneal dialysis. November 2-3 1979,
    Paris. Exerpta Medica, Amsterdam Oxford Princeton, p 347
14. Lindholm B, Alvestrand A, Fürst P et al. (1980) Metabolic effects of
    continuous ambulatory peritoneal dialysis. Proc Eur Dial Transplant
    Assoc 17:283-290

15. Nolph KD, Hopkins C, Rubin J, Twardowskiy ZJ, Popovich R, Vanstone J
    (1978) Polymer inducted ultrafiltration in dialysis: high osmotic
    pressure due to impermeant polymer sodium. Trans Am Soc Artif Intern
    Organs 24:162
16. Oreopoulos DG (1979) Peritoneal dialysis is here to stay. Nephron 24:7-9
17. Oreopoulos DG, Robson M, Izatt S, Clayton S, Veber GAde (1978) A simple
    and safe technique for continuous ambulatory peritoneal dialysis (CAPD).
    Trans Am Soc Artific Intern Organs 24:484
18. Oreopoulos DG, Clayton S, Dombros N, Zellerman G, Katirzoglou A (1979)
    Nineteen months experience with continuous ambulatory peritoneal dialy-
    sis (CAPD). Proc Eurp Dial Transplant Assoc 16:178
19. Popovich RP, Moncrief JW, Dechert JB, Bomar JB, Pyle WK (1976) The de-
    finition of a novel portable/waerable equilibrium peritoneal dialysis
    technique (Abstr). Trans Am Soc Artif Intern Organs 5:64
20. Popovich RP, Moncrief JW, Nolph KD, Ghods AJ, Twardowskiy ZJ, Pyle WK
    (1978) Continuous ambulatory peritoneal dialysis. Ann Intern Med 88:
    449-456
21. Robson MD, Oreopoulos DG, Clayton S, Izatt S, Rapoport A, Veber GAde
    (1978) Comparison of intermittend with continuous peritoneal dialysis.
    Proc Eur Dial Transplant Assoc 15:197
22. Rubin J, Nolph KD, Arfania D, Brown P, Prowant B (1979) Follow-up of
    peritoneal clearances in patients undergoing continuous ambulatory peri-
    toneal dialysis. Kidney Int 16:619
23. Trenckhoff H (1974) Peritoneal Dialysis today: a new look. Nephron
    12:420

Diskussion

<u>Heinze:</u> Beteiligen Sie auch, wie Herr Fuchs gestern vortrug, die Patienten
nach entsprechender Information an der Auswahl der anzuwendenden Dialyseverfahren? Wie weit informieren Sie über die Gefahren der Peritonitis, die
ja nach wie vor ein gravierendes Krankheitsbild darstellen kann?

<u>Gahl:</u> Unsere Patienten werden sehr wohl über die verschiedenen Möglichkei-
ten der Dialysebehandlung informiert, über deren Vorteile und Nachteile.
Wir äußern aber auch durchaus unsere Meinung, welches der Behandlungsverfahren wir für den jeweiligen Patienten für ratsam halten. Im allgemeinen
wird diese Meinung vom Patienten akzeptiert, und er wird sich für das vom
Arzt vorgeschlagene Behandlungsverfahren entscheiden. Ich gebe also zu,
daß unsere Art der Information dem Patienten eine Entscheidung suggeriert.

<u>Heinze:</u> Legen Sie dem Patienten, die in die CAPD kommen, prophylaktisch
eine arteriovenöse Fistel an?

<u>Gahl:</u> Wir legen bei CAPD-Patienten keine prophylaktische arteriovenöse
Fistel an, einmal nicht wegen der Gefahr der Thrombosierung während der
CAPD, andererseits auch nicht, um dem Patienten das Gefühl zu geben, daß
man die CAPD für ihn nur als eine vorübergehende Therapieform ansieht.
Das hätte m.E. ungünstige Auswirkungen auf die Einstellung des Patienten zur
CAPD und ihrer Durchführung.

<u>Baldamus:</u> Aus dieser Berliner Studie geht ebenso wie aus anderen CAPD-Stu-
dien hervor, daß diese Therapie mit einer hohen "Drop-out"-Rate verbunden
ist, wie man sie von anderen chronischen Behandlungsverfahren nicht kennt.
Sind es nun medizinische Indikationen, oder möchten die Patienten von sich
aus diese Therapieform beenden?

Gahl: Die hohe"Drop-out"-Rate ist tatsächlich ein alarmierender Befund, der
auch aus Zentren mit großer IPD- und CAPD-Erfahrung mitgeteilt wurde, so
z.B. von Oreopoulos, Legrain, Nolph und Mion. Streng genommen notwendig war
die Umstellung auf ein anderes Verfahren sowohl bei uns wie auch bei anderen Autoren nicht immer. Jedoch muß man sich aus ethischen Gründen gegenwärtig schneller dazu entschließen, die Patienten einem erwiesenermaßen
gut funktionierenden Verfahren, wie z.B. der Hämodialyse, zuzuführen, da
der medizinische Wert der CAPD gegenwärtig noch nicht klar erkennbar ist.

Klinkmann: Was war die Ursache der Rückführung von 3 Patienten aus der CAPD
in die IPD?

Gahl: Die Patienten waren langfristig nicht CAPD-bereit, da sie offensichtlich nicht ausreichend die langfristigen Konsequenzen bedacht hatten.

Vlaho: Benutzen Sie die Peritonealdialyse in Form der CAPD auch nach kardiochirurgischen Eingriffen?

Gahl: Das Verfahren der kontinuierlichen Peritonealdialyse zur Behandlung
des akuten Nierenversagens nach kardiochirurgischen Operationen wird in
Berlin gelegentlich angewandt.

Grabensee: Die Effektivität der kontinuierlichen Peritonealdialysen ist
oft bei akutem Nierenversagen nach Herzoperationen nicht ausreichend, so
daß wir hier eher die Hämodialyse oder Hämofiltration bevorzugen.

Gahl: Sofern wir feststellen, daß bei kontinuierlicher Peritonealdialyse
das Retentionsniveau nicht zu kontrollieren ist, wird auch bei uns auf
Hämodialyse oder auf Peritonealdialyse mit hohen Dialysatvolumina übergegangen.

Sachverzeichnis

ABA-cross-over-Studie 24
Abhängigkeit 230,231
-, Hilfsperson 244
-, Institutionen 232
Abwehrmechanismus, Verleugnung
    234
Abwehrstrategien 231
accumulation rate 59
Acetat, s. Azetat
Acidose, metabolische 101,102
Acidoseausgleich 127
Aggressionen 233
Aktivität, postheparinlipoly-
    tische 24,175
Akutdialysen 88
alternative Verfahren 11
Aldosteron, metabolische
    Clearancerate 155
Aldosteronproduktion 155
Aluminiumgehalt, Dialysat 153
Aluminiumkontamination 139
ambulante Peritonealdialyse
    239
Aminosäuren 207
-, Dialysetherapie 153
anabole Stoffwechsellage 25
Anämie 211
-, renale 24,193
Angst, Komplikationen 232
Ängste, ausgeprägte 231
Anpassungsbereitschaft 233
apparative Ausstattung 217
Arbeiten, unsteriles 48
arterieller Druck, mittlerer
    93
arterieller PCO_2 97,101,107
Atherogenese, akzelerierte
    177
-, Niereninsuffizienz 176
-, Urämie 181
-, Vitamin D 185
atherogenesefördernde Faktoren
    185
Atherosklerose, Hochdruck 180

Aufklärung, Patient 226
Azetat 79
-, Hämodialyse 93
-, kardiovaskulärer Effekt 96
-, Kumulierung 103
-, vasodilatorischer Effekt 95
Azetatdialyse 40,101
Azetatintoleranz 103
Azetatüberschuß 103

Ballungsräume 218
Behandlung, optimale 4
-, Qualität 1
-, Ziel 1
Behandlungsangebot 241
behandlungsinduzierter Kata-
    bolismus 160
Behandlungskosten 240
Behandlungsstrategie 34
Behandlungssystem, gegliedertes
    226
Behandlungstechniken, alterna-
    tive 240
Behandlungsverfahren, Wahl 45
Behandlungszeit 76
-, reduzierte 37
Behandlungszeiten, kurze 27
Behandlungsziel 34
Belastbarkeit 231
Belastung, zeitliche 243
Belastungsfaktoren 230
berufliche Wiedereingliederung
    231
Beta-Blocker, PTH 142
Betathromboglobulin 177
Betreuung, Heim 235
Bewältigungshilfe 231
Bewältigungsmechanismen 231
Bewußtlosigkeit 112
Beziehung, Patienten, Personal
    232
Bicarbonat, s. Bikarbonat
Bikarbonat 79
-, Hämodialyse 93

-, Regeneration 103
-, Standard- 101
Bikarbonatdialyse, Vorteil
    114
Bikarbonatverlust 102
Bindung, Patient, Personal
    233
biochemische Veränderungen,
    CAPD 49
Blutdetoxikation 88
Blutdruckabfall 5
Blutdruckstabilität 95
Blutfluß 14
-, extrakorporaler 28
-, zerebraler 113
Blut-Membran-Interaktion 97
Blutverluste 193
Blutzuckereinstellung 245

Calcium, s. Kalzium
CAPD, biochemische Veränderun-
    gen 49
-, Indikation 43
-, Kontraindikationen 44
-, Lipoproteine 51
-, Nachteile 241
-, psychische Barrieren 44
-, Vorteile 241
CAPD-bedingte Glukosebelastung
    51
CAPD-Behandlungsraum 46
CAPD-Peritonitis, Keime 243
Carnitin 169
cell volume 63,64
cellular swelling 63,65
Cholesterol 157
Cimetidin 143
-, Phosphat 142
-, PTH 142
clinical applications, models
    58
Clofibrat 169
compartment volume 57
computer methods 60
Computermodell 76
concentration, sodium 63
Cotralsystem 19
Cuprophanmembrane 16

Datenverarbeitung 79
Depletion 155,201
Depletionssyndrom 28,203
Depressionen 233
Depressivität 231
Diabetiker, insulinpflichtige
    45

diabetische Nephropathie 245
diätische Maßnahmen 160
Dialysat, volumengetreue Propor-
    tionierung 19
Dialysatkalziumkonzentration,
    optimale 119
Dialysatnatrium 87
Dialysatorclearance 76,83
Dialysatzusammensetzung 76
Dialyse, bedarfsgerechte 88
-, konventionelle 16
-, offene Membran 16
-, Stoffaustausch 76
-, Versorgungsgrad 215
-, Verteilungsstörungen 153
dialysebedingte Störungen 149
Dialysebehandlung, Formen 215
-, Kriterien 216
Dialysedemenz 153
Dialysefabrik 217
Dialyseformen, verschiedene,
    Relation 226
Dialyseintervall 37
Dialysekriterien 4
Dialysemembranen, Konfektionie-
    rung 11
Dialysemodifikation 4
Dialysemorbidität, erhöhte 33
Dialysepartner 226
Dialysepatient, Situation 229,
    230
Dialysepatienten, koronare Risi-
    kofaktoren 179
-, Zahl 215
Dialyseperikarditis 163
Dialysetherapie, adäquate 239
Dialyseunterricht 234
Dialysezeit, wöchentliche 2
Dialysezeiten 2
dialysis, microcomputer-con-
    trolled 67
dialysis index 57
dialysis, "low-low-high"
    clearance 65
dialysis tailoring 57,67
dialysis treatment, prescription
    57
differente Ladung, Membran 14
diffuse removal 64
Diffusion 12
1,25 - Dihydroxy-Vitamin D_3
    135,137
24,25 $(OH_2)D_3$ 137
Donnan-Effekt 96
Dysäquilibrium 65,88
-, osmotisches 61,63

Dysäquilibriumsyndrom 83,151
-, regulatorisches 151,163

Effektivität, hohe 39
Eigenhilfe 235
Eiweißdepletion 203
emotionale Probleme 233
endokrine Störungen 155
Entmischung, Strömungsprofile 14
entry rate 59
enzyme kinetics 59
Erbrechen 26
Ernährung, hochkalorische, Dialyse 160
Ernährungsfaktoren, Bedeutung 160
Erwartungsangst 230
Erythropoese 193
-, Regulation 193
erythropoese-inhibierender Faktor 195
Erythropoietin 193
extracellular sodium 64
- volume 65
extrarenale Syntheseorte 142

familiäre Spannungen, Heimdialyse 220
Fertilitätsstörungen 203
Fettsäuren, freie 157
Fettstoffwechsel 157
Filtratfluß 14
Flüssigkeitsbilanz 124
Flüssigkeitsrestriktion 242
Fortbildung, Patient 220
Freiheitsverlust 230
Freizeit, Verlust 232
Frustration 230,232
Frustrationstoleranz 231
Fürsorglichkeit 233

Gefäßwand, Prostacyclinsynthetase 179
Gefäßwiderstand, peripherer, totaler 101
generation rate 59
Gewebekonzentrationen harnpflichtiger Substanzen 75
Gewichtsabnahme, Kalziumbilanz 124
-, programmierte 19
Gibbs-Donnan-Effekt 121
Gleichbehandlung, Patienten 86
Glucose, s. Glukose

Glukosebelastung, CAPD-bedingte 51
Glukoselösung, hochosmolare 243
Glukosestoffwechsel 25
Glukosetoleranz, verminderte 173
Glukoseutilisation 173

Hämodialyse, Azetat 93
-, Bikarbonat 93
-, hämodynamische Instabilität 96
-, pathophysiolog. Regelvorgänge 149
hämodynamischer Parameter 40
Hämofiltermembran 96
Hämofiltration 16,23,93,101, 201
-, Kalziumaufnahme 127
-, Nachteile 28
-, Volumenentzug 26
Hämokonzentration 120,127
Hämolyse 193
harnpflichtige Substanzen, Gewebekonzentrationen 75
Harnstoffclearance 76,93
Harnstoff-Stickstoff-Generationsrate 25
Hausbesuche 220
HbA_1-Fraktion 173
HCO_3-Massenbalance 104
HDL-Lipoproteine 177
Heimdialyse 216,219
-, Einstellung 240
-, familiäre Spannungen 220
Heimdialyseehen 232
Heimdialysepartner 233
Heimdialyseprogramm, Praxisdialyse 218
Heimpatienten, Zahl 221
Heparin, Knochenstoffwechsel 140
Herzfrequenz 102,107
Herzrhytmusstörungen 203
High-Flux-Membran 11
Hilfsmittel, defekte 48
H^+-Ionen-Pufferung 104
Hyperglyceridämie 24
Hyperkalzämie 141
Hyperlipoproteinämie 169, 243
Hyperparathyreoidismus, sekundärer 25,119
Hypertonie 160
-, volumenabhängige 26

251

Hypertonus, nicht einstell-
    barer 25
Hypotension, symptomatische
    101
hypotensive Zwischenfälle 27
Hypothyreose 207

Indikation, CAPD 43
Indikationsbegrenzung 2
Indikationsstellung 215,239
Individualdialyse 4
individuelle Betreuung, Patient
    219
individuelle Therapie 217
Infusat, "in line" produzier-
    tes 28
Infusion, Verkeimung 28
Insulinempfindlichkeit, Gewebe
    171
Insulinkonzentration, post-
    prandaline, Urämie 176
Insulinresistenz 173
Insulinstoffwechsel 169
interactions, multiple 57
interpersonelle Spannungen 233
intestinale Phosphatbindung
    124
intraokularer Druck 39
Inulinclearance, wöchentliche
    37
Ionentransport, Zellmembran
    77
ionisiertes Kalzium 120
Isolation 231,233

Kaliumanreicherung, Köperkom-
    partimente 151
Kalzium, ionisiertes 120
-, komplexgebundenes 120
-, ultrafiltrierbares 120
Kalziumaufnahme, Hämofiltra-
    tion 127
Kalziumbestand 119
Kalziumbilanz 138
-, Gewichtsabnahme 124
-, positive 25
Kalziumdiffusion 120
Kalziumfraktion, proteingebun-
    dene 127
Kalziumfraktionen, Verschiebung
    121
Kalziumgradient 120
Kalziumkarbonat 124
Kalziumnettotransport 119
Kalziumstoffwechsel 119
kardiale Regulation, inadäquate
    112

kardiovaskuläre Komplikationen
    160
kardiovaskulärer Effekt, Azetat
    96
Katabolismus, behandlungsindu-
    zierter 160
-, Lipoproteine 175
Kathetherprobleme 49
Kenndaten, Patient 86
Kinder, niereninsuffiziente 45
kinetic modelling 57
kinetics, enzyme 59
kinetische Modelle 11
Klinikdialyse 216
Knochenstoffwechsel 135
-, Heparin 140
Kollaps 26
Kompartimentsystem 60,77
Komplikationen 5
Konfliktbewältigung 235
kontinuierliche ambulante
    Peritonealdialyse 43
kontinuierliche Lavage 49
kontinuierliche Peritoneal-
    dialyse 201
kontinuierliche Proportionie-
    rung 19
Kontraindikationen, CAPD 44
    245
konvektiver Stofftransport 12
Kopfschmerzen 112
koronare Herzkrankheit, Dialyse
    176
koronare Risikofaktoren, Dia-
    lysepatienten 179
Kosten 28
-, Verbrauchsmaterial 242
Kreislaufinstabilität 19. 96
Kreislaufinsuffizienzen 101
Kreislaufparameter 101
Kreislaufinstabilität 19,96

Laborwerte, prädialytische 37
Längsschnittuntersuchungen 87
Langzeitdialyseergebnisse, Ver-
    besserungen 8
Langzeitstudien 239
Lavage, kontinuierliche 49
Lebensweise, Umstellungen 230
Leistungsdenken 229
Limited-care-Dialyse 216,219,
    232
Lipoproteine, CAPD 51
-, Katabolismus 175
Lipoproteinlipase 24,157

Magnesiumkonzentration, Dialy-
    sat 139
Makrophagenfunktion, Urämie
    185
Malnutrition 163
mass transfer 57
mass transport, barriers 58
mathematics, analytical 60
mathematische Modelle 75
mathematische Simulation,
    Stoffaustausch 76
Membran, Beschaffenheit 14
-, "Cut off" 11
-, differente Ladung 14
-, offene, Dialyse 16
-, Schichtdicke 16
Membrane, asymmetrische 16
-, hochpermeable 34
metabolische Acidose 101,102
metabolische Clearancerate,
    Aldosteron 155
metabolischer Abbau, intaktes
    PTH 139
Middilutionshämofiltration,
    Prädilutions- u. 28
middle molecules, clearance
    57
Mineralisationsstoffwechsel
    135
Mißempfindungen, subjektive 8
Mithilfe, Patient 219
"mittelgroße" Moleküle 97
Mittelmoleküle 77,201
-, Bedeutung 11
-, Elimination 33
-, physiologische, Clearance
    34
mittelmolekulare Clearance
    204
model, single-pool 57,61
-, two-pool 61
Modelle, kinetische 11
-, mathematische 75
modelling, kinetic 57
Modellrechnung, Präzision 83
models, clinical applications
    58
-, multicompartment 60
Moleküle, große, Transport 12
-, kleine, Transport 12
-, "mittelgroße" 97
multicompartment models .60
Muskelkrämpfe 203

Nahrungsaufnahme 87
Natriumbilanz 96

Natriumkonzentrationen, extra-
    zelluläre 83
Nebenwirkungen, unerwünschte
    76
nephrologische Betreuung, fach-
    gerechte 219
Nervenleitgeschwindigkeit 24,
    207,212
Nettokalziumaufnahme 120,123
neuromuskuläre Erregungsbildung
    153
Neuropathie 203
-, diabetische 245
-, urämische 24
Neutronenaktivierung 129
Neutronenaktivierungsanalyse
    119
Niere, tragbare 43
Nierenfunktion, residuelle 77
niereninsuffiziente Kinder 45
-, Patienten 215
Niereninsuffizienz, Plättchen-
    funktionsstörung 185
Noradrenalinrezeptoren 95

ökonomische Zwänge 1
ökonomisch vertretbare Therapie
    216
Optimierung, Verfahren 229
Organdurchblutung, gestörte 26
organisatorischer Schematismus
    231
O_2-Sättigung 101,107
Osmolarität 77
osmotic disequilibrium 61,63
Osteomalazie 141
Osteopathie 38,119
-, renale 129,135
-,-, Behandlung 140
-,-, Pathogenese 143
-,-, Therapie 143
Ostitis fibrosa 139,141

Parameter, hämodynamischer 40
Parathormon 38
Parathormonaktivität 127
Parathyreoideazellen 139
Parathyeroidektomie 143
Partnerzentrum 218
Patient, Aufklärung 226
-, Fortbildung 220
-, individuelle Betreuung 219
-, Kenndaten 86
-, Mithilfe 219
-, Personal, Beziehung 232
-,-, Bindung 233
Patienten, Eigenmotivation 46

-, Gleichbehandlung 86
-, niereninsuffiziente 215
-, Selektion 219
Patientenauswahl 43
-, negative 45
P_aCO_2 112
PCO_2, arterieller 97,101,107
pH-Werte 101
Perikarditis 161
-, urämische 163
periphere Vasokonstriktion
    102,112
peripherer Gefäßwiderstand,
    totaler 101
peripherer Widerstand 93,95
Peritonealdialyse, ambulante
    239
-, kontinuierliche 201
-,-, ambulante 43
Peritonitis 43,46,243
-, Kriterien 48
-, Therapieplan 49
Peritonitiseinteilung, Schwere-
    grade 49
Peritonitisrisiko 239
Personal, erfahrenes 46
Pharmakokinetik 75
Phosphat 77
-, Cimetidin 142
Phosphatbelastung, akute 136
Phosphatbinder 140
Phosphatbindung, intestinale
    124
Phosphatdiffusion 122
Phosphatelimination, vermin-
    derte 135
Phosphatretention 135
Plättchenfunktionsstörung,
    Niereninsuffizienz 185
Plasmadopaminbetahydroxylase
    26
Plasmalipoproteine, Dialyse
    157
Plasmanoradrenalin 95
Plasmaosmolarität 96
Plasmaphosphat 122
Plasmarenin 155
Polyneuropathie 38,153
postheparinlipolytische
    Aktivität 24
Prädilutions- u. Middilutions-
    hämofiltration 28
Praxisdialyse 216
-, Heimdialyseprogramm 218
"programmed clearance dialy-
    sis" 69

Proportionierung, kontinuier-
    liche 19
-, volumengetreue, Dialysat 19
Prostacyclin 185
Prostacyclinsynthetase, Ge-
    fäßwand 179
proteingebundene Kalziumfrak-
    tion 127
Proteinkonzentrierung 12
Prozeßrechner 77
psychische Adaption 244
-, Barrieren, CAPD 44
psychosomatische Erscheinungen
    230,233
psychosoziale Problematik, Be-
    wältigung 234
psychosoziale Situation 229,
    230
-, Partner 232
psychosoziale Zusammenhänge
    235
PTH, Beta-Blocker 142
-, Cimetidin 142
-, intaktes, metabolischer
    Abbau 139
PTH-Sekretion 138
pyrogene Reaktionen 28

Regelvorgänge, pathophysiologi-
    sche, Hämodialyse 149
Regulation, kardiale, inadäqua-
    te 112
Rehabilitation 217
-, berufliche 229
Rehabilitationsgrad 1
removal, diffuse 64
-, sodium 65
removal rate 59
renale Anämie 24,193
renale Osteopathie 129,135
-, Behandlung 140
-, Therapie 143
residuelle Nierenfunktion 77
Rezirkulationsdialyse 101
Rhythmusstörungen 107
Rollenwechsel 233
Routinedialyse 219

Säurebasenhaushalt 40
Säure-Basen-Status 101
schedules, treatment 61
Schematismus 2
Schichtdicke, Membran 16
Schilddrüsenfunktion 157
Sekundärmembran 12,97
Selektion, Patienten 219

Serumphosphatspiegel 25
sexuelle Aktivität 157
"short-long-short" method 65
Shuntvolumen 83
Siebfunktion 11
Siebkoeffizienten 12
Simulation, quantitative,
    Stoffaustausch 87
"single-pass" System 19
single-pool model 57,61
Skelettkomplikationen, urämi-
    sche 138
sodium, extracellular 64
sodium concentration 63
sodium removal 65
solutes, generation 58
solute-removal rate, constant
    68
soziale Momente 45
sozialer Status 230
- Tod 230
Spermin 196
-, Antiserum 196
Standard 1
Standardbikarbonat 101,107
Stickstoffbilanz 25
Stoffaustausch 93
-, Beschreibung 87
-, mathematische Simulation 76
-, quantitative Simulation 87
Stoffkonzentration 76
Stoffmenge 76
Stofftransport 12
-, konvektiver 12
Stoffwechsellage, anabole 25
Streßreaktionen 230
Strömungsgeometrie 12
Strömungsprofile, Entmischung
    14
Substanzmengen, eliminierte
    37
Substitutionslösung, automati-
    sche Bilanzierung 34
Suppression, Nebenschilddrüse
    129
sympathische Aktivität 93
sympathische Reaktion, vermin-
    derte 96
symptomatische Hypotension 101
symptoms, subjective 63

Testosteron 157
Therapie, adäquate 216
-, ökonomisch vertretbare 216
Thromboxan A_2 185
Thrombozytenadhäsion 185

Thyroxin 207
Todesursachen 5
Training 220
-, körperliches 161
Transfusionsbedarf 37
Transplantation 217
transport, carrier mediated 59
Transportkosten 221
Trenngrenze, scharfe 11
Triglyzerid, VLDL- 175
Triglyzeride 157
Trikarbonsäurezyklus 104
Trockengewicht 5
two-pool model 61

Übelkeit 26,112
Überlebensrate, Altersgruppe 5
-, kumulative 1
Überlebenszeit, Dialysepatien-
    ten 160
Ultrafiltration 5,88,93,101,
    242
-, sequentielle 11
Ultrafiltrationsrate 28
ultrafiltrierbares Kalzium 120
Unabhängigkeit, zeitliche 45
uraemic toxin 57
Urämie, Atherogenese 181
-, Folgen 23
-, postprandaline Insulinkon-
    zentration 176
-, Schutzmechanismus, ZNS 151
Urämietoxine 163
urämische Neuropathie 24
- Perikarditis 163
- Skelettkomplikationen 138
urea 65
urea concentration profile 65

values, pro- and postdialysis
    65
vasodilatorischer Effekt,
    Azetat 95
Vasokonstriktion, periphere
    102,112
Verfahren, alternative 11
-, individuelle Verträglichkeit
    76
Verkeimung, Infusion 28
Versorgung, Aufgabe 215
Verträglichkeit, individuelle,
    Verfahren 76
-, subjektive 39
Vitamin B_{12} 77
Vitamin D 129,142
-, Atherogenese 185

Vitamin-D-Metabolismus 135
Vitamin-D-Parathormon 119
Vitamin-D-Resistenz 135
Vitamin-D-Therapie 141
VLDL-Triglyzerid 175
volume, extracellular 65
volume changes 68
volumenabhängige Hypertonie
    26
Volumenbilanz 11
Volumenentzug 5,93,101
-, Hämofiltration 26
-, symptomarmer 26

volumengetreue Proportionie-
    rung, Dialysat 19
Volumenverschiebungen 83

Wachstumshormone 155
water shift, intracellular 65
Wiederverwendung 2

Zellulosemembran 96
Zentrumsdialyse 217,231
zerebraler Blutfluß 113
Zwangsultrafiltration 16
Zwischenfälle 231
Zytomegalie 163

I. Klempa

Hyperparathyreoidismus

Chirurgische Therapie
Unter Mitarbeit von P. Röttger,
M. Schneider
1981. 96 teilweise farbige Abbildungen,
16 Tabellen. VIII, 144 Seiten
Gebunden DM 124,–
ISBN 3-540-10750-9

Pharmakotherapie bei Niereninsuffizienz

Herausgeber: A. Heidland, E. Wetzels
Mit Beiträgen von zahlreichen
Fachwissenschaftlern
1980. 45 Abbildungen, 35 Tabellen.
IX, 140 Seiten (24 Seiten in Englisch)
DM 38,–
ISBN 3-540-10101-2

Renal Sonography

By F. S. Weill, E. Bihr, P. Rohmer,
F. Zeltner
1981. 207 figures. XII, 134 pages
Cloth DM 128,–
ISBN 3-540-10398-8
Distribution rights for Japan:
Igaku Shoin, Tokyo

G. Schley

Störungen des Wasser-, Elektrolyt- und Säure-Basenhaushaltes

Diagnose und Therapie
1981. 27 Abbildungen, 30 Tabellen.
VIII, 84 Seiten (Kliniktaschenbücher)
DM 19,80
ISBN 3-540-10366-X

D. Seybold, U. Gessler

Säure-Basen-Haushalt und Blutgase

1981. 29 Abbildungen, 9 Tabellen.
IX, 48 Seiten. (Fortbildung Innere Medizin –
Intensivmedizin)
DM 29,80
Bei einer Mindestabnahme von 20 Exem-
plaren beträgt der Preis pro Exemplar
DM 23,80
ISBN 3-540-10342-2

Therapeutic Plasma Exchange

Editors: H. J. Gurland, V. Heinze, H. A. Lee
1981. 35 figures, 52 tables. XII, 237 pages
(78 pages in German)
DM 48,–
ISBN 3-540-10590-5

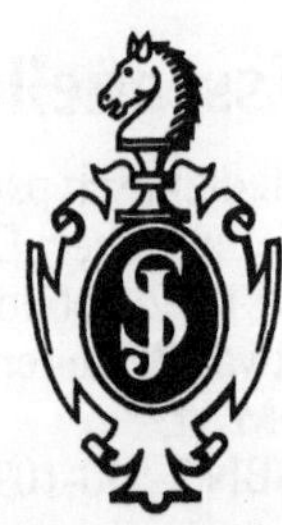

Springer-Verlag
Berlin
Heidelberg
New York